KB266984

KB266984

암선고를 받았을 때 취해야 할 50가지 필수수칙

동도원 출판사는 독자의 건강과 행복을 함께 생각합니다.
앞으로 어떤 책을 만나고 싶으신가요?
QR코드를 통해 간단한 설문에 참여하시면
여러분의 의견이 동도원의 다음 책을 만듭니다.

Cancer: 50 Essential Things To Do

Copyright © 1993, 1999, 2009, 2012 by Greg Anderson.

All rights reserved. Korean translation Copyright © Dongdowon,

2025 Published by arrangement with Browne & Miller Literary Associates, LLC.,

through Shinwon Agency Co., Ltd.

Korean Translation Copyright © 2025 by Dongdowon Press

이 책의 한국어판 저작권은 신원 에이전시를 통한

Greg Anderson c/o Browne & Miller Literary Associates, Inc과의

독점 계약으로 도서출판 동도원에 있습니다.

저작권법에 의해 한국 내에서 보호를 받는 저작물이므로

무단 전재와 무단 복제를 금합니다.

 암 선고를 받았을 때 취해야 할 50가지 필수수칙

그렉 앤더슨 지음 | 백남선 감수(세명기독병원 암병원장) | 박종석, 백지연 옮김

의사로부터 한 달 시한부 선고를 받은 저자가
암을 이겨낸 16,000명 이상의 생존자들에게서 발견한
50가지 회복 원칙을 통해 새로운 삶을 제시합니다.

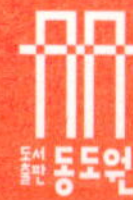

도서출판 동도원

1984년, 나를 담당한 외과의사가 이렇게 말했습니다. "당신의 폐암이 재발했습니다. 당신은 앞으로 한 달밖에 살지 못할 겁니다." 그날부터 나는 칼 사이먼튼(Carl Simonton) 박사의 연구에 의지하게 되었습니다. 이후 수년 동안 칼 박사는 나의 스승이자 멘토, 동료, 친구가 되었고, 그의 가르침은 나의 생명을 실제로 살려주었습니다.

2009년, 우리는 독일 하이델베르크에서 열린 한 학회에서 함께 발표했습니다. 내 발표가 끝난 후, 나는 칼 박사에게 암회복재단(Cancer Recovery Foundation International)의 평생 공로상을 드렸습니다. 거대한 강당에 있던 모든 청중이 일어나 내가 평생 본 것 중 가장 길고, 가장 우렁찬 기립박수를 보냈습니다. 그 상과 청중의 반응은 칼 박사를 눈물짓게 했습니다.

그것이 내가 그분을 살아 있는 모습으로 뵌 마지막 순간이었습니다. 한 달 뒤, 칼 박사는 캘리포니아 말리부 자택에서 세상을 떠났습니다. 이 책의 첫 번째 서문은 그가 쓴 글입니다. 내게 너무도 큰 의미가 있기에, 이번 개정판에 다시 싣습니다.

칼 사이먼튼 박사가 여러분께 드리는 서문

35년 넘게 나는 육체적, 심리적, 영적인 차원을 모두 포함하는 암치료 접근법을 연구하고 실천해왔습니다. 지금까지 수천 명의 환자를 치료하면서, 소위 '말기 암'이라 불린 경우에서도 비교적 높은 회복률을 보았습니다. 이 과정에서 나는 치료와 치유에 대해 많은 것을 배웠고, 몇몇 놀라운 환자들을 만났습니다. 그렉 앤더슨이 바로 그 중 한 사람입니다.

『암선고를 받았을 때 취해야 할 50가지 필수수칙』은 환자들이 암에 맞서 스스로 주도권을 쥐고 희망을 선택했음을 보여주는 살아 있는 증언입니다. 지금 이 책을 읽고 있는 여러분 가운데 많은 분들이 분명히 아주 어려운 상황에 처해 있을 것입니다. 절망하지 마십시오. 희망을 잃지 마십시오. "앞으로 한 달밖에 살 수 없다"는 시한부 선고를 받고도 살아남은 저자의 경험을 통해 배우십시오. 그는 암이라는 절망을 어떻게 마주해야 하는지, 그리고 다시 건강을 되찾는 방법이 무엇인지를 잘 알고 있습니다.

앞으로의 길이 힘겨울 수는 있지만, 그것은 당신 인생에서 가장 값지고 보람 있는 여정이 될 수 있습니다. 암을 넘어서는 길은 노력과 절제력을 요구하지만, 동시에 흥미롭고 영감을 주는 새로운 발견들로 가득 차 있습니다. 그 발견에서 오는 기쁨에 집중하십시오.

이제 당신의 여정을 시작하십시오. 이 책에는 당신이 건강을 되찾을 수 있는 문을 여는 열쇠들이 담겨 있습니다. 삶의 주도권을 잡으세요. 이 순간을 살아가세요. 용서하세요. 사랑하세요. 그러면 당신은 희망의 힘을 알게 될 것이며, 다시 건강을 되찾는 길에 들어서게 될 것입니다.

캘리포니아 사이먼튼 암 센터에서

칼 사이먼튼 드림

감사의 말씀

암회복재단의 모든 동료와 친구들에게 진심으로 감사드립니다.

여러분은 나에게 무엇과도 바꿀 수 없는 소중한 분들입니다.

이 책을 집필하는 과정에서 기꺼이 시간과 재능, 그리고 창의적인

견해를 나누어 주신 모든 분들께 깊은 감사를 드립니다.

그리고 이 책을 통해 건강의 해답을 찾고 계신 모든 분들께 나의 격려와

사랑을 전합니다.

이번 개정판은 암을 진단받고 이를 회복 과정에 적극적으로 참여하려는 분들을 위해 썼습니다. 이 책의 목표는 두 가지입니다. 첫 번째 목표는 당신이 받은 진단을 명확히 이해하도록 돕는 것이며, 두 번째 목표는 당신만의 통합 암치료 프로그램을 계획하고 실행할 수 있도록 안내하는 것입니다.

통합 암치료(Integrated Cancer Care)라는 용어는 이 책의 초판에서 처음 제시한 개념입니다. 이 개념은 1985년 아내 린다와 함께 시작한 작업에서 비롯되었습니다. 1년 전, 나는 편평상피세포 폐암 진단을 받고 왼쪽 폐를 제거했습니다. 그러나 넉 달 뒤 암은 갈비뼈와 림프계로 번져 4기 판정을 받았고, 두 번째 수술 후 방사선 치료에는 동의했으나 화학요법은 거부했습니다. 외과의사는 내게 한 달밖에 살지 못할 것이라 했습니다.

나는 부엌 식탁에 앉아 암생존자들을 찾기 시작했습니다. 다른 환자들의 소개를 받아 전화를 걸어 물었습니다. "어떻게 건강을 회복하고 유지하셨습니까?” 기존 의학이 암환자들의 ‘무엇이 잘못되었는가’에 집중했다면, 나는 생존자들이 ‘무엇을 잘 하였는가’에 주목했습니다.

초기 인터뷰는 자연스레 식이요법으로 이어졌습니다. 많은 생존자들이 음식은 약만큼이나 중요하다고 했습니다. ‘수박 요법’처럼 다소 기이한 이론도 있었지만, 공통적으로는 고도로 가공된 음식 대신 ‘진짜 음식’을 먹어야 한다는 점을 강조했습니다. 또 많은 이들이 치유에서 마음의 역할을 이야기했습니다. ‘긍정적으로 생각하기’와 ‘생존 의지’가 기본 원칙이었으며, 운동, 유머, 삶의 목적, 놀이, 성생활, 초월 심리학 등도 치유의 힘이 될 수 있다고 말했습니다.

몇 달이 지나자 우리는 일종의 정보 센터가 되어, 암환자와 가족들이 보완·대체의학, 융합 요법, 복합 치료, 연계 프로토콜, 터치 요법 등을 문의해왔습니다. 우리는 네 쪽짜리 요약 자료를 만들어 요청하는 이들에게 보냈습니다. 이것이 오늘날 세계적 지원 활동인 암회복재단(Cancer Recovery Foundation International)의 겸허한 시작이었습니다.

이후 한 생존자가 마린예방의료센터를 알려주면서 처음으로 통합 의학이라는 표현을 접했습니다. 우리는 이를 받아들여 우리의 작업을 ‘통합 암치료’라 부르기 시작했고, 곧 하버드 대학 출신의 존경받는 의사 앤드류 와일(Andrew Weil) 박사가 이 개념을 널리 알리기 시작했습니다.

암회복재단에서 ‘통합’이라는 의미는 수술, 방사선 치료, 항암화학요법과 같은 전통적 치료를 뛰어넘어 환자 중심의 암치료를 한다는 것을 의미합니다. 통합 암치료 프로그램의 초점은 육체적, 심리적, 정신적으로 건강을 창출함으로써 병 중심의 사고를 건강 중심으로 전환하는 것입니다. 전통 의학은 암회복 과정에서 중요한 단기적 역할을 할 수 있습니다. 통합 암치료 프로그램은 의학뿐만 아니라 영양, 운동, 스트레스 관리, 신념과 태도, 사회 활동, 창의적 사고, 종교를 기반으로 장기적 역할에 주목합니다. 이는 환자들이 자신의 건강과 치유에 적극적으로 참여하기를 요구합니다. 또한 환자는 의사를 건강 조언자 중의 한 사람으로 봐야 하며, 의사는 환자를 단순히 인체나 질병으로 보는 것이 아니라 전인적 인간으로 봐야 한다고 말합니다. 마지막으로, 통합 암치료 프로그램을 수술 등의 치료법들을 보완하거나 대체되는 선택지로 혼동해서는 안 됩니다.

이제 겸허한 출발에서 30년에 가까운 세월이 흐른 지금, 암회복재단과 전 세계 암 관련 여러 기관들은 통합 암치료 프로그램을 가장 적극적으로 지지하는 단체가 되었습니다. 현재 우리는 다섯 나라에 전담팀을 두고, 수백 명의 건강 조언자들과 협력하고 있습니다. 이들에는 전통 의학을 정규 교육받은 종양학자들도 포함됩니다. 이 책은 이러한 방대한 지식과 경험을 바탕으로 쓰였습니다.

이 책은 실천 위주로 쓰였습니다. 당신이 높은 삶의 질을 유지하면서도 완전하게 회복할 수 있는 가능성을 극대화할 수 있도록, 그리고 실제로 실행할 수 있는 내용만 담았습니다.

이 책은 한번 읽고 나면 멀리 치워두고 다시는 거들떠보지 않는

   암선고를 받았을 때 취해야 할 50가지 필수수칙

그런 책이 아닙니다. 부디 이 책을 당신의 건강에 도움을 주는 실용 지침서로 생각하고 사용해 주시기 바랍니다. 당신이 암의 굴레에서 해방될 수 있도록 이 책을 읽고 또 읽기를 바랍니다. 나는 이 책이 암에 걸린 모든 사람에게 의미 있는 교훈을 줄 것으로 믿습니다.

책 속의 내용은 최근에 암진단을 받은 이들을 위한 것입니다. 만일 당신이 최근에 "암입니다"라는 말을 들었다면 당신은 먼저 무엇부터 하시겠습니까?

바로 이 책에서 자신의 두려움을 극복하고, 자신이 받은 진단을 분석하며, 통합 암치료 프로그램을 수립하는 데 가장 효과적이면서도 필요한 정보를 얻게 될 것입니다.

만약 당신이 최근에 암진단을 받았다면 이 책의 '50가지 필수수칙'을 순서대로 따라 해 보시기 바랍니다. 이 필수수칙은 단계적으로 논리가 전개되도록 구성되어 있습니다. 과정을 따르다 보면 '50가지 필수수칙'의 중요성을 체감하게 될 것이며, 그렇게 선택한 자신이 현명한 결정을 하고 있다는 확신이 생길 것입니다.

이 책은 암 재발 진단을 받은 사람을 위한 것이기도 합니다. 재발은 무서운 일이며 의학적으로, 감정적으로, 그리고 정신적으로 자신을 재평가하는 시간입니다.

나는 '50가지 필수수칙'을 자신을 총체적으로 점검하는 핵심 도구로 삼기를 권장합니다. 깊이 생각하여 각 단계를 따라 하기를 바라며, 이 책을 가장 중요한 지침서로 활용하길 바랍니다. 암의 재발이 반드시 죽음을 의미하는 것은 아닙니다. 당신이 무엇을 하느냐에 따라 결과는 크게 달라집니다. '50가지 필수수칙'을 반드시 실천해야 할 사항으로 여기길 바랍니다. 그러면 당신은 자신의 더 큰 행복을 위해 가능한 모든 일을 하고 있음을 스스로 확인하게 될 것입니다.

이 책은 건강한 암환자를 위한 책이기도 합니다. 이 말이 다소 모순처럼 들릴 수 있지만 그렇지 않습니다. 암이 호전되었거나 완치의 즐거움을 누리는 환자들도 암이 언제 다시 찾아올지 모른다는 공포심을 가지고 있습니다. 그럴 때 '50가지 필수수칙'은 건강과 확신을 드릴 것입니다. 당신은 자신의 건강을 유지하기 위해 최선을 다하고 있다는 사실만으로도 큰 위로를 받을 것입니다. 여기서 제시한 방법을 실행하십시오. 당신의 행복을 위한 최고의 보증이 되어 줄 것입니다.

건강과 회복을 위한 일지를 쓰십시오

건강을 위한 회복의 여정을 시작하기 전에 노트를 준비하십시오. 특별히 고급스럽거나 정성을 들일 필요는 없습니다. 나는 딸의 노트를 사용했습니다. 이 책을 읽으면서 떠오르는 질문과 생각을 노트에 기록하세요. 암에 관한 신문과 잡지의 기사를 오려서 노트에 기록하세요. 이 노트는 당신 자신의 개인적인 특수 사정에 맞춘 암회복 프로그램용 참고서이면서 가장 중요한 정보 책자가 될 것입니다.

시한부 선고를 받은 지 40년이 지났습니다. 나는 노트에 나에게 필요한 중요한 정보를 풍부하게 기록하여 갖고 있습니다. 그리고 지금도 여전히 정보를 노트에 기록하고 있습니다. 또한 노

 암선고를 받았을 때 취해야 할 50가지 필수수칙

트는 나의 암회복 여정을 기록하는 중요한 일기장 역할도 하고 있습니다.

당신도 나처럼 하십시오. 이 책에는 암회복을 위한 여러 가지 방향들이 안내되어 있지만, 결국 각자가 자신만의 방향을 설정해야 합니다. 당신의 노트로 당신만의 정보를 기록하세요. 특히 당신의 질문들을 기록하세요.

그 다음에는 당신의 의사에게, 의료 기술자에게, 그리고 다른 생존자들에게 물어보십시오. 추측이나 가정만으로는 안 됩니다. 당신이 이해하지 못한 의학 용어, 검사하는 이유, 검사 결과, 완치 사례 등에 대해 끊임없이 질문하십시오. 성공 사례도 물어보세요. 질문하세요. 질문하고 또 질문하세요. 질문은 당신이 갖고 있는 중요한 권리입니다. 의료진, 의료진이 행하는 절차, 전문 용어에 겁먹지 마세요. 주도권은 당신이 쥐고 있습니다. 질문하세요! 그리고 질문에서 받은 답변을 노트에 기록하세요. 기록한 것들을 반복해서 보세요.

당신이 이 모든 회복 과정에 적극적으로 참여한다면, 희망을 가질 충분한 이유가 있습니다. 단, 회복 과정에 스스로가 적극적으로 참여해야 합니다. 단순히 병을 치료하는 것이 아니라, 새로운 건강을 만들어 가야 합니다! 그것이 바로 '통합 암치료' 입니다. 이것이 생존을 위한 가장 좋은 길입니다. 지금 바로 시작하십시오.

그렉 앤더슨 드림

한국의 암 진료는 이제는 세계 최고 수준이라고 해도 틀리지 않다. 즉 재발률도 줄고 생존율도 길어졌지만, 환자와 가족은 정보의 홍수와 불안 속에서 흔들리는 경우도 많다. 임상 현장에서 나는 치료와 일상을 잇는 실용 지침이 절실하다는 호소를 자주 듣는다. 저자는 『암선고를 받았을 때 취해야 할 50가지 필수수칙』을 종합적으로 기술하여 바로 그 빈틈을 메우는 내용으로, 진단을 명확히 이해하고 환자 스스로 통합 암치료(Integrative Cancer Treatment) 프로그램을 설계해 실행하도록 돕고자 한다.

전반부는 종양만 보던 시야에서 벗어나 신체적, 정신적, 사회적 활동, 영적인 면과 면역 체계까지도 연결되어 있다는 통합적 관점을 제시한다. 수술, 항암화학요법, 방사선요법과 면역조절요법, 또한 유전자 치료법 및 보완요법(complementary treatment)을 경쟁시키지 않고, 안전성과 근거를 기반으로 균형 있게 통합하는 접근을 설명하며, 환자가 치료의 주도권을 회복할 때 회복의 질이 달라진다는 점을 알려주고 있다.

다음 장은 이 책의 핵심이다. 50가지 필수수칙을 일곱 갈래로 배열해 두려움 다루기, 진단 이해, 두 번째 의견 청취, 치료 방법 선택, 생활 방식 전환, 마음의 훈련, 관계와 가치의 재정립, 용서와 감사와 사랑에 이르기까지 한 걸음씩 이끈다. 사용법은 간단하다. 하루에 한 항목만 붙잡고 실천하고, 다음 진료에서 물어볼 질문을 노트에 적고, 의료진에게서 들은 답을 기록한다. 가족과 함께 체크리스트처럼 점검하고, 지치면 앞부분의 핵심 항목으로 돌아가 숨을 고른다. 환자가 치료의 방관자가 아니라 능동적(participatory) 치유 행위자가 되는 순간, 치료의 결과와 삶의 질은 달라진다. 암환자 지원 모임을 적절히 활용하고, 심상 훈련과 이완반응 같은 마음의 연습을 병행하면 효과가 훨씬 커진다.

마지막 장은 실전을 위한 길잡이다. 무엇을 먹고 무엇을 피해야 할지, 몸과 마음을 어떻게 회복 모드로 전환할지, 보완요법을 선택할 때 안전성과 근거를 어떻게 점검할지 한눈에 정리되어 있다. 비타민 D와 당류 다루기처럼 바로 적용 가능한 항목들이 특히 유용하다.

이 책을 읽는 방법을 제안하고 싶다. 첫째, 서두르지 말고 하루 한 쪽이라도 읽으며 나만의 회복 노트를 만든다. 둘째, 각 장에서 이번 주에 실천할 일을 세 가지 정해 바로 실행한다. 셋째, 치료팀과 가족, 특히 배우자와 함께 소리 내어 읽고 대화한다. 암은 나만의 문제가 아니라 우리 인류 모두의 과제이기 때문이다. 진단은 끝이 아니라 새로운 출발점임을 강조하고 싶다. 이때부터가 더 중요하기 때문이다. 이 책이 전달하고자 하는 열쇠로 오늘의 문을 열기 바란다.

포항세명기독병원 암병원

병원장 백남선

차례

1장 암치료 과정 이해하기

2장 암선고를 받았을 때 취해야 할 50가지 필수수칙

첫 번째: 당신에게 내려진 진단을 이해하십시오

이 책을 읽는 분들께

이 책에 담긴 여러 가지 견해는 유능한 의료전문가들의 치료와 지도를 보완하기 위한 것입니다. 본서의 저자는 결코 이러한 방법들이 전통적인 의학적 치료를 대신하도록 권하지 않습니다. 자가진단은 하지 마십시오. 아울러 심각한 질병을 전문가의 도움 없이 자가치료 하는 일도 없도록 하십시오.

자신이 가진 지식과 정보를 바탕으로 자신의 환자들과 함께, 몸·마음·정신을 통합하는 노력을 하려는 의사들이 점점 늘고 있습니다. 그들과 치유의 동반자 관계를 만드십시오.

이 책에 등장하는 인물들은 실제 여러 사람들의 모습을 종합해 구성한 것이며, 특정 개인을 구체적으로 묘사하려는 의도는 없습니다.

1장

암치료 과정 이해하기

1

암치료의 새로운 모델

암치료 과정은 육체적, 심리적, 정신적 차원에서 변화하려는 의지가 필요합니다.

2005년 12월 31일 아침, 나는 그레첸으로부터 전화를 받았습니다. 그녀는 공황 상태에 빠져있었습니다. 어제 오후에 그녀의 남편 로버트가 머리와 목에 암이 퍼졌다는 진단을 받았기 때문입니다. 로버트는 세계에서 최고로 꼽히는 암센터 중 한 곳에서 최신 치료를 받았지만, 치료에 실패하였습니다. 실패 후 의사들은 로버트의 오른쪽 턱뼈를 제거하는 것이 유일한 해결책이라고 얘기했습니다. 그러나 이 수술은 위험하고 어려운 수술로, 얼굴의 영구적인 변형과 말하는 능력을 손상시킬 가능성이 높았습니다. 게다가 수술을 받더라도 성공 여부는 불확실했습니다.

로버트에게는 충격적인 소식이었습니다. 그는 자살도 생각했습니다. 그레첸은 남편을 도울 방법이 필요했습니다.

로버트는 박사 학위를 두 개나 갖고 있는 명석한 사람으로, 뉴저지의 명문 사립대학에서 독일어를 가르치며 수많은 학술상을 받았고, 학생처장과 교무부총장 임명을 앞두고 있었습니다. 오랜 꿈이 성취되려는 순간, 암진단이 가로막은 것이었습니다.

로버트는 악성 이하선 암진단을 받은 것을 받아들이기 힘들어했습니다. 의사들은 그에게 수술 후 방사선 치료를 받을 것을 권장했습니다. 그러나 그는 인체의 주요 안면 신경이 이하선을 통과하고 있다는 사실에 망설였습니다. 이 복잡한 수술 중에 신경이 손상되거나 절단되는 일이 흔했기 때문입니다. 많은 환자가 언어 장애, 안면근육 제어불능, 눈꺼풀 기능 저하 등을 겪었습니다. 로버트는 수술은 반대하였으나 방사선 치료는 받아들였습니다. 그리하여 로버트의 암치료가 시작되었습니다.

이전까지 그는 식단이나 운동에 관심이 없었지만, 암진단 이후 철저히 배우기 시작했습니다. 채식주의자가 되어 체중을 13kg이나 줄이고 혈압을 낮췄으며, 인생 처음으로 매일 30분 걷기를 시작했습니다. 그는 "내 몸이 나에게 건강히 지내라고 말하기 시작했습니다"라고 했습니다. 내가 칭찬했지만, 그는 여전히 낙담해 있었습니다.

며칠 뒤 다시 통화를 했습니다. 로버트는 감정의 문제를 겪고 있었습니다. 그는 자신의 몸과 암, 그리고 의사들에 대해 화가 나 있었습니다. 또, 종양학자들이 그에게 화학요법을 권장했다며 비난을 쏟아냈습니다. 로버트는 암 외에도 그의 삶에 대해 화가 나 있었습니다. 그의 언성이 높아졌으며 욕설을 했습니다.

나는 로버트에게 내 책의 〈44. 자신의 감정을 통제하십시오〉를 읽어보라고 제안했습니다. 하지만 로버트는 내 제안을 받아들이

지 못하고 전화를 끊었습니다. 그리고 한 시간 좀 안 됐을 때, 그 레첸이 다시 전화를 걸어왔습니다. 로버트가 나와 다시 얘기하고 싶어 했습니다. 그는 내게 "당신은 왜 하나님이 있다고 믿는 건가요?"라고 물었습니다.

암진단을 받기 전, 로버트는 영성에 관심이 없었습니다. "저는 40년 넘게 종교에 대해 좋은 말을 한 적이 없었습니다."라고 그는 회상했습니다.

그런데 어느 날 잠이 들려는 순간, 그는 분명히 한 목소리를 들었습니다. "나를 따르라." 그 목소리는 실제로 들리는 듯했고, 아주 가까이에서 울렸습니다. 무엇보다 부드럽고 사랑이 담긴 목소리였습니다. 로버트는 "그때는 누구를 따라야 하나, 이게 누구의 음성인가?"라는 생각뿐이었다고 말했습니다.

그 후로 그는 그 목소리를 잊을 수 없었습니다. 몇 주 동안 그 말을 곱씹던 그는 산책길에 늘 지나치던 교회에 들어갔습니다. 그는 작은 촛불 하나를 켜고 의자에 무릎을 꿇고 조용히 앉았습니다. 제단 위에는 황금빛으로 장식된 십자가에 매달린 예수님의 모습이 있었습니다. 과거에는 늘 무시하거나 비웃던 이미지였습니다. 그러나 그날 그는 한참 동안 십자가를 응시하다 마침내 큰 소리로 "예수님, '나를 따르라'라고 말씀하신 것이 당신입니까?"라고 외쳤습니다.

"그날 교회를 나올 때, 몇 달 만에 처음으로 희망이 솟아났습니다." 로버트는 이렇게 말하며, 지금도 여전히 영적 진리의 가능성을 탐구하고 있다고 덧붙였습니다.

 암선고를 받았을 때 취해야 할 50가지 필수수칙

나는 로버트의 경험을 곰곰이 생각해 보았습니다. 로버트의 경험은 내가 지금까지 봐왔던 암생존자들에게서 확인한 경험과 유사했습니다. 그것은 종교적 변화라기보다는 희망에 기반한 변화였습니다. 절망과 무력감을 의식적으로 희망과 신뢰로 바꾼 선택이었습니다. 결과가 어떻든 결국 모든 것이 잘될 것이라는 믿음을 품는 것이었습니다. 여기서의 희망은 이 책 전반에 걸쳐 나오는 핵심 주제입니다.

그날 나는 로버트가 한결 더 안정되었다는 느낌을 받았습니다. 그의 목소리에서 분노와 적대감은 사라지고 차분함과 평온함이 묻어났습니다. 그는 식단과 운동이 회복에 얼마나 중요한지 더 깊이 이해하기 시작했습니다. 그는 더 이상 자살을 시도하지 않았습니다. 나는 내 조언이 그의 변화에 조금은 기여했다고 믿고 싶습니다.

결국 그는 의사가 권한 수술을 받았고, 화학요법은 거부했습니다. 그리고 2년 뒤, 그의 주치의조차 놀랄 만큼 완치 판정을 받았습니다. 몇 해 전 나는 로버트와 그레첸을 다시 만났습니다. 로버트는 언어에는 아무 지장이 없었지만, 얼굴에는 뚜렷한 기형이 남아 있었습니다. 그러나 그레첸은 환히 웃으며 그의 두툼한 회색 수염을 장난스럽게 잡아당기며 말했습니다.

"우리 남편이 산타클로스 같은 멋진 수염을 길렀잖아요. 그래서 아무도 몰라요."

나는 지금도 로버트와 연락을 주고받습니다. 그는 이렇게 말했습니다.

"저는 아직도 하나님에 대해 잘 모르겠습니다. 하지만 제 마음 속 깊은 평화를 느끼게 되었습니다. 그리고 일출, 꽃향기, 아내의 손길 같은 작은 은총들에 점점 더 감사하게 되었습니다. 저는 사물을 더 명확하게 보게 되었고, 사소한 일에 거의 화를 내지 않게 되었습니다."

그는 크리스마스 카드에서 이렇게 썼습니다. "제 목에서 암이 발견된 것은 제게 더 자비로운 사람이 되라는 뜻 같았습니다." 나는 그 카드를 아직도 간직하고 있습니다. 그 카드는 통합 암치료 여정을 완벽하게 압축한 한 장의 그림이었습니다.

의학? 네, 로버트는 신중하게 독성이 적고 가장 적당한 복용량을 취했습니다. 훌륭한 영양 섭취? 물론입니다. 로버트는 채식 식단을 선택했습니다. 운동? 매일 운동했습니다. 정서적인 부분? 로버트는 적대감을 풀어내는 과정에 점점 능숙해졌습니다. 로버트는 인생 어느 때보다도 평화롭고, 감사하는 마음으로 희망을 품고 있습니다.

전통적인 치료

로버트가 받아들인 통합 암치료 프로그램은 기존의 전통적인 암치료 방법에 강력한 대안을 보여줍니다. 현재 서구의 전통적인 암치료 방식은 종양학자들에 의해 널리 시행되고 있으며, 많은 환자가 의문을 품지 않고 그대로 받아들이고 있습니다. 사실 오늘날의 치료는 병, 즉 종양에만 집중합니다. 수많은 검사를 거쳐 진단이 내려지면, 수술 · 화학요법 · 방사선 치료로 곧바로 종양을 공격합니다. 이 과정에는 각기 다른 전문가들이 동원되며, 모든 과정은 종양에만 초점이 맞춰져 있고 환자 개인에 대한 고려는 거의 없습니다.

암회복재단이 치료 선택지들을 평가하는 데 도움을 준 환자 중에는 루스라는 가정의학 전문의가 있었습니다. 그녀는 2기 침윤성 유관암, 즉 초기 유방암 진단을 받고 치료를 시작한 지 2년째였습니다. 그러나 상황은 순조롭지 않았습니다. 그녀의 경험은 환자로서 병원에서 어떻게 대우받았는가 하는 지점에서 시작되었습니다.

첫 번째 수술을 받기 전, 의사는 종양이 흉벽에 붙었는지 확인하기 위해 CT촬영이 필요하다고 말했습니다. 루스는 CT촬영이 2기 유방암 진단에서는 일반적으로 사용되지 않는다는 사실을 알고 있었습니다. 그러나 외과의사는 단호했습니다. 종양이 유방 절제술로 제거될 수 있는지 확인해야 한다는 이유였습니다. 루스의 불편한 심정은 단칼에 무시당했고, 결국 그녀는 마지못해 동의했습니다.

검사는 엉망이었습니다. CT촬영은 검사를 하기 전에 팔에 정맥주사를 꽂아 조영제를 주입해야 합니다. 루스는 그때의 분노를 내게 이렇게 털어놓았습니다.

"정맥주사를 꽂으려던 간호사는 전혀 뭘 하는지 몰랐습니다. 정맥도 찾지 못했고, 결국 정맥주사 키트 전체를 바닥에 떨어뜨렸어요. 그런데 그것을 버리고 멸균된 새 키트를 가져오기는커녕, 그 오염된 기구를 그대로 내게 사용하려 했습니다. 저는 소리쳤습니다. '멈추세요!' 그리고 곧장 검사실을 나왔습니다."

루스는 이렇게 덧붙였습니다.

"그는 내가 어떤 환자인지 관심조차 없었어요. 그는 절차에만 몰두했지, 환자인 나에게는 전혀 관심이 없었습니다. 나는 그 지독한 환자 가운을 입고 차가운 검사실에 앉아 있었지만, 위로도, 존중도, 내가 살아 숨 쉬는 인간이라는 최소한의 인정조차 받지 못했습니다. 하물며 내가 의료전문가라는 사실은 말할 것도 없죠. 모든 것이 오직 암, 그 병 자체에만 초점이 맞춰져 있었습니다. 그 순간 나는 내가 몸담아온 이 의료 시스템이 결국 나를 배신하리라는 예감을 강하게 받았습니다."

안타깝게도 루스의 경험은 결코 드문 일이 아닙니다. 종양 중심 암치료 프로그램은 종종 차갑고 잔혹할 정도로 무정하며, 환자는 병에 부수적인 존재로 취급됩니다. 암회복재단의 활동에서 우리는 흔히 환자들이 기존 시스템에 의해 어떤 식으로든 좌절을 겪은 뒤에야 도움을 청하는 경우를 봅니다. 어떤 환자들은 진단을 내리는 과정에서 사용된 검사 자체에 의문을 품습니다. 또 어떤 환자들은 자신이 가진 선택지를 충분히 이해하기도 전에 서둘러, 심지어는 강제로 치료에 내몰렸다고 느낍니다. 많은 환자는 전통적인 의학적 치료가 실패로 끝나고, 의사에게서 "암이 재발했습니다"라는 끔찍한 말을 들은 후에야 우리에게 연락을 해옵니다. 바로 이런 시스템적 실패의 순간에 우리의 전화벨이 울립니다.

종양 중심에서 사람 중심으로

종양 중심 암치료 프로그램은 종양 그 자체에만 초점을 맞추기

   암선고를 받았을 때 취해야 할 50가지 필수수칙

때문에, 건강한 식단, 규칙적인 운동, 면역 기능을 강화하는 치료, 정서적·사회적 지지, 영성, 그리고 환자의 건강한 삶을 증진시키는 다른 방법들에는 거의 아무런 관심도 기울이지 않습니다.

이처럼 종양에만 집착하는 접근은 환자를 무력하게 만들며 환자가 자신의 치유 과정에 참여할 힘을 빼앗아 버립니다.

사실, 암환자와 그 지원팀이 힘을 되찾도록 돕는 것은 우리의 가장 중요한 과제입니다. 만약 암회복재단이 여러분과 수만 명의 다른 암환자들에게 통합 암치료를 충분히 이해하고 실천할 수 있도록 도울 수 있다면, 우리는 암치료를 바라보는 단일한 사고방식을 바꿀 수 있을 것입니다.

하지만 분명히 구분해야 합니다. 수술, 화학요법, 방사선 치료는 암치료에서 중요한 역할을 할 수 있습니다. 그러나 대부분의 암, 특히 초기 단계의 암에서는 전통적 치료법이 주는 이익과 위험을 신중하게 저울질해야 합니다. 전통적 치료는 암 발생을 촉진하거나 예방하는 근본 요인들을 다루지 못합니다. 단지 증상만을 다룰 뿐입니다. 종양 중심 암치료 프로그램은 종양 자체를 전부라고 여기며, 폐암·유방암·전립선암·대장암 발병에 직접적으로 작용하는 흡연이나 비만 같은 요소들을 무시합니다. 전통적 접근은 본질적으로 이렇게 말하는 것과 같습니다.

"보십시오, 저기에 종양이 있습니다. 이것이 문제입니다. 우리는 종양을 공격할 것입니다."

이렇게 좁게 규정된 접근법과 달리, 새롭게 떠오르는 통합 암치료 프로그램은 종양을 근본적 불균형이 드러난 신체적 징후로 인식합니다. 최근 연구들은 영양과 운동을 통한 건강과 행복의 증진이 전통적 암치료 못지않게 중요하다는 점을 강조하며, 이러한 결과들은 새로운 암치료 모델의 핵심을 지지하고 있습니다.

또한, 통합 암치료 프로그램은 영양과 운동뿐 아니라, 정서적·사회적·영적 지지가 최적의 건강을 위해 결정적으로 중요하다는 사실을 강조합니다. 그 중요성은 병 자체를 넘어서는 수준의 건강한 삶을 만들어낼 만큼 큽니다.

이와 같이 다각적인 통합 암치료 프로그램은 단순히 암만을 보는 것이 아니라 환자의 존재를 중시합니다. 이 점이 전통적인 치료법과의 결정적인 차이점입니다. 이 진실을 당신의 암치료 여정 속에서 반드시 마음에 새기십시오. 당신의 암은 단순히 종양만을 의미하지 않습니다.

과학은 이제 수많은 치유자들이 오래전부터 알고 실천해 온 사실을 확인하기 시작했습니다. 즉, 마음과 몸, 영혼은 분리될 수 없으며, 이들이 함께 생명력을 만들어 건강·치유·면역 체계의 최적 기능을 북돋운다는 것입니다. 이는 곧 건강이 단순한 의료행위 이상의 것이며, 암치료 또한 단순한 암치료 그 이상임을 의미합니다.

우리의 몸과 마음과 영혼이 분리될 수 없음을 이해하고 받아들일 때, 새롭게 부상하는 통합 암치료 프로그램은 환자의 모든 부분을 최적으로 지원할 수 있습니다. 환자가 원한다면 통합 암치료 프로그램은 전통적인 암치료와 자연스럽고 안전하게 통합될 수 있습니다. 전반적인 건강과 삶의 균형을 지지하는 것은 면역 기능을 강화하여 치유 과정을 촉진하고, 삶의 질을 높이며, 회복을 앞당깁니다. 요컨대, 몸과 마음, 영혼의 지혜로운 통합은 건강을 창출하고 치유를 북돋습니다.

마음, 몸, 그리고 면역 체계의 관계를 연구하는 학문을 정신신경면역학이라고 합니다. 과학자들은 우리가 힘을 얻는다고 느낄 때 면역 체계 역시 강화된다는 사실을 발견하고 있습니다. 반대로 두려움은 면역 기능에 상당히 부정적인 영향을 줍니다. 그러므로 스스로 통제력을 되찾고, 자신의 건강과 회복 과정에 적극적으로 참여할 때 면역 기능은 지지를 받습니다. 환자에게 힘을 실어주고, 스스로 참여하며, 개인적 선택을 존중하는 원칙이야말로 새롭게 떠오르는 통합 암치료 프로그램의 핵심입니다.

무엇보다도 새롭게 떠오르는 통합 암치료 프로그램은 마음과 몸, 영혼 그리고 면역 체계가 하나라는 사실을 이해합니다. 단일 차원의 종양 모델에서 벗어나 우리는 이제 운동, 영양, 스트레스 관리, 영적 탐구를 포함한 다양한 방법을 통해 마음, 몸, 영혼, 면역 기능을 함께 지지하는 방향으로 나아가야 합니다. 로버트가 깨달았듯이, 이 모든 요소는 서로 긴밀히 연결되어 있어 각각이 다른 요소를 보완하며 시너지 효과를 냅니다. 우리가 마음, 몸, 영혼을 지지할 수 있는 다양한 방법을 실천할 때, 우리 몸의 치유 잠재력은 분명히 극대화됩니다. 오늘날 나는 확신합니다. 마음과 몸, 영혼의 통합이 없는 암치료 프로그램은 최선이라 해도 불완전한 프로그램일 뿐입니다.

수천 건에 달하는 '치유 불가능하다'라고 여겨졌던 생명을 위협하는 질병과 진행된 암까지도 회복한 사례들이 과학적으로 기록되었습니다. 나 역시 그 기록된 사례 중 하나입니다. 의심의 여지 없이, 당신 또한 그 잠재력을 가지고 있습니다.

이 현상에 관한 연구는 아직 초기 단계에 머물러 있지만, 점점 더 많은 의사, 전문가 그리고 보건 종사자들이 암환자들이 자신의 건강과 회복에 참여할 수 있도록 나서고 있습니다. 이 분야에 대한 과학적 관심이 커지면서, 연구자들은 겉보기에는 불가능해 보이는 상황에서 회복한 환자들을 연구하기 시작했습니다. 우리 몸이 지닌 놀라운 치유 능력을 어떻게 하면 더 잘 이끌어낼 수 있는지 이해하기 위함입니다. 지금 당장 행동하십시오. 당신만의 통합 암치료 프로그램을 설계하고 실행하십시오. 암진단을 받은 상태라면, 이 프로그램을 전적으로 받아들이기에 지금보다 더 좋은 때, 더 중요한 때는 결코 없었습니다.

암의 원인을 넘어서

환자들이 자주 묻는 질문 중 하나는 "내 암은 왜 생긴 걸까요?"입니다. 충분히 이해할 수 있는 질문입니다. 나 자신의 경우를 보면, 흡연이 질문에 대한 즉각적인 답이었습니다. 하지만 더 깊이 조사해 보니 내 폐암의 원인은 단순히 흡연만이 아니었습니다. 진단 당시 나는 갓 태어난 아기를 돌보는 부담과 대륙을 가로지르는 이사, 새 직장에서의 압박, 불규칙한 식습관, 그리고 남편이자 아버지이자 전문가로서 느낀 책임감으로 큰 스트레스를 받고 있었습니다. 29년이 지난 지금 돌아보면, 내 폐암의 원인은 흡연만이 아니라 이러한 요인들이 복합적으로 작용한 결과였음이 분명합니다.

암의 원인이 한 가지만 있는 게 아닙니다. 당신이 암과 씨름하며 원인에 관한 질문을 하고 있다면, 당신의 육체적, 정신적, 정서적인 상태를 자세히 들여다보길 바랍니다. 그러면 암 발병에 기여한 원인들을 발견할 가능성이 높습니다. 여기에는 식단, 운동, 독소 노출, 비타민 D 수치, 호르몬, 특정 의료검사, 의료치료 등도 포함됩니다. 또한, 성별, 나이, 유전자, 인종, 감정적 성향과 같은 요인들도 영향을 미칩니다. 이러한 여러 요소가 상호작용하여 암 발생에 영향을 미칩니다. 사람마다 복합적 요인은 다를 수 있고, 새로운 암치료 프로그램은 이러한 복잡성을 인지하고 있습니다.

암은 돌연변이 된 유전자가 드러나는 현상이며, 그 결과 세포가 비정상적으로 변합니다. 유전이 암의 원인이 되는 경우는 5~10%밖에 차지하지 않습니다. 즉, 암을 일으키는 요인 중 5~10%만이 유전성 유전자와 관련되어 있습니다.

유전자가 비정상적으로 작동하게 되는 일은 대개 다른 많은 요인의 결과입니다. 유전자는 놓여 있는 환경 요인에 따라 활성화되거나 억제됩니다. 희소식은, 설령 우리에게 암 발생 요인을 지닌 유전자가 있다 하더라도, 생활 방식 요인이 그 유전자의 발현 정도에 실제로 영향을 미친다는 사실입니다.

세계적으로 존경받는 선구자이자 통합 의료 혁신가인 딘 오니시(Dean Ornish) 박사는 이렇게 말했습니다.

"사람들은 유전자가 원인일 수는 있어도 운명은 아니라는 사실을 알아야 합니다. 실제로 유전자의 변화는 생활 방식의 선택을 통해 일어납니다. 우리의 선택은 가장 강력한 약물에 필적할 만큼 강력하며, 그 효과는 대부분의 사람에게서 빠르게 나타납니다."

얼마나 강력할까요? 생활 방식이 건강에 미치는 영향을 연구하는 학자들 사이에서는, 암의 50~75%가 전적으로 예방 가능하다는 데 의견이 모이고 있습니다. 여성에게 가장 흔한 암은 유방암, 남성에게 가장 흔한 암은 전립선암입니다. 오늘날 설득력 있는 과학적 연구는 유방암 10건 중 8건이 진단되기도 전에 미리 막을 수 있다는 사실을 보여줍니다. 전립선암에서도 이와 유사한 고무적인 결과를 뒷받침하는 연구들이 계속 나오고 있으며, 이는 암을 예전처럼 흑백논리로 단정할 필요가 없음을 증명하고 있습니다.

이러한 진전들은 예방이 암을 막아내는 데 얼마나 효과적인지를 보여주는 놀라운 사실입니다. 예방은 암 발생 원인을 높이는 요인들을 줄이거나 제거함으로써 이루어집니다. 이 책의 뒤에서 더 자세히 다루겠지만, 당류와 동물성 지방 섭취를 줄이고, 신체활동 시간을 늘리며, 담배를 끊고, 음주를 절제하고, 유전자 발현(특히 유해 경로)을 낮추는 영양보충을 더하는 것, 이 모든 것이 탁월한 예방 조치입니다.

최근에 암진단을 받았다면 이렇게 물을 수 있습니다. "그렇다면 이게 지금의 나에게 무슨 도움이 되죠? 이미 암이 있는데요." 좋은 소식이 있습니다. 방금 언급한 조치들이 회복에 이바지하고 건강을 유지하는 데에도 도움을 줍니다. 많은 암이 생활 방식으로 예방될 수 있다면, 그와 같은 건강한 생활 습관은 치료 과정에서도, 그리고 재발 위험을 줄이는 데에도 똑같이 효과가 있습니다. 다행히도, 암치료에서 자기관리의 큰 역할을 뒷받침하는 연구는 분명하고 계속 늘어나고 있습니다.

잠시 로버트를 떠올려 보십시오. 그는 식단과 운동, 정서적 태도를 바꾸었고, 나아가 영적 체험을 통해 새로운 사람으로 변화했습니다. 이러한 자기관리 요소들이 의학적 치료와 결합하면서 긍정적 결과가 나왔습니다. 우리는 암회복재단의 현장에서 이러한 패턴을 많이 관찰해 왔었습니다.

이러한 자연 치유에 관한 생각들에 대해, 종양학계의 상당수는 여전히 강한 반감을 보입니다. 현대 의학의 아버지 히포크라테스가 2,500년 전 "당신이 먹는 음식이 당신의 약이 되게 하고, 당신의 약이 당신이 먹는 음식이 되도록 하라."라고 말했음에도, 서구식으로 훈련된 많은 종양 의사는 이런 생각을 달가워하지 않습니다. 실제로 내가 방사선 치료를 받을 때, 수술의와 방사선 종양 의사는 체중만 유지되면 된다며 설탕과 지방이 많더라도 아무거나 먹으라고 권했습니다. 그러나 몸에 무엇을 넣는가(음식의 질)가 얼마나 먹느냐 못지않게 중요합니다. 만약 탄산음료와 사탕을 끊고, 감자튀김을 내려놓아야 할 때가 있다면 바로 암일 때입니다.

대부분의 의사들은 매우 바쁩니다. 많은 의사는 자신의 분야에서 일어나는 일들을 파악하기 위해 최선을 다합니다. 특히 좋은 의사들은 학술지에 실린 최신 연구를 꾸준히 읽고, 학회에 참석하며, 제약사 담당자도 해마다 여러 차례 만납니다. 그러나 이렇게 분야에 깊이 몰두하다 보니, "그게 사실이라면 내가 이미 알고 있었겠지"라는 만연한 가정이 생겨납니다. 그 결과, 영양에 대한 고려와 함께 하는 자연스러운 자기 관리 방식 접근은 그 중요성을 뒷받침하는 증거가 쌓이고 있음에도 종종 가볍게 무시합니다.

영양, 운동, 사회적 지지, 정서적 안정성, 정신적 건강과 육체적 건강 문제는 의과대학 교육과정에서 거의 다뤄지지 않거나 아예 빠져 있습니다. 내가 텍사스 휴스턴의 세계적 기관 M.D. 엔더슨 암센터에서 강연을 마친 뒤, 한 종양내과 의사가 나를 따로 불러 이렇게 말했습니다.

"제 환자들은 먹는 것을 바꾸려 하지 않습니다. 운동도 하려 하지 않죠. 그들은 치료를 받고 나면 암을 잊고 싶어 합니다."

내 답은 분명합니다. 환자는 몸에 해를 끼치지 않는 방법으로 암을 예방하고 관리하기 위해 할 수 있는 모든 노력을 기울여야 합니다. 그러나 어떤 이들은 식습관, 운동, 사고방식의 변화를 포함한 통합 암치료 프로그램이 환자에게 무해하다는 점을 입증한 이중 맹검 임상시험이 없다는 이유로 아쉬움을 표합니다. 이는 제약 중심의 해법을 선호하며 자연스러운 자기 관리 방안을 과소평가하는 의료 문화적 편향을 보여줍니다. 지나치게 엄밀한 과학적 근거만을 요구하는 태도는 때로 상식적인 실천을 가로막습니다.

물론 규칙적으로 운동하고 건강하게 먹는 사람도 암에 걸릴 수 있습니다. 암은 단일 원인 질환이 아니며, 사람마다 원인의 조합이 다릅니다. 그럼에도 우리는 신체적, 정서적, 영적 차원에서 스스로를 더 잘 돌보는 방법을 배워야 합니다. 암진단은 그 신호이며, 자신을 온전히 사랑하고 돌볼 기회를 제공합니다. 이 사실이야말로 새롭게 떠오르는 통합 암치료 프로그램의 핵심입니다.

암의 원인을 넘어서서 주도적으로 대처하기

거의 30년 동안 암환자들을 돌보며 내가 확신하게 된 사실이 있습니다. 회복이 잘 되는 환자들은 스스로 건강을 만들고 삶의 질을 높이는 과정에 적극적으로 참여한다는 점입니다. 자신의 회복 과정에 참여할 때, 우리는 자율성을 되찾고, 건강과 삶을 스스로 바꿀 수 있다는 통제감, 주도권을 쥐었다는 느낌을 얻습니다. 수많은 연구들은 회복 계획을 직접 세우고 참여하는 환자가 단순히 수동적 역할에 머무는 환자보다 치료를 더 충실히 이행하고 합병증이 적으며 결과도 더 좋다는 사실을 보여주고 있습니다.

나는 능동적인 환자가 되는 것이 결코 쉽지 않다는 것을 압니다. 암진단을 받는다는 것은 매우 두려운 경험입니다. 전통적 암치료는 전문적 성격이 강하기 때문에, 결정은 대체로 전문가들에 의해 좌우됩니다. 이 시점에서 환자들은 종종 자신의 치료에서 수동적인 방관자가 되어버립니다. 절차와 치료, 이해하기 어려운 부작용에 압도되어, 자신의 선택지를 충분히 알지 못한 채 그대로 순응하게 되는 경우가 많습니다.

대부분의 암환자들 마음속에는 쉽게 사라지지 않는 질문들이 떠다닙니다. "왜 하필 나인가?", "내가 무엇을 잘못했나?", "달리 할 수 있는 게 있었을까?", "암에 책임이 있는 건 나인가?" 같은 말들을 나는 자주 듣습니다. 이런 질문은 생명을 위협하는 진단 앞에서 자연스러운 반응입니다. 그러나 자연스러운 반응일지라도, 그것은 걱정과 절망, 자기비난, 때로는 타인에 대한 원망까지 불러일으킬 수 있습니다. 자신의 역할을 잘못 이해하는 일은 이미 벅찬 상황에 스트레스를 더 얹곤 합니다.

그 결과, 암환자들은 흔히 고립되고 두렵고 우울하다고 느끼게 되며, 이런 상태는 면역 체계와 치유를 함께 억제합니다. 이런 맥락에서 환자들은 자신의 회복에 의미 있게 기여할 수 없다고 느끼기 쉽고, 그 결과로 자기 건강을 통제한다는 감각까지 잃었다고 느낄 수 있습니다.

암회복재단의 현장에서 우리는 환자들이 자신의 경험을 자책, 자기비난, 두려움에서 벗어나 다시 바라볼 수 있도록 돕습니다. 대신, 암과 치유 과정에 대한 더 넓은 이해를 갖도록 돕고, 자기연민을 키우며, 실행 가능한 행동계획을 세우도록 지원합니다. 이렇게 해서 환자들은 삶과 건강의 주도권을 되찾고 직접 이끈다는 감각을 회복합니다. 그리고 이 통제감은 치유를 도와주는 핵심 요소입니다.

긍정적이든 부정적이든, 능동적이든 수동적이든, 치유 과정의 방향을 결정짓는 가장 큰 힘은 결국 당신에게서 나옵니다.

존경받는 정신과 의사이자 암 연구자인 데이비드 스피겔(David Spiegel) 박사는 다음과 같이 적었습니다.

"의학은 종양을 공격하는 데 너무 집중해서 종양과 관련된 신체 대응 및 종양의 침입에 있어서 신체 반응에 영향을 미치는 정신적 정서적 변수를 무시해 왔습니다. 생존율을 약간 증가시키는 생물학적 치료들은 상당한 위험과 부작용에도 불구하고 널리 사용됩니다. 모임에 참여하기, 육제와 정신을 위한 운동법 및 간단한 이완법과 같은 많은 심리-사회적인 방법들이 많은 도움이 되

　　　암선고를 받았을 때 취해야 할 50가지 필수수칙

고 위험과 부작용이 거의 없으며 비용도 적게 드는데도 훨씬 적게 사용됩니다."

우리가 더 넓은 전인적 맥락 속에서 스스로의 건강과 치유를 만들어 갈 때, 우리는 마음, 몸, 정신, 면역 체계를 최적으로 지지하는 능동적이고 영감을 받은 참여자가 됩니다. 자신의 삶과 건강에 대한 주도권을 되찾는 일은 치유 과정의 필수적 기초입니다. 주도권을 갖게 될 때 우리의 면역 체계는 강화되고, 치유와 회복의 토대를 적극적으로 구축하기 시작합니다.

개인의 자율성과 선택권, 그리고 치료를 스스로 결정할 권리는 통합 암치료 프로그램의 중요한 토대입니다. 이 책에서 다룰 모든 보완의학치료법은 건강을 지지하고 면역 기능을 강화하기 위해 고안된 것이며, 가장 안전하고 최소한으로 침습적인 방식으로 작용하도록 설계되어 있습니다.

그러나 많은 암환자들에게 영양과 운동은 수술이나 방사선 치료, 항암화학요법과는 다르게 과학적 근거가 부족한 것처럼 보입니다. 실제로 그렇습니다. 이들 보완요법 가운데 일부는 사용을 뒷받침하는 상당한 과학적 증거가 있습니다. 그러나 다른 부분은 연구가 충분하지 않습니다. 나는 과학적 증거가 치료 선택의 매우 중요한 길잡이임을 잘 알고 있습니다. 근거 기반의 치료는 소중합니다. 그러나 아인슈타인이 "모든 중요한 것을 숫자로 셀 수는 없고, 숫자로 셀 수 있는 모든 것이 중요한 것도 아니다."라고 말했듯이 내 안의 지혜를 신뢰하는 것 또한 치료를 선택할 때 더없이 중요한 길잡이가 됩니다. 이 책의 목표는 과학과 지혜를 결합하여 당신에게 가장 적합한 선택을 할 수 있도록 돕는 데 있습니다.

통합 암치료 프로그램은 기존 암치료의 기여와 그 한계를 모두 존중합니다. 분명히 말하자면, 종양 세포를 제거하거나 죽임으로써 전통적인 암치료는 몸이 감당해야 할 종양 부담을 줄이는 데 중요한 역할을 합니다. 그러나 기존의 암치료 방식은 건강한 세포에도 부정적인 영향을 미치기 때문에, 이러한 치료는 종종 면역 기능과 삶의 질을 현저히 저하시키는 심각한 부작용을 동반합니다. 더 나아가 장기적인 부정적 결과로 인해 평생 건강이 손상되는 경우도 있습니다.

보완요법은 전혀 다른 방식으로 작동합니다. 이런 요법의 목적은 면역 체계와 건강을 지지하여 몸의 고유한 치유 능력이 발휘되도록 돕는 것입니다. 몸과 함께 협력해 치유를 촉진하는 것이지요. 이러한 상승 효과를 통해 보완요법은 건강을 지켜주고 삶의 질을 높일 수 있습니다. 보완요법으로 인한 부작용은 훨씬 드뭅니다.

암회복재단의 통합 암치료 프로그램에 참여한 거의 1만 명에 이르는 사람들 가운데, 우리가 권한 보완요법으로 심각한 부작용을 겪은 사례는 단 한 건도 없었습니다. 히포크라테스는 제자들에게 무엇보다 해를 끼치지 말 것, 그리고 자연의 치유력을 존중할 것을 가르쳤다고 합니다. 이 원칙들이 이 책에서 당신이 보게 될 권고를 이끌고 있습니다.

우리 프로그램에 참여한 대다수 환자들은 전통적 치료법과 통합 암치료 프로그램을 함께 활용합니다. 우리는 환자들이 자신에게 맞는 치료법을 이해하고 선택할 수 있도록 돕습니다. 그 결과

   암선고를 받았을 때 취해야 할 50가지 필수수칙

진정으로 개별화된 통합 암치료 프로그램이 만들어집니다. 정보와 선택지, 다양한 옵션을 제공함으로써 개인의 자율성이 강화되고 치유는 더 원활해집니다.

기억하십시오. 당신이 중심입니다. 암진단 후 당신의 대처가 무엇보다 중요합니다. 통합 암치료 프로그램은 영양, 운동, 스트레스 관리, 감정 인식을 통해 높은 수준의 전인적 건강을 지지하고 만들어가는 일이 기존 암치료만큼 중요하다는 점을 보여주는 연구 결과들을 반영하고 있습니다. 더 나아가 사회적, 영적 지원은 최적의 건강을 위해 필수이며, 이는 질병을 넘어서는 차원의 안녕을 가능하게 합니다. 통합 암치료 프로그램은 당신 안에 있는 자연적인 회복 능력을 일깨워내고 유지하는 데 초점을 둡니다. 당신의 역할은 몸과 마음, 감정, 영적 차원까지 포괄하는 온전한 '나'를 참여시키며 전인적 건강을 창조하는 것입니다.

암은 단지 종양이나 치료만의 문제가 아닙니다. 암은 바로 자신에 관한 것입니다

2

건강과 치유의 진정한 근원

내가 이 책을 쓴 가장 큰 이유는 암환자들이 자신의 치유와 회복에서 선택할 수 있는 중요한 역할을 이해하도록 돕기 위함입니다. 그러나 수많은 사람들은 암치료는 곧 문제를 해결해 줄 전문가와 의사, 의료진에게만 맡겨야 한다고 생각합니다. 이것은 아주 잘못된 생각입니다.

물론 암환자들에게는 전문적인 의학적 도움과 지도가 필요합니다. 그러나 세상의 모든 치료법을 다 모은다고 해도 건강을 만들어 내거나 치유를 이끌어내지는 못합니다. 건강은 단순한 의료를 넘어섭니다. 살아남고 더 나아가 성장하기를 원하는 암환자라면, 스스로 책임을 지고 최선을 다해 회복하고 건강을 유지하는 데 힘써야 합니다. 건강을 찾고, 진정한 치유를 키워내야 합니다.

우리는 어디에서 건강을 찾을 수 있을까요? 치유를 어떻게 알 수 있을까요? 암환자에게 이것은 가장 기본적인 질문입니다. 다행히도 이 질문들에 대한 답은 단계적으로 존재합니다

생존 의지

생존 의지는 우리 모두에게 내재된 심리적 힘이며, 회복을 위한 여정의 출발점입니다. 그것은 곧 살아남고자 하는 내적 욕구로 이해할 수 있습니다. 이 생존 의지는 암치료 여정에서 가장 기본적인 조건입니다.

모든 생명체가 그렇듯 인간에게도 강렬한 생존 본능이 있습니다. 때로는 암의 생물학적 특성이 환자의 태도나 투병 의지와 상관없이 상황을 결정하기도 합니다. 이런 일들은 우리의 통제를 벗어납니다. 그러나 긍정적인 태도를 지닌 환자들은 질병과 관련된 어려움에 분명 더 잘 대처합니다.

나는 수많은 의사들과 수백 번의 대화를 나누었습니다. 그들은 종종 같은 나이, 같은 진단, 비슷한 정도의 병세, 거의 동일한 치료 과정을 겪고 있는 두 환자가 전혀 다른 결과를 보인다고 말했습니다. 눈에 띄는 몇 안 되는 차이 가운데 하나는 한쪽은 비관적이었고, 다른 쪽은 낙관적이었다는 점이었습니다. 우리는 플라톤과 갈레노스의 글을 통해 2,000년 전부터 이미 알고 있었습니다. 마음과 몸, 건강 사이에는 직접적인 상관관계가 있다는 사실을 말입니다. 플라톤은 이렇게 결론지었습니다.

"많은 병의 치료법을 의사들이 알지 못하는 것은 그들이 전체를 보지 못하기 때문이다. 전체가 건강하지 않으면 그 일부가 결코 건강할 수 없다."

새롭게 자리 잡아 가는 통합 암치료 프로그램은 몸의 심리적 요소와 물리적 요소가 따로 떨어져 있거나 무관한 것이 아님을 인정합니다. 건강은 점점 더 많은 요소들의 균형으로 이해되고 있습니다. 여기에 신체적·환경적 조건, 정서적·심리적 상태, 영양과 운동 습관 등이 모두 포함됩니다.

생존 의지는 건강과 치유의 분명한 출발점입니다. 믿으십시오. 당신의 생존 의지는 회복에 큰 역할을 합니다.

마음이 병을 일으키거나 치유하는 데 어떤 역할을 하는지에 대한 논쟁은 끝없이 이어져 왔습니다. 지금까지 사람의 마음만으로 암의 진행을 통제할 수 있다는 것이 과학적으로 입증된 연구는 없습니다. 그러나 수백만 명이 긍정적인 태도와 감정의 힘을 증언합니다. 나 역시 그중 한 사람입니다. 나는 의도적으로 내 생존 의지를 기르고 강화했습니다. 당신도 그렇게 할 수 있습니다.

나는 종종 암을 이겨낸 사람들에게 어떻게 그들의 건강 문제를 넘어설 수 있었는지 묻습니다. 인종이나 문화적 배경, 나이, 성별, 학력, 질병 유형이 다르더라도, 그들 모두는 비슷한 심리적 변화를 겪었습니다. 거의 모두가 의식적으로 '살겠다'는 결정을 내렸습니다. 처음에는 절망 속에 빠져 힘든 시간을 보냈지만, 결국 새로운 현실을 받아들이고 그 현실 속에서 살기로 결심했습니다. 시간이 얼마나 걸리든 결국 중요한 것은 그 결심이었습니다.

내 경우에 살겠다는 결심은 삶을 즐기고 더 많은 것을 누리겠다는 뜻이었습니다. 무엇보다도 암진단이 곧 내 인생의 끝을 의미하는 것은 아니라는 믿음을 가지는 것이었습니다. 또 그것은 하루하루를 최대한 가치 있게 만들기 위해 필요한 일이라면 무엇이든 하겠다는 뜻이기도 했습니다.

죽음의 위협은 종종 삶과 사랑, 우정, 그리고 우리가 누릴 수 있는 모든 것의 소중함을 다시 일깨워줍니다. 우리는 새로운 가능성에 마음을 열고, 이전에는 용기가 없어 시도하지 못했던 일에도 도전하기 시작합니다. 많은 환자들이 말하길, 병과 함께 살아가는 불확실성을 마주하는 것이 오히려 삶을 더 의미 있게 만든다고 했습니다. 가장 작은 즐거움도 더욱 크게 다가오고, 삶 속의 위선은 사라집니다. 사소한 집착과 원망, 분노가 사라질 때에도 여전히 기쁨을 느낄 수 있습니다. 나는 당신도 그 기쁨을 누리길 바랍니다.

희망: 환자의 가장 든든한 동반자

생존 의지와 희망이 결합될 때, 건강한 삶과 회복을 이룰 수 있습니다.

로마의 정치가 키케로는 "삶이 있는 곳에 희망이 있다."라고 말했습니다. 그러나 나는 이 말을 거꾸로 했을 때 더 큰 힘이 있다고 믿습니다. "희망이 있는 곳에 삶이 있다." 희망이 먼저이고, 삶은 그 뒤를 따릅니다. 희망은 당신의 방향을 정하는 힘이며, 생존 의지를 북돋우고 모든 차원에서 치유를 일으키는 원동력입니다.

사전은 희망을 '원하는 것을 얻을 수 있다는 느낌, 일이 잘 풀릴 것 같다는 기대감'으로 정의합니다. 그러나 이 정의만으로는 부족합니다.

희망은 깊은 확신에서 비롯된 기대입니다. 희망은 힘이며, 정신적·정서적·영적 에너지이고, 당신 안에 있는 강력한 능력입니다. 희망은 삶이 계속되고 확장되며 앞으로 나아가도록 힘을 줍니다.

희망은 마음을 치유하는 기적의 약입니다. 희망은 생존 의지를 불러일으킵니다. 희망은 환자의 가장 든든한 동반자입니다.

당신의 암 여정을 잠시 멈추고 희망의 중요성을 생각해보길 부탁드립니다. 부드럽고 진심을 담아 세 가지를 묻겠습니다.

1 당신은 자신을 고통 속에 있는 사람으로 그리고 있습니까, 아니면 승리하는 사람으로 그리고 있습니까?

2 당신의 미래에 있는 것은 고통스러운 병입니까, 아니면 활기찬 건강입니까?

3 당신의 하루 대부분은 무력감으로 채워져 있습니까, 아니면 희망으로 가득 차 있습니까?

당신이 자신을 어떻게 바라보는지, 그리고 주변의 상황을 어떻게 받아들이느냐에 따라 당신의 삶은 크게 달라집니다. 건강해지는 중요한 열쇠 중 하나는 '희망'을 갖는 것입니다. 희망은 꿈을 가질 수 있게 해주며, 미래를 그릴 수 있도록 해줍니다. 희망은 높은 정상에 오르게 하고, 불가능에 맞서 싸우게 하며, 최고의 목표를 이루게 합니다. 이 진리를 마음 깊이 간직하세요. 희망이 있는 한 당신은 무력하지 않고, 어떤 상황도 절망적이지 않습니다.

건강과 치유를 만들어내는 강력한 행위 중 하나는 바로 자신이 입 밖에 내는 말을 선택하는 것입니다. 말은 때로 무심코 튀어나올 수 있지만, 어떤 말을 할지는 언제나 내게 달려 있습니다. 나는 더 이상 문제에 대해 말하지 않고, 치유에 대해 말하기로 선택할 수 있습니다. 마치 해결책이 이미 존재하는 것처럼 말할수록, 문제는 점점 힘을 잃습니다. 지금 이 순간부터 건강과 치유에 대해서만 말하기 시작해 보세요. 그 순간 당신은 이미 희망을 현실로 만들어가는 씨앗을 심고 있는 것입니다.

한번은 어느 외과의사가 내게 이렇게 말한 적이 있습니다. "당신은 헛된 희망을 퍼뜨리고 있어요." 나는 대답했습니다. "저는 헛된 희망이란 없다고 믿습니다. 존재하는 것은 오직 합리적인 희망뿐입니다." 하지만 암의 세계에는 '강요된 절망'이 넘쳐납니다. 의학에서는 그것이 흔히 "더 이상 우리가 할 수 있는 일은 없습니다." 혹은 "당신에겐 몇 달밖에 남지 않았습니다."라는 말로 나타납니다. 그런 말들을 믿지 마십시오.

당신에게 아무런 일도 일어나지 않은 것처럼 가장하는 것은 현실적인 방법이 아닙니다. 누구에게든 나쁜 일이 발생하기 마련입니다. 암은 나쁜 일 중 하나입니다. 암을 마치 다른 것으로 가장하는 것은 해답이 아닙니다. 나쁜 일이 일어났을 때, 그것이 일어났다는 것을 인정하세요. 암을 인정하시고, 가장 희망적인 결과에 집중하세요.

우리는 우리의 생각과 말에 대해 스스로 책임을 져야 합니다. 계속 변명하거나 가족, 의사, 혹은 어떤 더 높은 존재를 탓하는 한 진정한 회복은 불가능합니다. 당신을 진심으로 위하는 마음에서 드리는 말씀입니다. 당신을 힘들고 우울하게 만드는 것은 암진단 자체가 아닙니다. 당신을 꺾어놓은 것은 당신이 받은 진단과 상황에 대한 당신의 생각입니다.

암회복재단 사무실 앞에는 무려 2톤이 넘는 화강암 바위가 놓여 있습니다. 나는 그 위에 '희망의 바위'라는 글자를 새기고, 그 아래에 두 가지 규칙을 적어 두었습니다.

규칙 1: 언제나 희망이 있다.
규칙 2: 누군가 희망이 없다고 말하면,
다시 '규칙 1'을 읽어라.

이 사실을 믿으십시오. 희망은 언제나 있습니다. 이 진리를 마음과 영혼 깊이 새기십시오. 희망은 당신의 방향을 정하는 힘입니다. 희망을 나침반 삼아 마음을 언제나 승리로 가득 채우십시오. 그것이야말로 건강과 치유의 위대한 원천입니다.

용서하고, 감사하고, 사랑하십시오

암치료의 여정은 개개인 마다 다릅니다. 대다수 사람들은 건강을 위해 해야 할 중요할 일들을 알고 있습니다. 그러나 대부분의 사람이 자기 내면의 소리를 듣고 믿는 방법을 잊어버린 것 같습니다. 자신의 마음속 정서적인 것까지 다루는 것은 건강한 길로 가는 중요한 요소 중 하나입니다.

나는 암이 내면에 있는 깊은 지혜를 이용해 내면의 치유 능력을 끌어낼 수 있는 하나의 매개체라는 것을 이해하게 되었습니다. 바쁜 삶 속에서 우리는 마음을 편하게 하고 영혼을 고요하게 하는 법을 종종 잊어버립니다. 오늘부터 마음을 차분히 하여 자신을 위

   암선고를 받았을 때 취해야 할 50가지 필수수칙

한 치유의 길을 찾아보시길 권유합니다. 놀랍고 흥미로운 것들을 발견하시게 될 겁니다.

우리 자신을 다시 발견하는 방법 가운데 하나는 기도입니다. 어떤 이들에게 이 영적 여정은 종교적 틀 안에서 표현되기도 하고, 또 어떤 이들에게는 자연과의 연결이나 비슷한 탐구를 통해 드러나기도 합니다. 공통된 맥락은 우리 안의 가장 깊고 진정한 자아와 연결되는 것입니다. 회의적인 사람들을 위해 말하자면, 이제는 이 탐구가 면역 체계를 활성화하고, 치유를 촉진하며, 회복의 가능성을 넓혀 준다는 초기 연구 결과까지 나오고 있습니다.

우리의 경험 속에서, 치유를 향한 영적 여정은 세 가지 실천으로 확실하고도 일관되게 시작될 수 있다는 것을 알게 되었습니다. 그것은 바로 용서, 감사, 그리고 무조건적인 사랑입니다.

용서란 우리 안에 맺힌 상처와 불평을 놓아버리는 것입니다. 분명히 말씀드리자면, 그것은 타인으로부터 용서를 받는 것이 아니라, 우리가 타인에게 용서를 베푸는 것입니다. 대부분의 사람들은 마음속 깊은 곳에서 여전히 후회와 원망의 생각을 붙잡고 살아갑니다. 나 역시 아버지를 용서한 후에야 비로소 건강을 되찾고 치유의 선물을 받을 수 있었습니다. 놓아버리십시오. 흘려보내십시오. 용서하십시오.

감사란 살아가는 모든 순간에 우리가 받고 있는 무수한 축복과 친절을 의식적으로 자각하고 소중히 여기는 상태입니다. 암치료의 여정 속에서는 이 감사의 마음이 종종 무력감, 의심, 절망에 의해 흐려지거나 잠시 가려질 수 있습니다. 그러나 삶 속의 좋은 것들을 바라보고 그것을 확인할 때, 이러한 부정적인 생각들은 힘을 잃게 됩니다.

무조건적인 사랑은 영적 연결을 이루는 본질적인 실천입니다. 나는 '사랑하는 중'이라는 말이 단순히 '사랑'이라는 단어보다 더 적절하다고 생각합니다. 사랑을 실제 행동으로 만들기 위해 필요한 움직임을 더 잘 전달하기 때문입니다. 무조건적인 사랑은 존재의 더 높은 상태로, 베풂과 창조적 흐름, 그리고 조화를 아우르는 사랑입니다. 인간 존재를 완벽하지 않으면서도 완전한 것으로 받아들이는 태도이며, 어떤 조건도 달지 않고 사랑하기로 선택하는 것입니다. 여기에는 '만약'이라는 단서가 허락되지 않습니다.

용서, 감사, 그리고 무조건적인 사랑. 이 세 가지는 당신의 자아로 들어가는 문이자, 영적 연결과 내면의 인도로 나아가는 길이며, 건강과 치유의 가장 강력한 원천 가운데 하나입니다. 이 세 가지에 대해서는 뒤에서 더 자세히 이야기하겠습니다.

관계: 마음이 마음을 치유한다

치유의 가장 큰 원천 가운데 하나는 가까운 친구들의 따뜻한 지지입니다. 여기에 자신의 감정적 성향을 깊이 이해하는 태도가 더해질 때, 치유를 위한 환경은 최적의 상태로 갖추어집니다.

두려움, 분노, 죄책감, 기쁨, 만족, 사랑, 이 모든 감정은 인생이라는 롤러코스터의 일부입니다. 특히 생명을 위협하는 병을 마주할 때 감정은 더욱 선명해집니다. 암투병의 과정에서 우리는 부정적 감정을 완전히 막을 수 없고, 또 매 순간 긍정적 감정만을 기대

   암선고를 받았을 때 취해야 할 50가지 필수수칙

할 수도 없습니다. 그러나 우리가 할 수 있는 일은 자신의 감정을 인정하고, 부정적 감정 속에 갇히지 않는 것입니다. 그리고 그 과정은 종종 한 명 혹은 그 이상의 진정한 친구들의 도움을 필요로 합니다.

당신과 나는 감정을 선택할 힘을 가지고 있습니다. 몸과 마음, 그리고 영혼이 함께 작동한다는 개념을 떠올려 보십시오. 감정은 분명 그 안의 중요한 일부입니다. 우리가 매 순간의 생각과 말, 행동이 건강과 행복에 영향을 미친다는 사실을 깨달을 때, 비로소 우리는 감정의 언어를 배우기 시작하는 것입니다.

당신의 감정은 실제로 몸에 나타나며 신체적 감각으로 이어진다는 사실을 이해해야 합니다. 불안을 예로 들어 보겠습니다. 곧 있을 일련의 검사 때문에 불안할 수 있습니다. 그러다 보면 어느새 속이 불편해지는 것을 느낄지도 모릅니다. 처음에는 이런 생각과 감정, 그리고 몸의 반응이 연결되어 있다는 사실을 피하거나 부정할 수 있습니다. 그러나 잠시 멈추어 그 과정을 의식적으로 바라보면, 생각과 감정이 몸의 반응과 이어져 있음을 알게 됩니다. 그 결과 우리는 더 지혜롭게 대응할 수 있습니다.

연습을 거듭하다 보면 우리는 감정을 알아차리고 관찰하는 데 능숙해질 수 있습니다. "아, 지금 내가 느끼는 것은 두려움이구나"라고 말로 표현할 수 있을 때, 우리는 그 감정과 싸우려는 충동에서 벗어나게 됩니다. 대신 억누르거나 과도하게 반응하지 않고 그 감정이 자연스럽게 흘러가도록 둘 수 있습니다. 그 결과 삶 속에서 더 큰 편안함과 더 많은 기쁨, 그리고 진정한 자발성을 경험하게 됩니다. 우리는 자신과 더 솔직한 관계를 맺게 되고, 그만큼 다른 사람들과의 관계도 더욱 진정성 있게 바뀝니다.

정신신경면역학 연구는 감정이 치유 과정에서 핵심적인 역할을 한다는 사실을 입증합니다. 획기적인 연구들은 단순히 매주 한 번씩 서로 만나 감정을 나누고 지지를 주고받는 것만으로도 행복감이 향상되고, 생명을 위협하는 병을 회복할 가능성이 크게 높아진다는 점을 보여주었습니다.

캘리포니아대학교 로스앤젤레스캠퍼스의 정신과 의사이자 암 연구자인 파우지 I. 파우지(Fawzy I. Fawzy) 박사는 악성 흑색종 환자들을 무작위로 나누어, 진단 직후 6주 동안 매주 모임에 참여하도록 했습니다. 그 결과, 모임에 참여한 환자들의 5년 생존율은 대조군에 비해 세 배나 높았습니다. 모임이 끝난 지 6개월 뒤에는, 참여 환자의 3분의 2에서 암세포와 싸우는 면역 세포인 '자연 살해 세포(natural killer cell)'가 25% 이상 증가했지만, 대조군에서는 이러한 변화가 나타나지 않았습니다.

샌프란시스코에서 데이비드 스피겔(David Spiegel) 박사는 전이성 유방암 환자들을 연구했습니다. 그는 매주 암환자 지원 모임에 참여한 여성들이 참여하지 않은 여성들보다 평균적으로 두 배더 오래 산다는 사실을 발견했습니다. 이 모임의 환자들은 병과, 그 병이 삶에 미친 영향을 자유롭게 표현하도록 격려받았습니다. 스피겔 박사는 유방암 환자들에게 흔히 나타나는 감정 억압과 사회적 고립이 이런 모임 참여를 통해 해소된다는 점을 확인했습니다. 특히 그는, 모임에 참석한 환자들이 서로에게 담당의사와 더

 암선고를 받았을 때 취해야 할 50가지 필수수칙

당당하게 대화하라고 격려했다는 사실을 중요한 발견으로 강조했습니다.

애리조나에서 카렌 와이즈(Karen Weihs) 박사는 유방암 진단을 받은 여성들을 대상으로 연구했습니다. 그녀는 지지해 주는 친구와 가족이 많은 여성들이 사회적으로 고립된 여성들에 비해 재발과 사망 위험이 60%나 낮다는 사실을 밝혀냈습니다.

마음과 몸: 마음의 힘으로 치유하라

당신은 잠재적으로 엄청난 치유 능력을 갖추고 있습니다. 이 점을 다시 강조해 드리고 싶습니다. 대부분 사람의 몸에서 치유 능력은 많이 활용되지 않고 있습니다. 사람들은 우리 몸에서 보내는 치유의 신호를 듣는 방법을 잊은 것 같습니다.

우리는 바쁜 세상에 살고 있습니다. 가족, 친구, 재정 문제 등 모두 중요하지만, 그래도 우리 몸의 소리를 듣는 시간을 가져보세요. 당신의 깨어난 감각을 온전히 느낄 수 있고, 마음과 몸의 연결을 활성화하여 면역 체계를 지원하고 치유를 촉진할 수 있을 것입니다. 우리의 생각과 감정은 건강에 직접적인 영향을 미칩니다. 연구에 따르면 마음의 힘이 근육의 힘으로 이어질 수 있다는 것이 입증되었습니다.

영국 런던 대학 심리학과의 의학 연구진은 병원 청소 직원들에게 그들의 업무에 담긴 신체 활동이 건강에 어떤 이점을 주는지 설명했습니다. 설명을 들은 직원들은 체지방이 줄고 혈압이 낮아졌으며 근육량이 늘어났습니다. 그들의 업무량은 전혀 달라지지 않았습니다. 유일한 차이는 자신들의 일이 건강에 미치는 효과를 알게 되었다는 점이었습니다. 연구진은 이 변화가 정신적 인식 덕분이라는 결론을 내렸습니다.

안타깝게도 많은 의료전문가는 이를 '플라시보 효과'라며 대수롭지 않게 치부합니다. 플라시보 효과란, 설탕 알약이나 효과가 없는 치료를 받았음에도 불구하고 실제 약물처럼 긍정적인 결과가 지속적으로 나타나는 현상을 말합니다.

이에 반대되는 것이 '노시보 효과'입니다. 이는 실제 치료를 받고도 불안이나 불신 같은 부정적인 믿음 때문에 실제로 바람직하지 않은 결과가 나타나는 경우를 가리킵니다. 플라시보 효과와 노시보 효과는 어느 쪽도 생화학적으로 발생하는 것이 아닙니다. 그것들은 오로지 환자의 낙관적이거나 비관적인 믿음과 기대에서 비롯됩니다.

플라시보 효과와 노시보 효과는 모두 실제로 일어나는 효과입니다. 암환자의 경우, 환자가 자신이 받는 치료를 믿을 때 그 믿음 자체가 건강을 증진시킵니다. 물론 그 반대도 마찬가지입니다.

당신의 마음은 치유를 향한 여정에서 강력하게 활용될 수 있습니다. 상상력을 통해 치유의 생각과 이미지, 그림을 그려낼 때, 몸의 방어 체계가 반응합니다. 면역 기능을 억제하는 코르티솔 수치는 낮아지고, 면역 활동이 높아졌음을 보여주는 엔도르핀 수치는 상승합니다.

나의 경우, 나는 의학적 치료보다 마음과 몸의 훈련이 더 중요하다고 믿게 되었습니다. 나는 "나는 암이 없다. 나는 건강하다"라는 말을 되뇌었습니다. 동시에 나는 두 팔을 머리 위로 힘차게 뻗어 맑은 푸른 하늘을 향하고, 얼굴에는 환한 미소를 띠며 활기차고 생명력 넘치는 내 모습을 떠올렸습니다.

나는 당신이 나와 비슷한 방법을 사용해 보길 권해드립니다. 녹음해서 듣는 것도 하나의 방법이 되겠습니다. 중요한 점은 시각화 및 확신을 통해 마음과 몸의 연결을 활성화할 수 있다는 사실입니다.

이런 방법들이 마음과 몸의 상태를 향상시키지만, 그래도 우선 자신의 몸이 하는 말에 귀 기울여보고 이를 존중하는 것부터 시작하는 것이 좋습니다. 예를 들어, 피로감은 암환자들에게 가장 흔한 증상입니다. 통합 암치료 프로그램의 관점에서 피로는 몸이 휴식을 취하고 자기 관리가 필요하다는 신호입니다. 몸이 하는 말에 귀를 기울여 보세요. 몸의 반응에 따라 자신의 활동량을 조절하세요.

마음을 차분히 하고 몸과 깊이 연결될수록, 당신은 몸이 전하는 메시지를 들을 수 있습니다. 나는 당신이 마음을 일깨워 몸의 치유 능력에 귀 기울이고 치유 능력 돌보기를 부탁드립니다. 마음은 강력한 건강의 원천입니다.

운동: 암을 이기기 위한 필수조건

"너무 피곤해"

"재미없어"

"시간이 없어"

"날씨가 안 좋아"

"운동복을 입으면 다리가 못생겨 보여"

다 들어본 말들이지요. 나도 해본 적 있습니다. 운동을 피하려는 사람들이 흔히 내세우는 변명입니다. 그러나 아무리 훌륭한 통합 암치료라 해도 규칙적인 운동 없이는 최대 효과를 기대할 수 없습니다. 운동은 선택이 아니라 반드시 해야 할 필수조건입니다.

2005년《미국의학협회지》에서 암진단을 받은 사람들을 대상으로 신체 활동과 생존에 관한 연구를 발표했습니다. 이 연구에 따르면, 1주에 1시간만 운동해도 암 재발 위험을 약 20%나 낮출 수 있습니다. 운동시간을 1주에 3~5시간으로 늘리면 재발 위험이 50% 감소했습니다.

암치료에 운동이 도움이 된다는 것은 이제 의료 연구에서 자주 나타나고 있습니다. 25년 전 우리가 일을 시작했을 때, 암회복재단은 운동과 회복 사이의 연관성을 처음으로 기록한 기관이었습니다. 당시에는 어떤 운동이 필요한지, 얼마나 해야 하는지 명확히 알지 못했습니다. 그러나 오늘날 그 답은 분명합니다. 당신은 매일 운동을 생활의 일부로 만들어야 합니다.

항암치료는 피로, 근육 약화, 유연성 상실 등 신체에 상당한 변화를 초래합니다. 이로 인해 일상 활동이 어려워질 수 있습니다. 몸의 움직임은 이러한 변화를 상쇄시키며 회복과 치유의 핵심 요소가 됩니다. 수술 후 간단한 운동은 에너지를 향상시키고, 유연성을 증가시키며, 기분을 개선시킵니다.

예를 들어, 가볍고 빠르게 걷거나 집안 청소, 정원 가꾸기 같은 가벼운 운동은 삶의 질을 높이고, 수면과 식욕을 개선합니다. 중간

강도의 운동은 심장병, 고혈압, 당뇨병, 골다공증은 물론 불안과 우울증의 위험까지 줄여줍니다.

우리와 제휴한 미국 암 유방암 자선단체는 최소 주 3~5회, 한 번에 20~40분씩 유산소 운동을 하는 것을 기준으로 삼고 있습니다. 2006년 한 연구는 이 정도 수준의 운동이 항암치료 중인 암환자들에게도 안전하다고 밝혔습니다.

그러나 암환자들과의 인터뷰에서 우리는 암환자의 30%만이 이 기준을 충족한다는 사실을 알게 되었습니다. 나는 당신이 그 소수의 집단에 속하길 바랍니다. 더 나아가 주당 5시간이라는 기준의 상단까지 도달하시기 바랍니다.

매일 걷는 시간을 꼭 만드십시오. 혹은 이완과 운동을 함께하는 부드러운 요가를 선택하셔도 좋습니다. 가능하면 야외에서 운동하시기를 권합니다. 신선한 공기와 햇빛은 그 자체로 건강을 돕는 자원입니다.

규칙적인 중강도 운동은 림프액의 흐름을 촉진합니다. 그 결과 면역 체계가 각종 독소, 세균, 비정상 세포에 더 효과적으로 대응할 수 있습니다. 혈액 순환은 심장이 펌프 역할을 하지만, 림프계에는 펌프가 없습니다. 대신 일상 활동과 운동에서의 근수축이 림프액을 이동시킵니다.

또한 중강도 운동은 암환자의 림프부종을 줄이는 데 도움이 됩니다. 림프부종은 수술 후, 특히 림프절 제거 뒤 자주 겪는 통증성 체액 저류입니다. 연구에서는 상체 근력운동이 림프부종 위험을 높이지 않고 오히려 도움이 된다는 결과가 나왔습니다. 따라서 암

환자는 중강도의 상체 저항성 운동을 충분히 고려하고 실천할 수 있습니다.

아울러 림프 순환을 원활하게 유지하려면, 하루에 물을 적어도 여덟 컵 마셔 충분히 수분을 보충해 주는 것이 좋습니다. 수분은 림프액의 양과 흐름을 돕습니다.

나는 지금까지 이 책에서 부드럽게 말해왔지만, 여기서는 분명히 강조하고 싶습니다. 운동을 진지하게 받아들이십시오. 운동을 하지 않으면 치러야 할 대가가 너무 큽니다. 천천히 시작해도 좋습니다. 자신에게 맞는 방식을 찾고, 매일 몸을 움직이십시오. 운동은 의무를 넘어 곧 즐거움이 될 것입니다. 그리고 그 순간, 당신은 진정으로 건강과 치유의 길 위에 서 있음을 알게 될 것입니다.

영양: 치유는 식탁에서 시작된다

암진단을 받았다는 것은 이제 당신의 식탁에 변화가 필요한 때임을 의미합니다. 출발점은 '진짜 음식'을 먹는 일, 즉 질 좋은 자연식을 먹는 것입니다.

만약 당신이 구매하려는 음식이 상자·병·캔·포장에 담겨 나왔다면 일단 의심하십시오. '식탁의 영양을 바꾼다'라는 것은 쇼핑할 때 스스로에게 아래와 같은 질문을 하는 것입니다.

얼마나 신선한가?

어디서 재배됐는가?

국내산인가? 유기농인가?

　　　　　암선고를 받았을 때 취해야 할 50가지 필수수칙

이 라벨은 무엇을 말해 주는가?

유전자 변형 성분이 들어 있나?

설탕, 특히 고과당 옥수수 시럽은 들어 있나?

암환자를 위한 영양 원칙은 단순하고 실행이 쉽습니다. 가장 좋은 식품은 대체로 신선하고 유기농으로 재배된 과일과 채소, 통곡물, 콩류입니다. 여기에 콩·견과류·씨앗을 더하고, 생선, 일부 두유와 두부 등 콩 대체식, 달걀흰자를 자연 그대로 고르십시오. 가능하면 원산지는 국내산이 바람직합니다.

당신이 찾아야 할 것은 자연이 내주는 온전한 음식입니다. 이는 가공식품과 정제식품, 각종 화학물질과 첨가물이 들어간 음식을 피하라는 뜻입니다. 또한 장을 볼 때에는 시장이나 마트의 신선식품 코너에서 시간을 가장 많이 쓰라는 뜻이기도 합니다.

정제되지 않은 식품으로 이어온 문화권에서는 암이 훨씬 드뭅니다. 반면 현대 기술은 높은 수율과 긴 보관, 최대 이윤을 위해 식품을 대량으로 생산할 수 있게 했지만, 그 과정에서 영양분은 손상되었습니다. 공장식 농축산은 우리 식품의 영양가를 떨어뜨렸습니다. 그 결과 오늘날 많은 사람들이 필수 영양소가 결핍된 상태로 살고 있습니다.

다이어트를 하라는 것이 아닙니다. 당신의 생활 방식을 변화시키고 개선하길 요청하는 겁니다. 다이어트라고 생각하면 금방 그만둘 가능성이 큽니다. 보통 다이어트는 꾸준히 하기 어렵습니다. 다이어트는 제약과 결핍을 떠올리게 합니다. 특히 암선고를 받은 상황에서 누구도 결핍되고 제한받는 것을 원치 않습니다.

나는 당신이 고영양 중심의 식생활을 삶의 훌륭한 방식으로 받아들이길 권합니다. 이는 암과 싸우는 데 도움이 됩니다.

마이클 폴란(Michael Pollan)은 저서 『푸드룰』(서민아 옮김, 21세기북스, 2010, 원제 *Food Rules: An Eater's Manual*)에서 영양에 관한 논의를 일곱 단어로 간명하게 정리합니다. "Eat food. Not too much. Mostly plants." 즉 "음식을 먹어라. 너무 많이 먹지 마라. 주로 채소를 먹어라." 이 문장이 당신의 영양 프로그램의 중심이 되어야 합니다.

"음식을 먹어라": 마트나 패스트푸드 식당에서 흔히 접할 수 있는 고도로 가공된 영양가 없는 포장음식이 아닌, 신선하고 질 좋은 진짜 음식을 먹으라는 뜻입니다. 폴란은 "자동차 창문으로 건네받은 것은 음식이 아니다"라고 조언합니다.

"너무 많이 먹지 마라": 이는 섭취하는 음식의 양 조절을 의미합니다. 암으로 심한 소모가 진행되어 체중을 유지하기 어려운 단계가 아니라면, 스코틀랜드식 지침인 "조용히 조금 먹는 것이 유일한 식단이다"가 좋은 길잡이가 됩니다. 또한 채식 중심 식생활의 장점은 더 넉넉히 먹을 수 있다는 점입니다. 신선한 채소와 과일을 하루에 많게는 열 회분까지 충분히 섭취할 수 있습니다.

"주로 채식을 하라": 채식만 하라는 뜻이 아니라, 대체로 채식 위주의 식사를 하라는 의미입니다. 유기농으로 재배된 가공되지 않은, 건강과 치유를 돕는 수천 가지의 천연 영양소가 풍부한 자연 식품을 선택하십시오.

암회복 영양프로그램에는 '하지 말아야 할 것'이 많지 않지만,

한 가지는 반드시 지켜야 합니다. 설탕과 설탕이 들어간 가공식품을 끊으세요. 소르비톨, 자일리톨, 만니톨 같은 인공 감미료와 화학 감미료도 모두 피하세요. 음식이나 음료를 달게 해야 한다면 천연 허브인 스테비아를 사용하세요. 스테비아는 액상, 분말, 정제 형태로 널리 판매되므로 가까운 마트에서 쉽게 구할 수 있습니다.

마지막으로, 건강을 북돋우는 슈퍼푸드를 넉넉히 더하세요. 슈퍼푸드는 항암 작용이 탁월한 식물들로 이루어집니다. 예를 들면 여러 종류의 양배추, 브로콜리, 마늘, 여러 가지 버섯, 콩, 녹차, 강황, 라즈베리, 블루베리, 딸기, 특정 견과류, 여러 가지 허브와 향신료, 그리고 소량의 다크초콜릿이 있습니다.

건강한 음식은 건강과 치유의 주된 원천이라는 점을 기억해두세요. 무엇을 먹느냐가 암에서 회복하는 데 중심이 됩니다. 음식은 하루에 세 번, 매 끼니마다 암의 성장을 늦추거나 빠르게 할 만큼 큰 영향을 줍니다. 이 영양 지침을 매우 진지하게 받아들이세요. 회복을 바란다면 건강하지 못한 식사는 위험이 너무 큽니다.

'어떻게 건강을 회복할 수 있을까?', 답은 바로 우리 앞에 있습니다. 많은 암환자들이 새로운 전통치료나 보완요법을 서둘러 찾는 과정에서, 건강과 치유를 이루게 하는 진정한 근원을 놓칩니다.

여기에서 살펴본 영양원칙과 식습관들은 자기 돌봄의 본질적 부분입니다. 이 요소들은 건강을 만들어가도록 돕고 치유를 촉진합니다. 이런 탄탄한 기초가 없으면 아무리 특별해 보이는 암치료법도 지탱하지 못합니다. 건강은 의료 그 자체를 넘어섭니다. 우리는 단순히 병을 치료하는 데서 멈추지 말고, 건강한 삶을 스스로 만들어가야 합니다.

3

과도한 치료에 주의하십시오

암환자의 가족들은 종종 그들이 사랑하는 사람이 암으로 인해 약해지고 힘들어하는 것을 보고 나서 재단이나 기관에 도움을 요청합니다.

가족들은 환자가 힘들어서 더 이상의 치료를 견딜 수 없어할까 봐 걱정합니다. 나는 "남편이 방사선 치료로 너무 지쳐서 화장실까지 기어갔어요."라는 얘기나 "우리는 화학요법을 시도하면서 오는 공포를 견딜 수 없어요."라는 얘기 등 가슴 아픈 이야기들을 매주 듣습니다.

슬픈 사실은 암환자들이 '과도한 치료'를 헤쳐나가는데 많은 시간과 노력을 들인다는 것입니다.

나는 1990년대 초 과잉 치료의 실상을 목격했습니다. 캘리포니아에 사는 젊은 엄마 넬린 폭스가 조언을 구하며 우리에게 왔습니다. 그녀는 진행성 침윤성 유관암 진단을 받았고, 골수 이식에 필요한 25만 달러를 모으는 일을 도와달라고 했습니다. 그녀의 보험사 헬스넷은 골수 이식을 입증되지 않은 실험적 치료로 보고 보장을 거부하고 있었습니다.

보험사인 헬스넷의 보장을 이끌어내려 애쓰는 한편, 넬린 폭스는 시술비를 스스로 모금했습니다. 그러나 8개월 뒤 그녀는 세상을 떠났습니다. 그녀의 오빠 마크 히플러는 변호사였고, 동생의 보험사를 상대로 소송을 제기해 승소했습니다. 배심은 폭스 가족에게 8,900만 달러를 배상하라고 판결했습니다. 이 판결은 분수령으로 여겨졌고, 그 뒤로 다수의 보험사가 진행성 유방암에 대해 고용량 화학요법과 골수 이식을 위한 보험금을 지급하기 시작했습니다.

이 시기에는 고용량 화학요법 후 골수 이식 시술을 암의 해답으로 자리매김하려는 절박한 움직임이 잇달았습니다. 대형 제약사들의 재정 지원을 등에 업은 이식 전문의들은 의회에서 증언했고 언론에도 잇달아 모습을 드러냈습니다. 당시 수전 지 코먼 유방암 재단으로 알려진 단체가 연방과 주 입법 당국을 상대로 이 시술의 보험 의무화를 촉구했습니다. 전국의 병원들도 앞다투어 골수 이식 병동을 갖추고 의료진이 시술을 익히도록 장려했습니다. 암환자를 대상으로 하는 골수 이식은 병원에 좋은 사업이었습니다.

하지만 고용량 화학요법 후 골수 이식의 절차는 극도로 위험했습니다. 나는 한 의사가 그 과정을 설명한 신문 기사를 지금도 보관하고 있습니다. 그 의사는 이렇게 말했습니다.

"우리는 이식에 앞서 강도 높은 화학요법과 방사선 치료로 환자를 죽음의 문턱까지 밀어 붙입니다. 우리의 치료는 네 가지 약제를 쓰는 화학요법이며, 최근 보고된 연구에서 사용된 화학요법보다 강도가 35~40% 더 높습니다. 이 화학요법은 외래가 아니라 고도로 전문화된 이식 병동에서 시행합니다. 치료 자체가 21%의 사망률을 동반하지만 그 대가로 더 많은 여성이 살아남아 암이 없는 상태에 이를 수도 있습니다."

이는 어떤 기준으로 보아도 가혹합니다.

이후 새로운 약물이 도입되면서, 여성의 엉덩이뼈에서 직접 골수를 채취하지 않고도 혈액에서 골수세포를 얻을 수 있게 되었습니다. 머지않아 고용량 화학요법과 골수 이식을 외래로도 시행할 수 있게 되었고, 이 치료법을 새로운 표준으로 삼기 위한 모든 조건이 갖추어졌습니다. 그 효과는 마치 의심할 여지 없는 진리처럼 받아들여지기 시작했습니다.

우리 재단은 캘리포니아 어바인에 위치한 주립대학교 의료센터 인근에 있었습니다. 그 병원의 종양 의사들은 재단의 강연 요청에 기꺼이 응해 주었으며, 골수 이식을 담당하는 의사들은 당시 최고의 권위자로 여겨졌습니다. 그들의 강연장은 늘 만석이 되었고, 발표 주제는 전이성 유방암을 넘어 조기 유방암에도 이식이 효과가 있을 수 있다는 주장으로 확장되었습니다. 이는 더 넓은 시장을 만들기 위한 시도였습니다. 얼마 지나지 않아, 명확한 근거가 없음에도 불구하고 이식이 난소암 치료에도 적용되었다는 첫 사례 보고를 받게 되었습니다. 고용량 화학요법 후 골수 이식은 점차 모든 암에 적용되는 새로운 치료 모델로 자리 잡아가고 있었습니다.

나는 당시 해당 병원 암센터의 지역 자문위원회 위원으로 참여하고 있었습니다. 회의 시간 전에 참여자들 사이에서 진행성 전립선암에도 골수 이식을 적용할 수 있다는 활발한 논의가 오갔습니다. 결국 암센터의 소장이었던 프랭크 박사께서 조용히 이렇게 말씀하셨습니다. "진행된 전립선암은 고용량 화학요법을 하더라도 거의 반응하지 않습니다."

1999년 미국임상종양학회 회의에서 연구자들은 네 가지 연구 결과를 발표했습니다. 그 연구에서는 고용량 화학요법과 골수 이식 치료를 받은 여성들이 저용량 화학요법만 받은 여성들과 비교했을 때 더 나은 결과를 얻지 못했다는 사실이 밝혀졌습니다. 그 시점을 기점으로 이 치료법은 신뢰를 잃었고, 오늘날에는 대부분 폐기된 상태입니다.

더 많다고 해서 더 좋은 것은 아니다

더 많은 치료를 받아야 한다는 믿음은 쉽게 사라지지 않습니다. 그리고 이러한 시각에 집착하기 때문에, 오늘날 병원과 의사들은 많은 불필요한 치료를 제공하고 있습니다.

암치료의 세계에서는 수술이 가장 효과적인 치료법이라는 데에 대체로 의견이 모아져 있습니다. 수술은 다른 치료 방식들을 모두 합친 것보다 암의 진행을 멈추는 데 더 큰 기여를 합니다. 그러나 수술 이후의 치료, 즉 어떤 약물이나 시술이 실제로 가장 효과적인지는 명확하지 않습니다.

우리 사회는 치료를 갈망합니다. 대부분의 선진국 사람들은 현대 의학이 병을 고친다는 믿음을 강하게 갖고 있습니다. 치료라

 암선고를 받았을 때 취해야 할 50가지 필수수칙

는 개념은 이제 하나의 신념처럼 전 세계적으로 퍼져 있습니다. 그리고 많은 암환자들은 종양 전문의를 일종의 구원자처럼 바라봅니다.

우리는 과학의 전진을 거의 의심하지 않습니다. 오히려 우리는 과학이 끊임없이 발전하리라 기대하고, 그것을 당연한 것으로 여깁니다. 환자와 의료진 모두 현대 의학이 병을 고치며, 안전하다는 믿음을 간절히 필요로 하고 있습니다.

이러한 경향은 내가 20년 전 처음 다뤘던 '망치 증후군(hammer syndrome)'에 의해 더욱 심화됩니다. 이 증후군은 이런 식입니다. 외과의사는 모든 문제의 해답이 수술이라고 생각합니다. 방사선 종양 의사는 모든 해답이 방사선 치료로 이어지고, 의학 종양 의사는 모든 해답을 약물에서 찾습니다.

결국 특정한 전문 분야의 교육을 받았다면, 그 안에서만 해답을 보게 되는 것입니다. 마치 자신이 망치라면 세상 모든 것이 못으로 보이고, 그 못을 찾아다니며 두드리려는 것과 같습니다.

그러나 과잉 치료에 대한 경고는 여기서 끝나지 않습니다. 많은 종양 전문의들은 자신에게 주어진 의료 데이터를 독립적으로 해석하는 데 필요한 전문적인 훈련을 충분히 받지 못한 경우가 많습니다. 그 결과, 아무리 선의에서 비롯된 행동일지라도, 실제 치료 결과에 기반해 어떤 선택이 최선인지 모른 채 이타적이고 인도적인 동기만으로 치료를 진행하게 되는 경우가 생깁니다.

의학 종양 전문의들은 "이 약이 당신에게 도움이 될지 알 수 없으니, 마지막으로 한 번만 더 해봅시다." 같은 말을 하는 것으로 유명합니다. '이 치료법을 마지막으로 한 번 더 해 보는 것'이 치명적인 경우가 많다는 것을 지적하는 증거가 많습니다. 그리고 매년 수천 명의 암환자가 암 자체로 인해서가 아니라 암치료로 인해서 사망한다는 것이 널리 믿어지고 있는 바입니다. 이를 '치료 연관 사망' 또는 '치명적 이상반응'라고 부릅니다. 이는 미국 병원의 의사들 휴게실에서 조용히 얘기되는 주제입니다.

2010년부터 2011년 사이에 발표된 일련의 기사에서, 미국의 권위 있는 학술지 《미국의학협회지》은 의학계에 '치명적 이상반응'의 심각성을 다시 한번 환기시켰습니다. 당시 편집진은 신약 아바스틴에 대해 집중 조명하였습니다.

아바스틴은 원래 대장암, 비소세포 폐암, 신장암 환자들의 생존 기간을 아주 조금 연장해줄 수 있는 약으로 여겨졌습니다. 그러나 이후 이 약은 수익성이 큰 유방암 시장으로 진입하려는 시도와 함께, 다양한 임상시험과 마케팅이 동시에 이루어지고 있었습니다.

하지만 2011년 11월, 미국에서 의약품 승인 권한을 가진 기관인 미국 식품의약국은 아바스틴의 유방암 치료 적응증 승인을 철회하였습니다. 이 약물은 심각한 고혈압, 내부 출혈, 출혈성 쇼크, 심장마비, 심부전, 사망 등과 연관되어 있었습니다. 수십 개의 유방암 관련 단체와 "아바스틴이 내 생명을 구했다"고 주장하는 환자들의 강한 항의에도 불구하고, 미국 식품의약국은 이 약이 아무리 잘 작용하더라도 생명을 조금 연장하는 수준에 그칠 뿐, 동시에 받아들일 수 없을 만큼 높은 치명적 부작용을 유발한다는 이유로 승인을 철회하였습니다.

주목할 점은, 미국에서는 많은 건강보험사들이 아바스틴의 비용 대비 효과가 낮다는 이유로 전액 혹은 일부 보험금 지급을 거절했다는 사실입니다.

영국과 캐나다처럼 국가 주도 건강보험 체계를 가진 나라들에서도 같은 이유로 아바스틴 사용을 제한하였습니다.

아바스틴의 제조사인 제네텍은 환자 한 명당 연간 최대 10만 달러에 달하는 비용을 청구하면서도, 그 비용이 정당하며 아바스틴은 효과적인 약물이라고 주장하였습니다.

1990년대 중반, 나는 아내와 함께 가족처럼 가까운 친구인 데니스의 암투병 여정을 함께했습니다. 종양 전문의는 데니스의 진단을 설명하고 권장 치료 방안을 검토한 뒤, 나를 조용히 옆으로 불러 이렇게 말했습니다.

"당신 친구는 쉽지 않은 시간을 보내게 될 겁니다. 저희가 드릴 수 있는 시간은 1년 정도, 어쩌면 조금 더 될 수도 있습니다."

데니스와 그녀의 가족은 의학에 대해 절대적인 신뢰를 가지고 있었고, 선택 가능한 모든 '최신' 치료법에 대해 알고 싶어 했습니다. 그 답으로 제시된 것은 임상시험 초기 단계에 있는 몇 가지 신약들이었습니다.

나는 친구들에게 그러한 초기 임상시험의 위험성과, 화학요법이 가진 한계에 대해서 설명하려 했습니다. 하지만 데니스의 대답은 항상 같았습니다.

"그래도 해보자."

투병의 마지막 즈음, 그 친절한 의사는 이렇게 말했습니다.

"이 새로운 약을 한번 시도해 봐야 합니다. 사실 거의 감에 의존한 시도지만, 해보지 않으면 절대 알 수 없습니다."

결국 데니스는 병원을 살아서 나가지 못했습니다. 그녀의 어머니는 데니스의 의무 기록과 함께 부검 보고서를 내게 보여주었습니다. 그 안에는 이렇게 적혀 있었습니다.

"질병 진행에 의한 사망 아님."

이는 의학계에서 과잉 치료를 뜻하는 표현입니다. 데니스 역시 또 한 명의 피해자였습니다.

미국에서는 의료 과실에 대한 두려움을 흔히 '방어 진료'라는 이름으로 포장합니다. 이는 환자의 건강을 개선하기 위한 목적이 아니라, 향후 소송 가능성에 대비하기 위해 진단과 치료를 수행하는 관행을 뜻합니다.

암치료에서도 이와 같은 두려움은 매우 흔하며, 실제로는 초기 단계에 불과한 암에 대해서도 방사선, 화학요법, 정밀 영상 촬영, 유전자 검사, 고위험 수술 등이 무분별하게 권고되는 배경이 됩니다.

과잉 치료는 지역마다 다른 의료 관행의 영향으로 발생하는 경우도 적지 않습니다. 동일한 종류, 동일한 병기의 암이라 하더라도, 어느 지역에서는 이렇게, 또 다른 지역에서는 전혀 다른 방식으로 치료되기도 합니다. 심지어 치료 결과에 대한 훌륭한 임상적 근거가 존재하더라도, 치료 선택은 지역별로 극단적으로 달라지는 일이 실제로 벌어지고 있습니다.

암선고를 받았을 때 취해야 할 50가지 필수수칙

이러한 지역 차이는 특히 초기 유방암 치료에서 뚜렷하게 드러납니다. 연구에 따르면, 유방 절제술과 부분절제술은 장기 생존율면에서 거의 차이가 없습니다. 그럼에도 불구하고 의사들 사이에서는 이 두 가지 치료법에 대한 선호와 관점이 크게 엇갈립니다.

존 웬버그(John E. Wennberg) 박사는 《다트머스 건강관리 아틀라스》 보고서를 통해 이렇게 지적했습니다. 미국 내 어떤 지역에서는 메디케어(미국의 65세 이상 고령자 및 특정 장애인을 대상으로 한 연방 공적 의료 보험 제도-역주)에 가입된 여성 중 부분절제술을 받은 사람이 거의 없었고, 다른 지역에서는 그 수가 절반에 가까웠다고 말입니다.

이렇게까지 큰 차이가 나는 이유는 무엇일까요? 분명히 과학의 문제가 아닙니다. 연구 결과는 유방 절제술과 부분절제술 모두 비슷한 치료 성과를 보여주고 있기 때문입니다. 과학적 근거만을 따랐다면 전체 절제술과 부분절제술의 비율은 대략 5대 5쯤 되었을 것입니다. 그러나 많은 치료 결정이 단지 "우리 지역에서는 원래 이렇게 치료합니다."라는 태도에 기반해 내려지고 있습니다. 암환자로서, 진료 권고가 의학적 최선인지 아니면 지역 관습에 따른 것인지를 구분하는 눈을 갖는 것이 매우 중요합니다.

이렇게 지역마다 치료법이 크게 달라지는 또 하나의 이유는, 대부분의 환자들이 치료 결정권을 기꺼이 의사에게 맡기기 때문입니다. 많은 경우, "의사가 가장 잘 알 것이다"라는 전제 아래 결정 권한이 위임됩니다. 여기에는 의사가 환자의 가치를 잘 이해하고, 그에 따라 가장 적절한 치료를 추천해줄 것이라는 믿음이 깔려 있습니다.

하지만 실제로는, 치료 결과에 근거한 의학적 판단이 아닌, 지역별 관습이 진료 권고를 좌우하는 경우가 많습니다. 연구 결과에 따르면, 환자가 충분한 정보를 제공받고 선택지를 명확히 이해할수록, 의사의 권고와 다른 치료 결정을 내리는 경우가 자주 나타납니다.

이 모든 이유들을 넘어, 내가 진심으로 믿게 된 사실이 하나 있습니다. 미국의 의사와 병원들이 과잉 검사를 하고 과잉 치료를 하는 가장 근본적인 이유는, 그들이 얼마나 잘 치료했느냐가 아니라, 얼마나 많이 치료했느냐에 따라 돈을 받기 때문입니다. 미국을 비롯한 서구 의료 시스템은 대부분 건당 지급 방식으로 운영됩니다. 마치 옛날 조립공장에서 부품을 많이 만들수록 돈을 더 받았던 것처럼, 이 하나의 구조만으로도 유방암과 전립선암을 포함한 수많은 질환에서 과잉 치료가 폭발적으로 증가했습니다.

이 다음 이야기는 다소 거칠게 들릴 수 있습니다. 암치료의 실상을 제대로 이해하고자 한다면, 돈이 흘러가는 방향을 살펴보셔야 합니다. 병원, 의사, 의료장비 제조업체, 제약회사, 그리고 암진단과 치료를 통해 수익을 얻는 모든 기관들은 공통된 이해관계를 지니고 있습니다. 이들은 '치료는 많을수록 좋다'는 관점에 깊이 얽매여 있습니다. 제약회사는 항암제 처방이 줄어드는 것을 원하지 않습니다. 방사선 장비 제조업체는 방사선 사용이 줄어드는 것을 반기지 않습니다. 수술용 장갑을 만드는 회사들 또한 수술 건수가 줄어드는 상황을 바라지 않습니다. 이런 흐름은 지금도 계속되고 있습니다.

유방암과 전립선암의 과잉 치료

유방암 또는 전립선암 진단을 받은 경우라면, 특히 과잉 치료에 유의하셔야 합니다. 이 두 가지는 오늘날 가장 과잉 진단되고, 과잉 치료가 이뤄지는 대표적인 암입니다.

초기 유방 이상 소견, 즉 유방 상피내암이 실제로 암인지에 대한 격렬한 논쟁이 있었습니다. 유방 상피내암은 미세한 석회화로 나타났다가 사라지기도 하며, 최신 디지털 유방촬영술 덕분에 이제는 아주 초기 단계부터 이를 추적할 수 있습니다. 대부분은 시간이 지나면 자연스럽게 사라지며, 일부만 그대로 남아 있습니다.

이들 대부분은 양성이며, 극히 일부만 악성으로 밝혀집니다. 문제는 현재 기술로는 이를 단순 영상으로 감별할 수 없고, 바늘을 이용한 조직 생검 없이는 암 여부를 판단할 방법이 없다는 데 있습니다. 지금의 일반적인 의료 관행은 모든 유방 상피내암을 잠재적 악성으로 간주하고 치료하는 방식입니다. 이로 인해 과잉 치료가 이뤄지고, 그에 따른 다양한 합병증도 함께 뒤따르게 됩니다.

전립선암에서도 유사한 일이 벌어지고 있습니다.

전립선 특이 항원 검사는 전립선에서 분비되는 단백질의 수치를 측정합니다. 이 수치가 높을 경우, 전립선암 또는 다른 전립선 질환과 연관되어 있을 가능성이 있습니다. 하지만 전립선 특이 항원 검사는 정확도가 떨어지기 때문에, 미국 예방서비스 특별위원회에서는 이렇게 밝혔습니다.

"전립선 특이 항원 기반의 선별 검사는 전립선암으로 인한 사망률을 줄이는 데 거의 효과가 없으며, 이후 이어지는 추가 검사와 치료가 환자에게 불필요한 해를 끼칠 수 있습니다."

그런데도 현재의 의료 관행에서는 전립선 특이 항원으로 수치가 4ng/mL 이상이면 악성 가능성을 의심하는 기준으로 삼고 있습니다. 하지만 실제로는, 전립선암인지 아닌지를 판단하려면 결국 바늘을 이용한 조직 검사 또는 생검이 필요합니다. 이 같은 진단 접근은 불필요한 치료로 이어질 수 있으며, 그로 인한 부작용을 피하기 어렵습니다.

초기 유방암이나 초기 전립선암이 의심될 경우, 내가 가장 자주 권하는 방식은 '적극적인 관찰'입니다. 유방암의 경우, 6개월 동안 유방 검진을 세 차례 받고, 그에 따라 유방촬영술을 실시해 결과를 비교하는 방식입니다. 전립선암의 경우도 동일하게, 6개월 동안 세 번의 전립선 특이 항원 검사를 진행한 뒤 그 결과를 비교해보는 방식이죠. 다른 증상이 없다면, 치료 여부를 판단하기 위해 6개월을 기다리는 것은 결코 긴 시간이 아닙니다. 6개월은 초기 의심 소견이 자연스럽게 사라지는지를 관찰하기에 충분한 기간입니다.

암치료 여정에 발을 디딜 때, 꼭 명심해야 할 것이 있습니다. 과잉 진단과 과잉 치료는 시스템의 이면에 숨어 있는 복잡한 문제입니다. 당신이 구해야 하는 것은 '더 많은 치료'가 아니라, '더 나은 치료'입니다. 이 둘은 결코 같지 않습니다. 이 책은 당신이 가장 적절한 치료법을 찾아가는 여정을 안내할 것입니다.

화학요법: 의심하면서 접근하기

이 분야에서 거의 30년을 경험한 바에 따르면, 암치료 영역에서

     암선고를 받았을 때 취해야 할 50가지 필수수칙

화학요법만큼 과잉 치료가 만연한 곳은 없습니다. 미국 암회복재단에는 화학요법에 관한 문의가 전체 문의 중 가장 큰 비중을 차지합니다. 다른 모든 주제를 합한 것보다 화학요법 하나에 대한 질문이 더 많을 정도입니다.

먼저, 이 책을 읽고 있는 모든 분들께 분명히 말씀드리고 싶습니다. 나는 화학요법을 선호하지 않습니다. 이 치료법에 대해 매우 신중한 입장을 가지고 있으며, 때로는 회의적이기까지 합니다.

일부 사람들은 이러한 나의 입장을 '맹목적인 편견'이라고 말하기도 합니다. 그렇기 때문에 나의 신념을 먼저 밝히고, 여러분이 암 치료법을 선택할 때 스스로의 연구와 신념을 토대로 균형 잡힌 결정을 내리시길 바랍니다.

암환자분들이 명확히 알아 두어야 할 점은 화학요법은 가장 경험이 많은 종양학자들에 의해 시행되더라도 매우 위험하다는 것입니다. 화학요법은 말 그대로 화학물질이며, 세포 독소, 즉 독약입니다. 화학요법은 암세포를 독살하여 그 성장을 멈추고 증식을 억제하는 것을 목표로 합니다. 일부 암의 경우에는 이 방식이 효과를 보이기도 합니다.

그러나 이 과정에서 환자의 면역 체계 역시 함께 손상됩니다. 특히 고용량 화학요법을 받을 경우, 면역 기능은 회복이 어려울 정도로 심각하게 약화되기도 합니다. 게다가 치료 초기에 반응을 보였던 종양이라 하더라도, 시간이 지나면 해당 독성 약물에 대한 내성이 생기기 쉽습니다. 이후 다시 화학요법을 시행하더라도, 그 효과는 처음보다 훨씬 떨어지는 경우가 대부분입니다.

더 안타까운 점은, 장기적으로 화학요법을 받을수록 몸 전체가 점점 약해진다는 사실입니다. 그렇게 되면, 나중에 더 부작용이 적은 치료법을 선택하더라도 면역 기능을 회복하거나 생명을 연장하고, 삶의 질을 향상시키는 데 실질적인 효과를 기대하기 어려워집니다.

저는 이 책의 초판에서부터 화학요법에 대한 우려를 공개적으로 제기해 왔습니다. 그 이후로도 이 치료법의 과잉 사용 문제에 대해 꾸준히 경고해 왔지만, 안타깝게도 첫 경고를 내놓은 지 20년이 지난 지금까지도 상황은 거의 달라지지 않았습니다. 화학요법은 여전히 지나치게 사용되고 있으며, 그에 비해 실제 치료 효과는 매우 제한적입니다. 그리고 그 사이, 수많은 환자들이 삶의 방향을 송두리째 바꿔버릴 정도의 돌이킬 수 없는 후유증을 안고 살아가게 되었습니다.

화학요법이 의미 있는 역할을 할 수 있는 영역은 존재합니다. 과학적으로도, 호지킨병, 급성 림프구성 백혈병, 고환암의 경우에서 화학요법은 장기적인 회복을 유도하는 데 효과적인 것으로 나타났습니다. 또한 버킷림프종, 림프육종, 융모암과 같이 비교적 드물고 주로 소아에게 발생하는 암에서도 일정한 효과가 입증되었습니다. 수술이나 방사선 치료와 함께 병행할 경우, 윌름스종양, 유잉육종, 횡문근육종, 망막모세포종의 성공적인 치료에도 화학요법이 기여할 수 있습니다. 아울러, 화학요법은 난소암과 소세포폐암의 여러 사례에서 생존 기간을 몇 달간 연장하는 데 효과적인 것으로 보고되었습니다.

 암선고를 받았을 때 취해야 할 50가지 필수수칙

그러나 유념하셔야 할 점은, 화학요법이 암을 완전히 없애는 '완치'를 이루는 치료는 아니라는 사실입니다.

안타깝게도 현재는 화학요법이 많은 암에서 표준 치료로 자리 잡은 상황입니다. 이는 매우 유감스러운 상황입니다. 그 이유는, 이 치료법의 효과를 뒷받침하는 근거가 명확하지 않기 때문입니다. 유방암은 그 대표적인 사례입니다. 화학요법을 받은 여성 환자들에게서 생존율이 향상되었다는 통계적 이득은 많아야 2~4% 수준에 불과합니다. 이처럼 매우 적은 이득은, 같은 치료가 초래할 수 있는 실제적인 부작용의 가능성과 반드시 함께 비교 및 검토되어야 합니다.

화학요법 약물 중 안트라사이클린 계열에 속한 약물 중 하나가 독소루비신입니다. 이 약물은 아드리아마이신이라는 상품명으로 더 널리 알려져 있으며, 화이자에서 생산하고 있습니다. 항암주사실의 이면에서는 이 약물이 '붉은 악마', 혹은 심지어 '붉은 죽음'이라는 별명으로 불리기도 합니다. 이 약물을 투여받은 환자 가운데 10~15%에서는 장기적인 심장 기능 저하, 심지어 울혈성 심부전이 발생하는 것으로 보고됩니다. 여기에 더해 흔하게 나타나는 부작용으로는 탈모, 구강 궤양, 검은색 소변, 식은땀, 불면증, 손발톱 변형, 근육 약화, 극심한 피로감 등이 있으며, 더 나아가 백혈구·적혈구·혈소판 수치가 모두 감소하는 심각한 부작용으로 이어질 수 있습니다. 이러한 현상은 면역 체계가 최대한의 기능을 발휘해야 할 바로 그 시점에 발생하는 것이기 때문에 더욱 위태롭습니다. 요컨대 '붉은 악마'가 생존율을 조금 높일 수는 있을지 몰라도, 동시에 생명을 위협할 수 있는 다른 중대한 건강 문제의 위험도 함께 높이는 약물임을 인식하셔야 합니다.

폐경 후 유방암을 앓고 계신 분들에게는 타목시펜보다는 라록시펜이 더 통계적으로 강한 근거를 갖춘 선택지로 여겨지고 있습니다. 그러나 유의하셔야 할 점은, 이 두 약물 모두 혈전, 뇌졸중, 자궁내막암, 자궁암, 간암 등과 같은 다른 건강 문제와도 관련이 있다는 사실입니다.

이미 앞서 언급했듯이, 화학요법이 일정 부분 효과를 보이는 몇 안 되는 분야 중 하나가 대장암입니다. 그러나 림프절 전이가 동반된 경우를 제외하고는, 화학요법의 효과에 대한 결정적인 근거는 아직 없는 상태입니다. 림프절 전이가 있는 경우라 하더라도 기대할 수 있는 생존 기간의 증가는 수개월에 그치며, 삶의 질은 오히려 떨어지는 경우가 많습니다. 안타깝게도, 임상적 근거가 이처럼 불확실한데도 불구하고, 현재의 서구 치료 관행은 대장암 환자 대부분에게 화학요법을 적용하는 방향으로 흘러가고 있습니다.

제가 이 문제를 20년 넘게 신중히 연구한 결과, 저는 서구의 치료 관행에 훈련된 종양학자들이 더 많은 환자에게 화학요법을 시행하고 있다고 믿습니다. 그리고 다른 더 넓은 범위의 악성 질병에도 화학요법을 시행하고 있다고 믿습니다. 이렇게 화학요법을 계속 시행하는 이유는 화학요법이 좋은 결과를 보일 것이라는 희망을 기반으로 한 것 같습니다. 암 커뮤니티에서는 작은 성공 사례를 확대해 해석하고, 거의 모든 환자, 특히 전이성이나 재발성 암환자들을 화학요법의 후보로 고려해 왔습니다. 높은 수준의 영

                    암선고를 받았을 때 취해야 할 50가지 필수수칙

양 식단, 적당한 운동, 심신 조절, 식이요법 등을 배제한 채 이루어졌습니다.

다시 한번 강조드리지만, 화학요법이 일부 암치료 과정에서는 분명히 긍정적인 역할을 할 수도 있습니다. 특히 해당 치료에 비교적 잘 반응하는 유형의 암으로 진단받으신 경우라면, 화학요법이 의미 있는 효과를 낼 가능성도 있습니다.

그러나 화학요법을 받으라는 권유를 무턱대고 따르지는 마십시오. 직접 조사해 보시고, 그 치료에서 실제로 기대할 수 있는 것과 기대해서는 안 되는 것을 명확히 이해하시길 바랍니다. 그 후에야 비로소 당신에게 가장 좋은 결정을 내릴 수 있을 것입니다.

화학요법 중단하기: 암환자를 위한 새로운 기준

화학요법을 중단해야 할 때가 있을까요? 나는 있다고 생각합니다. 내가 생각하는 화학요법을 중단해야 할 시점은 치료와 휴식을 세 번 반복했는데도 진전이 나타나지 않을 때입니다.

한 여성이 우리를 찾아온 적이 있습니다. 그녀의 어머니는 화학요법으로 인해 삶의 질이 심각하게 저하된 상태였습니다. 마지막 진료에서 의사는 화학요법이 더 이상 효과를 보이지 않고 부작용만 초래하므로, 중단을 고려해 보자고 권했습니다. 그러나 그녀의 어머니는 "계속 싸우고 싶다"며 치료를 이어가길 원하셨습니다. 그 딸은 이렇게 물었습니다. "우리는 언제 화학요법을 멈춰야 할까요? 그리고 어머니께 어떻게 말씀드려야 할까요?"

이런 대화는 누구에게나 민감할 수밖에 없습니다. 하지만 종양 전문의가 치료가 더 이상 효과를 내지 못한다고 인정한다면, 그때는 단지 중단할 때가 아니라, 이미 중단했어야 할 시점일 수 있습니다. 보통 세 차례의 치료 후에도 호전이 없다면 멈추는 것이 하나의 좋은 기준이 될 수 있습니다.

만약 당신이나 가까운 가족이 치료 효과가 보이지 않는 상황에 놓여 있다면, 중요한 질문을 꼭 던져야 합니다. "이 치료를 계속하면 암의 진행을 막는 데 의미 있는 차이를 만들 수 있을까요?", "치료를 중단하면 메스꺼움이나 통증, 기타 불편감이 줄어들 수 있을까요?" 만약 의사가 현재의 치료가 생존 기간을 늘리는 데 큰 효과는 없지만 중단하면 삶의 질은 높아질 수 있다고 한다면, 그때는 치료를 멈춰야 할 때입니다.

안타깝게도 이 문제에는 매우 불편한 어두운 이면이 존재합니다. 수천 명의 종양 전문의들이 반응이 전혀 없어도 화학요법을 계속하는 것을 '최선의 관행'이라며 권장하고 있습니다. 앞서 언급했던 치료 연관 사망이나 치명적인 부작용과 마찬가지로, 많은 치료가 환자가 마지막 숨을 거둘 때까지 이어집니다. 의료계에서는 이를 '플로깅'이라 부르는데, 이는 더 이상 움직이지 않는 말을 계속해서 때리는 행위를 뜻합니다.

이 문제의 근본 원인에는 '건강보험 수가 기반 진료 체계(fee-for-service reimbursement system)'라는 서구 의료 시스템이 자리 잡고 있습니다. 그리고 그 가운데에서도 가장 우려스러운 점은 말기암 환자에 대한 치료입니다. 현대사회에서는 '더 많은 치료가 곧 더 나은 치료'라는 사고방식이 문화적으로 깊이 뿌리내려 있습니다. 많은 이들이 의학을 맹신한 나머지 때로는 죽음조차 선택할 수 있는 일이라고 믿고 싶어 합니다. 그래서 아무리 환자가 쇠약해져 베개에서 머리조차 들 수 없는 상황이어도, 또 한 차례의 화학요법이 진행되곤 합니다. 나 역시 그런 장면을 수도 없이 지켜보아 왔습니다.

나는 종양학계에 이 비윤리적인 관행을 더 이상 묵인하지 말 것을 강력히 요청합니다. 만약 세 차례의 치료에도 진전이 없다면, 그때가 바로 중단해야 할 시점입니다. 그 이후에는 통합 암치료, 특히 영양, 운동, 심신 치유법을 중심으로 한 접근을 적극적으로 받아들이셔야 합니다.

화학요법의 영향은 누적됩니다. 치료에 실패할수록 회복에는 더 오랜 시간이 걸리기 마련입니다. 그러나 환자의 신체 상태가 무기력해질 정도로 악화되지 않았다면, 통합 암치료 프로그램이 의미 있는 회복을 도울 수 있습니다. 사실 화학요법을 중단하는 일은 단순히 '포기'라기보다 '삶을 다시 받아들이는 자유'를 얻는 일로 보셔야 합니다. 자연에 가까운 다양한 치료 대안들을 새롭게 선택하고, 더 나은 날들을 마주하는 전환점이 될 수 있습니다. 기존의 치료로는 더 이상 완치를 기대하기 어렵다고 해서 다른 길이 없다는 뜻은 아닙니다. 지금은 절대 희망을 내려놓을 때가 아닙니다.

과학은 이렇게 말합니다. "근거를 보여주십시오." 실제 데이터를 들여다보면, 앞서 언급한 몇 가지 암을 제외하고는 화학요법의 효과를 입증할 만한 대규모 무작위 임상시험 결과는 존재하지 않습니다. 가장 솔직한 진실은, 현재 널리 사용되는 화학요법 대부분이 설득력 있는 과학적 데이터에 근거하고 있지 않다는 점입니다. 긍정적인 결과가 일부 관찰되는 암조차도, 지금의 화학요법만으로는 완치, 생명 연장, 삶의 질 향상 중 어느 하나도 확실히 이뤄내지 못하고 있습니다. 이 책 전반에 걸쳐 강조된 다각적인 통합 암 치료 방식이야말로, 진정으로 이해하고 실천해야 할 핵심입니다.

부분적 용량 치료

주의와 우려의 말씀을 드리고 있지만, 그래도 화학요법이 당신의 상황에 따라 적합한 치료 방법이 될 수 있다는 것을 말씀드립니다.

치료가 성공하려면 의사와 환자 모두가 치료에 대한 신뢰를 가지고 임하는 태도가 중요합니다. 많은 종양학자들이 종양 반응, 즉 종양축소(shrinkage)를 근거로 화학요법의 효용을 평가하는 것도 이해할 수 있습니다. 이론적으로도 타당합니다. 종양 부담*을 줄일 수 있다면, 몸이 면역 기능을 다시 회복할 가능성이 커지기 때문입니다.

환자의 입장에서도 그렇게 생각하시는 건 충분히 이해할 수 있습니다. 화학요법은 의료계에서 널리 받아들여지고 있을 뿐 아니라, 보험에서도 보장되며, 수십억 달러에 이르는 암 연구 자금이 이 치료법에 투입되고 있기 때문입니다. 이처럼 막강한 제도적 요인

---

* '종양 부담(tumor burden)'은 몸에 존재하는 암의 전체 양을 의미하며, 여기에는 종양의 크기뿐만 아니라 종양의 개수나 암세포의 수가 포함됩니다. 이는 주요 종양의 크기, 종양의 전이 정도, 그리고 전체 질병 부담을 포함한 암의 총체적인 영향을 포괄합니다.

 암선고를 받았을 때 취해야 할 50가지 필수수칙

과 문화적 요인의 뒷받침 속에서 화학요법은 그 성과가 미미하더라도 신뢰를 얻고 있는 것처럼 보일 수 있습니다. 그리고 바로 그 믿음 하나만으로도, 이 치료는 어떤 경우에는 의미를 가질 수 있습니다.

만약 화학요법을 받기로 결정하신다면, 고용량 화학요법을 승인하실 때에는 반드시 극도로 신중하게 판단하시기를 권해드립니다. 현재 다양한 암에 고용량 화학요법을 적용한 수십 건의 연구가 존재하지만, 그 결과는 하나같이 실망스러운 수준입니다. 고용량 화학요법이 저용량 화학요법보다 더 나은 결과를 보여준다고 입증된 연구는 극히 드뭅니다. 이와 같은 데이터는, 고용량이 생존율을 높인다는 암 연구계의 초기 연구들과 널리 퍼진 믿음에 정면으로 도전하는 내용입니다.

혹시 중간 지점을 택할 순 없을까요? 일정 기간에 걸쳐 소량의 약물을 분할 투여하는 '분할 용량 화학요법'은 매우 유효한 대안이 될 수 있습니다. 약물 용량이 적기 때문에 전신 독성을 대규모로 일으키지 않아, 일반적으로 독성 반응이 줄어드는 효과가 있습니다. 실제로 유럽에서는 저용량 화학요법이 고형 종양에 영양을 공급하는 미세 혈관의 성장을 억제하는 효과가 있다는 연구들이 점점 늘어나고 있습니다. 일부 연구에 따르면, 분할 용량 화학요법이 오히려 면역 기능을 자극할 수도 있다고 보고하기도 합니다. 비록 대부분의 전통적인 서구 종양학자들은 이러한 증거를 무시하고 있지만, 나는 이와 같은 '적게 쓰는 것이 더 낫다'는 접근법이 점차 널리 받아들여질 것이라 예상합니다.

마지막으로, 화학요법을 받기로 결정하셨거나 이미 치료를 받으신 적이 있다면, 이 책의 〈21. 치료 중에는 최상의 영양공급이 필요합니다〉와 〈25. 영양제를 섭취하십시오〉를 꼭 정독하시길 바랍니다. 그리고 즉시 면역 체계를 강화하고 회복시키는 일에 착수하시길 권합니다.

화학요법을 암치료의 한 방법으로 고려하실 때는, 단기적·장기적 부작용을 반드시 이해하시고, 그러한 부작용을 입증된 실제 효과와 비교해 보셔야 합니다. 그 후에 치료를 계속할지 여부를 결정하시길 바랍니다. 만약 화학요법을 시작한 후에 쇠약해지거나, 침대에서 움직일 수 없거나, 음식을 드시지 못하는 상황이 되셨다면, 치료를 중단하실 수 있을 뿐 아니라 그 책임도 본인에게 있다는 점을 기억하셔야 합니다. 의료진이나 가족으로부터의 경고나 압박이 있더라도, 치료를 계속할지 말지는 오롯이 본인의 결정입니다.

결론적으로 말씀드리자면, 대부분의 화학요법 기반 암치료는 그것만으로 암을 완치하지 못합니다. 나의 조언은 다음과 같습니다. 수술은 찬성입니다. 방사선 치료는 상황에 따라 다릅니다. 화학요법은 반대입니다. 아니면 최소한 매우 회의적으로 접근하시길 바랍니다.

4

**회복으로 가는 길잡이:
암생존자들이 갖고 있는 6가지 전략**

암을 정복한 사람들로부터의 교훈

의사가 내게 한 달을 넘기기 힘들다고 했을 때, 나는 기절할 정도로 놀랐습니다. 순간 눈물이 솟구쳤고 곧 분노가 치밀었습니다. 병원에서 실수로 내 검사 결과가 다른 환자의 것과 뒤바뀐 것이 틀림없다고 스스로를 위로하기도 했습니다. 나는 두려움과 자기연민에 빠졌습니다.

어느 날 오후 나는 화가 나서 소리쳤습니다.

"오, 하나님! 제가 무엇을 잘못했습니까? 도대체 무엇 때문에! 왜 하필이면 저에게 이런 시련을 주시는 겁니까? 이제 저는 무엇을 어떻게 해야 합니까?"

이것은 당연한 질문입니다. 계속된 질문 끝에 나는 하나님으로부터 그 물음에 대한 응답을 들을 수 있었습니다. 그렇다고 하나님이 어느 날 갑자기 구름을 헤치고 나타나 말씀해 주셨다는 것이 아닙니다. 지금까지도 나는 그런 주장을 회의적으로 받아들이니까요. 하지만 나는 분명 하나님의 암시를 받았고, 나는 그것이 내게 주어진 임무임을 깨달았습니다.

그 임무는 바로 암생존자들을 찾아내는 일이었습니다. 나는 시한부 선고를 받았음에도, 지금까지 살아 있는 암생존자들을 찾아야 한다는 필요성을 깨닫고 그들을 찾아다녔습니다. 그리고 그들의 성공담에서 배움을 얻기 시작했습니다.

지금까지 나는 말기 암을 극복하고 살아남은 1만 6천 명 이상의 사람들을 직접 인터뷰하고 설문조사를 했습니다. 이들 역시 한때 "곧 죽을 것이니 모든 것을 정리하십시오"라는 말을 들었던 희망 없는 환자들이었고 의료계에서는 이미 사망할 것으로 예상했던 사람들입니다. 그러나 이 용감한 환자들은 살아남았습니다.

이렇게 우리를 고무시키는 암생존자들은 우리가 배울 수 있는 어떤 놀라운 교훈을 줍니다. 그렇다고 해서 그들이 우리보다 더 큰 용기나 능력을 가진 것은 아닙니다. 다만 그들의 생각과 행동은 나를 비롯한 수십만의 다른 암환자들에게 큰 영향을 미쳤습니다. 나는 이 교훈들이 당신의 삶과 건강에도 중요한 역할을 할 수 있으리라 믿습니다.

500회가 넘는 면담을 하다 보니, 나는 개별적인 회복 과정들에는 대체로 공통된 패턴이 있다는 것을 확실히 알 수 있었습니다. 예를 들어 대부분의 생존자는 그들이 건강을 회복할 수 있었던 것은 결코 우연이 아니라고 믿습니다. 그들은 자신이 건강해지기 위해 꾸준한 노력을 해서 매일매일 조금씩 건강을 얻은 것입니다. 또 대부분의 생존자는 자신의 회복을 전적으로 의사에게만 맡기지 않았고, 대신에 최상의 건강을 되찾기 위해 자신의 몸과 마음, 정신의 힘을 총동원하는 데 초점을 맞추었습니다.

암생존자들과의 면담을 통해서 여러 가지 유형이 하나둘씩 나타났습니다. 나는 1988년에 처음으로 그 방법들을 정리하고 묶어서 누구든지 이해하고 활용할 수 있는 하나의 책자를 만들었습니다. 그 이후로도 수천 건의 추가 면담과 경험이 더해지면서 더욱 세밀하게 다듬어졌습니다. 2006년, 수천 번의 추가 인터뷰를 거친 후, 나는 이를 누구나 이해하고 활용할 수 있는 6가지 개념으로 더 발전시켰습니다.

오늘날에는 수천 명의 암환자들이 암회복재단을 통하여 자신의 건강을 증진시키고, 삶을 풍요롭게 하는 데 이 원칙들을 길잡이와 실천 지침으로 이용하고 있습니다.

암생존자들이 공통적으로 갖고 있는 6가지 기본 전략

먼저 '50가지 필수수칙'에 들어가기에 앞서, 암생존자들이 공통적으로 갖고 있는 6가지 기본 전략에 대해 검토하고자 합니다.

다음은 생존자들과의 면담을 통해 드러난 것입니다.

전략 1: 의학적 치료

암을 이기고 살아남은 사람들의 96% 이상은 전통적인 치료법에 기반한 방법으로 프로그램을 시작하고 마무리합니다. 수술, 방사선 치료, 항암화학요법, 호르몬요법 및 면역요법 등이 선택할 수 있는 대표적인 치료 방법들이며, 종종 이들을 병행하여 치료합니다.

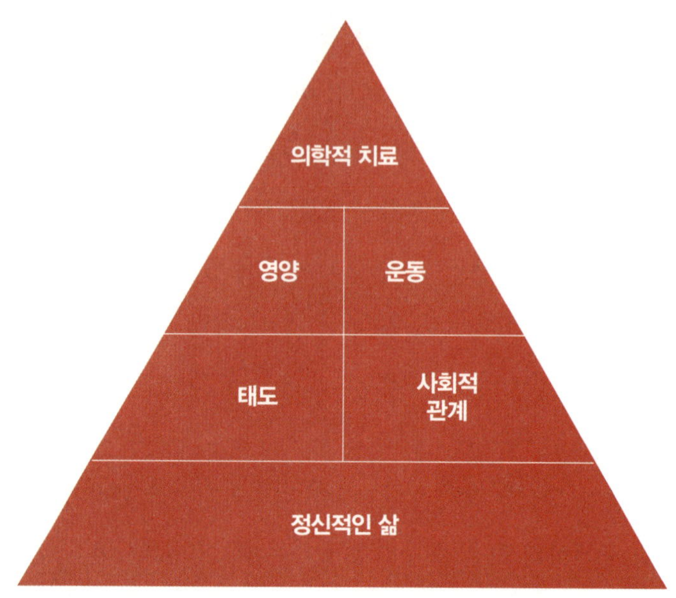

　분명한 사실은, 암생존자의 대다수가 전통적인 치료법을 받는다는 것입니다. 이것은 결정적으로 중요한 의미를 갖고 있습니다. 나는 이 사실에 놀라기도 했고, 동시에 고무되기도 했습니다.

　그러나 우리가 이 작업을 처음 시작했을 때보다 지금 더 명확해진 중대한 문제가 있습니다. 그것은 바로 유사한 진단을 받은 환자들 사이에서도 처방되는 의료치료가 지나치게 불일치한다는 점입니다. 예를 들어 유방암의 경우, 여러 잘 설계된 연구들이 1기와 2기 환자에게 유방 보존 치료를 시행했을 때, 유방을 절제하는 수술과 동일한 성공률을 보인다는 사실을 분명히 입증했음에도 불구하고, 여전히 유방 절제술이 주요 치료법으로 남아 있습니다.

　지역 간 차이도 뚜렷합니다. 대도시에 사는 여성들은 농촌 지역에 사는 여성들보다 유방 보존 치료를 받을 가능성이 훨씬 높습니다. 심지어 유방암이 한쪽에만 있는 경우에도 양쪽 유방을 모두 절제하는 이중 유방 절제술이 가장 빠르게 증가하고 있다는 연구 결과도 있습니다. 그러나 치료 결과는 통계적으로 동일하다는 사실에도 불구하고 이러한 현상은 계속되고 있습니다.

이러한 치료의 불일치는 거의 모든 암에서 반복되고 있습니다. 그렇기 때문에 환자들은 치료의 모든 선택지에 대해 충분한 정보와 설명을 요구하며, 스스로 판단하고 결정하는 자세를 가져야 합니다. 다행히도 요즘은 치료 관련 정보가 매우 풍부해졌습니다. 제안된 치료법이 정말 효과가 있는지에 대해 분명한 과학적 근거를 요구하는 것이 핵심입니다. 지금도 생존자 100명 중 96명은 전통적인 치료법을 선택하고 있지만, 그 결정은 이전보다 훨씬 더 정보에 기반하여 내리고 있다는 점이 다릅니다. 여러분도 마찬가지로 정보에 기반하여 결정하셔야 합니다.

중요한 것은, 암생존자들은 전통적인 의학치료만으로 멈추지 않는다는 점입니다. 『암선고를 받았을 때 취해야 할 50가지 필수 수칙』을 계속 읽다 보면, 생존자들이 자신의 건강과 삶 전체를 스스로 책임지고 관리하는 방식을 직접 확인하게 될 것입니다. 생존자들은 신뢰할 수 있는 의사를 직접 선택하며, 의사의 학력이나 임상 경험 등을 꼼꼼히 조사하기도 합니다. 자신이 신뢰할 수 있다고 확신하는 치료 프로그램에만 동의하며, 동시에 기존 의학치료에 보완요법 및 대체요법을 적극적으로 결합하여 통합적인 치료 전략을 세워 나갑니다.

암생존자들은 각 치료 결정에 주체적으로 참여하며, 자신이 암치료 프로그램의 모든 구성 요소를 충분히 이해하고 있는지를 반드시 확인합니다. 전통적인 의학치료, 물론 중요합니다. 그러나 환자가 직접 통제하는 것, 그것이 더 핵심입니다. 이것이 바로 수많은 암생존자들의 공통된 특징입니다.

전략 2: 영양

치료 이후, 식습관 변화는 암생존자들이 채택한 가장 일반적인 전략입니다. 암회복에서 영양의 중요성이 증가한 것은 지난 10년 동안 생긴 변화 중에 가장 중요한 변화였습니다. 더 이상 '먹고 싶은 것을 먹어라'라는 이론은 널리 받아들여지지 않습니다.

오늘날, 암생존자들 사이에서는 '음식은 곧 약이다'라고 여기는 관점이 보편적입니다. 이들이 가장 많이 실천하는 식이 변화는 다음과 같은 식단으로 향합니다.

- 가공되지 않은 자연식품
- 지방, 소금, 당분이 적은 음식
- 신선한 채소, 과일, 통곡물 중심의 식단
- 깨끗한 물

암생존자들의 식단 변화 중 가장 두드러진 점은 가공되지 않은 음식을 선택한다는 것입니다. 음식이 상자에 담겨 있거나, 병에 들어 있거나, 캔이나 포장지 속에 있다면 즉각적으로 의심의 대상이

　암선고를 받았을 때 취해야 할 50가지 필수수칙

됩니다. 이러한 가공식품은 신선한 식품에 비해 열량은 높지만 영양은 적은 경우가 많습니다. 그래서 실제로 많은 생존자들이 장을 볼 때, 거의 대부분의 시간을 농산물 코너에서 보냅니다.

영양제는 온전한 식사를 대신할 수는 없지만, 많은 암생존자들이 적극적으로 활용하고 있습니다. 실전에서의 적용 방식에는 아직 의견 차이가 존재하지만, 대부분의 생존자들은 비타민, 미네랄, 그리고 허브 보충제가 암 관리에 있어 중요한 역할을 한다는 점에는 공감하고 있습니다. 다행히도, 최근에는 영양의 중요성을 입증하는 과학적 근거들도 점차 축적되고 있습니다.

영양에 대해 한 가지 더 말씀드리자면, 암생존자들은 '의식적으로 먹는 것'을 실천합니다. 지난 20여 년 사이, 암환자들의 영양에 관한 지식이 눈에 띄게 높아졌습니다. 단순한 열량이 아닌 '영양' 자체가 암환자들 사이에서 새로운 생존 전략의 핵심으로 자리 잡고 있습니다. 그리고 생존자들은 건강한 식사를 '해야만 하는 의무'가 아니라, '할 수 있는 기회'로 인식하며, 그것이 생존에 기여한다고 믿고 있습니다.

전략 3: 운동

암생존자들은 거의 매일 어떤 형태로든 신체 활동을 하고 있습니다. 이러한 경향은 30년 전, 암회복재단이 처음으로 공식적으로 기록하였으며, 그 이후로 더욱 활발히 확산되고 있습니다. 최근에는 과학적 연구가 이들의 실천을 뒷받침하며, 운동이 회복 과정에 미치는 중요한 효과들을 입증하고 있습니다.

내가 만난 수많은 암생존자들 가운데 약 90%는, 규칙적인 신체 활동이 자신의 회복 여정에서 중요한 역할을 했다고 말했습니다. 자전거를 타는 사람, 수영하는 사람, 조깅하는 사람, 그리고 걷는 사람들까지, 특히 그 중에서도 걷기를 실천하는 이들이 많았습니다. 매일 20분 정도 활기차게 걷고, 격일로 가벼운 근력 운동을 병행하는 것이 가장 이상적인 방법으로 보였습니다. 이 정도 운동은 우리 모두가 할 수 있는 일입니다.

특히 감동적인 사례는 병원 침대에 누워 있거나 휠체어에 의존해야 했던 환자들이, 그 상태에서도 운동을 시작했다는 사실입니다. 신체적으로 제약이 있음에도 불구하고 그들은 운동을 선택했습니다. 암을 이겨내고자 한다면, 운동은 반드시 포함되어야 할 중요한 전략입니다.

전략 4: 태도

생존자들은 자신이 반드시 살아남을 것이라고 굳게 믿습니다. 그들은 치유를 북돋는 감정을 만들어내는 믿음과 태도를 기꺼이 받아들이며, 이러한 작용은 몸과 마음이 맞닿아 작동하는 강력한 연결 고리를 형성합니다. 바로 이것이 '마음과 몸의 연결'이며, 그 힘은 매우 큽니다.

믿음과 태도가 정말 치유에 도움이 될까요? 생존자들은 그렇다고 믿습니다. 그들은 병과 회복에 대해 스스로를 강하게 하는 믿음과 태도를 적극적으로 선택합니다. 그중에서도 가장 근본적이고 힘을 주는 믿음은 '암은 곧 죽음을 뜻하지 않는다'는 확신입니다.

     암선고를 받았을 때 취해야 할 50가지 필수수칙

안타깝게도 여전히 많은 사람들이 암과 죽음을 동일시하고 있지만, 생존자들은 이 생각을 단호히 거부합니다.

이것은 현실을 부정하거나, '증거를 무시하고 긍정적으로만 생각하라'는 식의 태도를 뜻하지 않습니다. 생존자들이 보여주는 것은 전사의 마음가짐입니다. 암을 겪은 이들 사이에는 뚜렷한 굳건함과 투지가 자리 잡고 있으며, 여배우 수잔 소머스가 표현했듯이, 바로 투지입니다. 이 태도는 생존자 공동체 어디서든 발견할 수 있습니다.

암은 죽음을 의미할 수도 있고, 아닐 수도 있다는 사실을 생존자들은 직시합니다. 이러한 믿음과 태도는 감정에도 큰 영향을 미쳐, 과하게 낙관적이거나 지나치게 절망적인 환자들과는 전혀 다른 시선을 갖게 합니다.

"그래요, 나는 죽을 수도 있어요."

하지만 30대 캘리포니아 주부 크리스는 이렇게 말했습니다.

"하지만 나는 암과 함께 살아갈 거예요. 두려움과 절망에 짓눌려 죽고 싶지는 않아요."

크리스가 보여준 태도는 생존자의 본질을 고스란히 담고 있습니다. 이러한 핵심적인 믿음은 치료 과정과 그에 따를 수 있는 부작용에도 그대로 이어집니다. 생존자들은 자신이 받는 치료가 매우 효과적일 것이라 믿으며, 부작용 역시 최소화되고 충분히 감당 가능한 수준일 것이라 확신합니다. 『암선고를 받았을 때 취해야 할 50가지 필수수칙』은, 이러한 회복의 태도를 여러분의 통합 암치료 프로그램에 어떻게 적용할 수 있을지를 구체적으로 안내할 것입니다.

생존자들이 회복의 중심은 자신이라고 굳게 믿고 있다는 사실은 전혀 놀랄 일이 아닙니다. 이러한 믿음과 태도는, 치료와 관련된 거의 모든 결정을 의사에게 맡겨버리는 수많은 환자들의 태도와는 근본적으로 다릅니다. 생존자들은 다르게 행동합니다.

흥미롭게도, 많은 생존자들은 의료진과 독특한 관계를 맺고 있습니다. 그들은 진실을 말하고, 치료 권고의 근거와 예상되는 결과를 인내심 있게 설명해주는 의료진을 깊이 신뢰하고 존중합니다. 하지만 그러한 정보가 투명하게 제공되지 않을 경우, 생존자들은 매우 단호하게 대응하기도 합니다. 생존자들은 의사의 권고를 꼼꼼히 확인하고 또 확인하며, 때로는 검사나 치료 방향, 예후에 대해 정면으로 의문을 제기합니다. 기대를 충족시켜줄 수 있는, 그리고 믿을 수 있는 의료진을 찾기 위해 실제로 담당의사를 바꾸는 경우도 적지 않습니다.

전략 5: 사회적 관계

암생존자들은 자신에게 도움이 되는 인간관계에는 좀 더 많은 시간과 힘을 기울입니다. 그러나 반대로 좋지 않은 관계에는 거의 무관심합니다. 이것은 사실 언뜻 보면 별것 아닌 일처럼 보일 수도 있지만, 결국 자신이 믿는 것이 삶의 중심이 된다는 중요한 사실을 보여주고 있는 것입니다.

친구, 친척, 연인, 배우자, 아이들, 직장 상사들, 동료들, 직원 등의 주변 사람들과 좋은 관계를 유지하고 있는지, 아니면 이런 관계가 결여되어 있는지에 따라 우리의 건강은 회복되기도 하고 파괴되기도 합니다.

생존자들은 아마도 생애 처음으로 '어떻게 하면 다른 사람들과 잘 지낼 수 있을까'를 곰곰이 생각하면서 관계에 민감한 사람이 되었을 것입니다. 특히 생존자들은 병원 치료를 받는 동안 힘든 관계는 잠시 중단했습니다. 그렇다고 해서 그들을 인생에서 영원히 내친다는 뜻은 아닙니다. 그것은 단지 인간관계에서 감정적·정신적 소비를 줄이려는 분명한 신호입니다.

암은 사람들로 하여금 자신의 전 사회적 지원체계를 포함해 삶 전반의 선택까지 돌아보게 만듭니다. 따라서 그 과정에는 변화가 뒤따를 수밖에 없습니다. 이러한 변화는 유익합니다. 왜냐하면 회복의 많은 작업이 환자의 사회적 활동 내에서 이루어지기 때문입니다. 암환자에게 가장 필요 없는 존재는, 매사에 의심을 품고 결정마다 이의를 제기하거나 불길한 결말을 예언하는 사람입니다.

최근의 중요한 연구들은 지지해 주는 사람들과의 관계가 건강에 긍정적인 영향을 준다는 사실을 보여주고 있습니다. 암 지원 그룹에 대한 연구도 이러한 이점까지 포함해주기를 바라지만, 아직은 결정적인 효과를 입증하진 못했습니다. 그러나 우리가 분명히 아는 사실이 하나 있습니다. 생존자들에게는 적어도 한 사람, 두려움 없이 무엇이든 털어놓을 수 있는 존재가 있다는 것입니다. 그것은 무엇과도 바꿀 수 없는 강력한 치유의 묘약입니다.

전략 6: 정신적인 삶

생존자들은 자신의 삶에서 더욱 깊은 정신적인 시각을 키우려고 노력합니다. 그들은 죽음과 맞서 싸우기 전과는 전혀 다른 눈으로 현재의 삶을 바라봅니다. 많은 암환자들이 병든 육체에만 초점을 맞추거나 절망적인 현실을 슬퍼하는 반면, 생존자들은 자신이 암에 걸렸음에도 불구하고 단순하면서도 당장 유용한 것들에 더 큰 가치를 두려는 경향이 있습니다.

이러한 경향을 굳이 '전략'이라 부르기보다는 '정신적 변화'라 부르는 것이 더 정확한 표현일 것입니다. 새로운 사람으로 변화한 수천 명의 생존자들이 바로 이러한 새로운 정신의 존재를 증명해 줍니다.

그렇다고 정신적인 면이 반드시 종교적이어야 할 필요는 없습니다. 많은 생존자는 교리와 강령을 강조하는 전통적인 종교활동을 삼가합니다. 당신이 암생존자들에게서 볼 수 있는 정신적 삶이란 과거로부터 전해지는 어떤 달콤한 상투어가 아닙니다.

암생존자들의 정신적 삶은 회복과 삶에 대한 근본적이면서도 차분한 태도였습니다. 또한 우리 내면에 있는 신성함을 발견하고 내적 평화를 경험하는 일입니다. 수천 명의 암을 이겨낸 사람들에게 이것이야말로 '치유로 가는 길의 정점'에 있는 것입니다.

전략 실천의 지혜

6가지 전략은 모두 중요하지만, 이 여섯 가지가 항상 동등하게 작용하는 것은 아닙니다. 암의 진행 정도나 병원 치료 시기에 따라

 암선고를 받았을 때 취해야 할 50가지 필수수칙

달라질 수 있습니다.

실행 시점에 따라 중요도가 달라집니다. 의학적 치료를 시작하기로 결정했다면, 대부분의 에너지가 그 치료에 집중되는 것이 일반적입니다. 치료가 본격화되면, 생존자들은 의료진에게 치료를 맡기고, 그동안 자신은 영양, 운동, 태도, 그리고 전인적 회복에 집중합니다.

대부분의 생존자들은 하나의 원칙을 먼저 실천한 후, 적절한 시점에 다음 원칙을 적용합니다. 여러 전략을 한꺼번에 대대적으로 바꾸는 경우는 드뭅니다. 그렇게 하려는 사람들은 종종 일시적인 좌절을 겪고, 다시 처음부터 시작하게 됩니다.

많은 생존자는 사회적 관계 문제를 해결하는 것이 의학적 치료만큼 회복에 중요했을 수 있다고 언급합니다. 균형 잡힌 식단을 실천하고, 매일 운동을 실천하는 결심은 방사선 치료나 항암치료 못지않은 영향을 줄 수 있습니다.

이 대목은 우리가 출발점에서 던졌던 질문으로 다시 돌아오게 합니다. 자신의 건강 상태를 돌아보면, 건강은 몸과 마음, 정신의 수많은 상호작용 결과로 형성되어 있습니다. 물론 세포 수준의 생물학도 중요한 요소 중 하나일 수 있지만, 이는 오히려 다양한 삶의 선택들이 쌓여 나타난 결과일 가능성이 더 큽니다.

거의 모든 생존자들은 균형 잡힌 통합적 접근이야말로 생존의 핵심이었다고 말합니다. 이들은 자기 안에 있는 거대한 치유력을 믿으며, 스스로 건강을 되찾았다고 여깁니다. "치유는 내면에서 솟아오릅니다. 나는 다만 하나님과 협력하여 그것을 풀어냈을 뿐입니다."고 랜달 워싱턴은 말했습니다.

위의 6가지 기본 전략 피라미드는『암선고를 받았을 때 취해야 할 50가지 필수수칙』이 작동하는 전략적 계획이자 전체 그림입니다. 피라미드는 여러분의 길잡이이며, 나침반이기도 합니다. 자주 되짚어 보시기 바랍니다.

2장

암선고를 받았을 때 취해야 할
50가지 필수수칙

첫 번째: 당신에게 내려진 진단을 이해하십시오

암진단을 받은 후에 당신이 가장 먼저 해야 할 일은 당신이 받을 수 있는 최선의 통합 암치료 프로그램을 확정하는 일입니다. 그러나 이것은 어느 한 의사에게 가서 "나를 치료해 주십시오"라고 하는 것같이 간단한 문제는 아닙니다.
이 결정은 전통적인 암치료 프로그램을 선택하는 것이며, 당신의 전 생애에 걸쳐 가장 중요한 결정 가운데 하나가 될 것입니다. 수천 명의 암생존자들에게서 효과가 입증된 이 책의 행동 방침을 따라 암 정복을 향한 길에 나서기 바랍니다.

1

두려움을 버리십시오

당신은 암이라는 진단을 받았습니다. 당신의 기분을 충분히 이해하며 당신을 마음속 깊이 공감합니다. 나 역시 같은 경험을 했으니까요.

처음 진단을 받는 순간, 누구나 충격을 받고 공포에 사로잡히게 됩니다. 이어서 막연한 분노가 치밀며 "어떻게 나에게 이런 일이 일어날 수 있지? 왜 하필 나인가?"라는 생각이 들고, 수많은 의문이 마음속을 파고듭니다. "내가 죽게 될까? 살 날이 얼마나 남았을까? 내 가족은 어떻게 될까?" 등의 끝없는 의문으로 마음은 큰 혼란에 빠집니다.

당황하지 마십시오. 진정하십시오. 자제력을 잃지 마십시오. 물론 말이 쉽지, 실제로는 힘든 일이라는 것을 잘 압니다. 하지만 당황하게 되면 합리적이고 적극적인 행동을 할 수 없게 된다는 점을 명심하십시오.

암은 심각한 병이지만 그렇다고 반드시 죽음을 뜻하는 것은 아닙니다. 시간은 많지 않을 수도 있지만, 분명 여유가 있습니다. 동맥이 절단된 경우와 달리 즉각 조치가 필요한 병은 아니므로, 두려움과 당황 속에서 서둘러 대응하는 일은 오히려 해로울 수 있습니다. 그렇다고 아무 조치도 하지 말라는 뜻은 아닙니다.

잠시 멈추어 마음을 가라앉히십시오. 명확한 결정은 회복 여정의 출발점이자 가장 중요한 과정이며, 이를 통해 적절한 치료를 보장받을 수 있습니다. 공포에 사로잡힌 상태에서 하는 행동은 몸과 마음 모두에 해롭습니다.

공포는 심리적 현상입니다. 암이 우리를 무기력하게 만든다는 생각에 대한 반응일 뿐이며, 현재 상황을 최악으로 몰아가곤 합니다. 그러나 감정을 한 걸음 물러서 객관적으로 바라보면 처음과는 다른 것을 발견할 수 있습니다.

많은 암 환자가 느끼는 극심한 공포는 알 수 없는 미래에 대한 두려움입니다. 곰곰이 생각해 보십시오. 공포는 사실보다 가정과 상상에서 비롯됩니다. 우리는 두려움으로 이루어지지 않았고, 두려움이 우리의 미래를 결정하지 않습니다.

그렇다면 마음속에서 불안과 초조가 밀려올 때는 어떻게 해야 할까요? 그때는 그 감정을 그냥 지켜보고 관찰하기만 하십시오. 어쩌면 당신은 그 감정에 어떤 이미지를 부여하려 할 수도 있습니다. 마음의 눈으로 그 감정과 자기 자신을 바라보십시오. 당신의 마음을 싸움터로 만들지 말고 감정을 그대로 두면서 지켜보십시오. 머지않아 당신의 공포심은 가라앉게 될 것입니다.

예를 들어, 그웬 클레먼트는 자신의 두려움에 이름을 붙였다고 합니다. 불안이 올라올 때면, "어이, 두려움 양반. 여기서 뭐 하는 거야? 내 인생에서 나가!"라고 말했습니다. 그런 뒤에는 짧은 감사 기도를 드렸습니다. "하나님, 긴 생명을 주셔서 감사합니다."

여러분도 이처럼 실천해보시기 바랍니다. 두려움에게 직접 말을 거는 자신만의 방식을 만들어, 단호하게 물러가라고 말해보십시오. 그리고 마지막에는 늘 자신이 승리자라고 상상하며 마무리하시기 바랍니다.

그다음, 당신이 매우 유능한 해결사라고 생각하십시오. 즉 자신을 중요한 선택을 앞둔 유능하고 자신감 넘치는 사람이라고 마음속에 그리십시오. 당신이 내린 결정은 곧 당신의 것이 되는 것입니다.

당신이 할 수 있는 중요한 일

자리에 앉아 숨을 깊이 들이마시십시오. 그리고 "암이 곧 죽음은 아니다."라고 큰 소리로 외치고, 자신의 감정을 지켜보십시오. 자신을 감정과 분리해 바라봄으로써 불필요한 공포에서 벗어나십시오.

비록 당신이 공포를 경험하고 있을지라도, 그것은 결코 당신 스스로 억제할 수 없는 공포가 아닙니다. 그 차이를 이해하도록 하십시오. 그리고 즉시 이 책의 다음 두 단계를 읽고 행동하십시오.

2

자신이 주도적으로 하십시오

당신의 건강 회복에 가장 중요한 사람은 누구입니까? 어떤 이는 외과의사라고 하고, 어떤 이는 암전문의라고 합니다. 또 누군가는 의료 봉사자, 간호사, 혹은 배우자라고 답하기도 합니다.

그러나 당신의 건강과 관련해 가장 중요한 사람은 바로 '자기 자신'입니다. 암에 걸린 사람도 자신이고, 건강을 되찾기 위해 노력해야 할 사람도 자신입니다. 자신의 몸은 스스로가 책임져야 합니다. 안타까운 것은 암환자들이 지휘자로서 자신의 역할을 너무 쉽게 포기한다는 점입니다.

실제로 많은 암환자들이 능동적으로 회복 프로그램에 참여하는 것을 자주, 그리고 쉽게 포기합니다. 예를 들어, 38세의 가정주부 엘리자베스는 전이성 유방암 진단을 받았습니다. 그녀는 순조롭지 못한 치료에 부작용까지 겹쳐 지쳐버렸고, 그 모든 것은 그녀에게 실망만 안겨주었습니다. 그녀의 담당의사는 "할 수 있는 모든 것을 다 하고 있으니 저를 믿어주십시오"라며 계속 그녀를 안심시키려 애썼습니다.

몹시 힘든 한 주가 지나고 나서야 그녀는 스스로에게 물었습니다. "내가 이 치료 과정을 제대로 받아들이고 있는 걸까? 다른 새로운 치료를 시도해야 하지 않을까?"

그녀는 자신의 집에서 자동차로 네 시간 거리에 있는 임상 암센터에 전화해 진료 예약을 했습니다. 그곳 의사들은 엘리자베스의 주치의가 처방한 것과는 다른 치료계획을 제안했고, 그녀는 그 치료계획을 자신의 주치의에게 가져가 그대로 시행했습니다.

스스로 나서서 대담하게 결정을 내린 지 4년이 지난 지금, 건강을 회복한 엘리자베스는 이렇게 말했습니다.

"그때 스스로 주도적으로 행동한 것이 내 인생의 큰 전환점이 되었습니다."

생존자들은 자신이 주도권을 잡습니다. 예를 들어, 자신을 야구팀의 감독으로 생각해보십시오. 아니면 당신이 좋아하는 운동팀의 감독으로 상상해도 좋습니다. 그것은 곧 암회복팀의 감독이 되는 것이고, 이 팀의 임무는 당신이 건강을 되찾도록 돕는 것입니다. 당신은 당연히 최고의 선발 투수를 원할 것입니다(이 사람은 암전문의에 해당합니다). 그리고 포수, 내야수, 외야수 등 다른 선수들도 필요할 것입니다(이들은 전문가들에 해당합니다). 그리고 감독인 당신이 매 순간 어떤 팀을 꾸려 경기에 나설지를 결정하는 것입니다.

많은 암환자들에게 있어 자신이 주도적으로 나선다는 것은 매우 중요한 조치입니다. 전통적으로 암환자들은 의료체계에서 수동적인 역할을 맡아 왔습니다. 의사나 의료전문가들이 권하는 대로 따르는 것이 일반적이었고, 그 결과 암환자들은 의사나 의료

전문가들이 추천하는 치료계획에 도전하기보다는 동의만 하도록 이끌렸습니다. 그러나 이렇게 수동적인 태도는 치유에 아무런 도움이 되지 않습니다. 지금 바로 자신이 주도권을 잡겠다고 결심하십시오.

자신의 팀을 평가해보십시오.

누가 선수입니까?

누가 이 팀의 감독을 맡고 있습니까?

당신 혼자서 모든 것을 다 하고 있습니까, 아니면 더 많은 사람이 도와줄 수 있습니까?

팀 구성원들은 실제로 당신에게 도움을 주고 있습니까? 아니면, 도움이 되지 않고 있습니까?

한 환자는 이렇게 말했습니다.

"의사에게 진찰을 받으러 갈 때마다 저는 마치 적진에 들어가는 기분이었습니다."

만약 당신도 이렇게 느낀다면, 그것은 다른 대안을 찾아야 한다는 분명한 신호입니다.

기억하십시오. 당신 몸의 책임자는 바로 당신입니다!

 암선고를 받았을 때 취해야 할 50가지 필수수칙

3

담당의사에게 다음과 같이 질문하십시오

자신의 진단 결과와 제시된 치료 방법을 확실히 이해하는 것은 매우 중요합니다. 효과적인 치료를 위해 무엇을 질문해야 할지 미리 준비하는 것 또한 당신의 회복을 주도하는 중요한 과정입니다. 아래는 진료 중 의사에게 꼭 물어야 할 질문들입니다:

개요

- 나에게 진단된 암은 정확히 어떤 유형인가요?
- 이 암은 몸의 어느 부위에 자리 잡고 있나요?
- 치료하지 않으면 어떤 위험이 따를 수 있나요?
- 이 암은 유전적인 요인과 관련이 있나요? 가족도 이 암에 걸릴 수 있나요?

증상

- 이 암에서는 주로 어떤 증상들이 나타나나요?
- 증상이나 부작용을 덜어내기 위해 어떤 방법들이 있나요?

- 어떤 활동이 증상이나 부작용을 더 악화시킬 수 있나요?
- 새로운 증상이 생기거나 기존 증상이 심해지면 어떻게 대응해야 하나요?

진단

- 지금까지 어떤 진단 검사를 시행하셨나요? 추가로 필요한 검사가 있을까요?
- 각 검사를 통해 어떤 정보를 알 수 있나요?
- 검사나 시술 전에는 어떤 준비를 해야 하나요?
- 검사는 어디에서 받으면 되나요?
- 검사 결과는 언제쯤 받을 수 있나요? 그리고 어떻게 알려주실 예정인가요?
- 병리 결과를 환자 입장에서 알기 쉽게 설명해주실 수 있을까요?
- 두 번째 병리 판독이 필요한 근거가 있나요?
- 만약 내가 다른 병원의 의견을 듣고 싶을 경우, 지금까지의 검사를 다시 받아야 하나요?

단계

- 내가 걸린 암은 지금 어떤 단계인지 설명해 주실 수 있으신가요? 가능한 한 이해하기 쉬운 표현으로 알려주시면 좋겠습니다.
- 암이 림프절이나 다른 부위로까지 퍼졌는지도 확인되었나요?
- 이 암의 단계는 치료 방침을 정하는 데 어떻게 활용되나요?

   암선고를 받았을 때 취해야 할 50가지 필수수칙

치료

- 이 암에 대해 가능한 치료 방법에는 어떤 것들이 있나요?

- 여러 치료법 중 어떤 치료나 조합을 권장하시는지요? 그렇게 말씀하시는 이유도 설명해 주실 수 있으실까요?

- 권장하시는 치료계획의 최종적인 목표는 무엇인가요?

- 치료에 참여하게 될 의료진은 누구이며, 각자 어떤 역할을 맡게 되시나요?

- 선생님과 치료팀께서 이 암 유형을 얼마나 많이 치료해보셨는지도 알려주시면 감사하겠습니다.

- 이 치료는 입원해서 받아야 하나요? 아니면 외래로 진행되는 치료인가요?

- 치료는 얼마나 오랜 기간 동안 진행되나요? 전반적인 일정도 설명해 주시겠어요?

- 이 치료가 내 일상생활에 미치는 영향은 어떤가요? 일이나 운동, 일상적인 활동들은 계속할 수 있을까요?

- 단기적으로 예상되는 부작용은 어떤 것이 있을까요?

- 장기적으로 남을 수 있는 부작용에는 어떤 것들이 있을까요?

지원

- 나와 내 가족을 위해 제공되는 지원 서비스에는 어떤 것들이 있나요?

- 병원 진료시간 외에 궁금한 점이나 걱정이 생기면 누구에게 연락드려야 하나요?

- 내가 따로 찾아본 정보나 궁금한 내용이 있을 경우, 선생님이나 간호

사와 상의드릴 수 있을까요?

- 병원 내에서 건강보험 관련 문의는 누가 담당하고 계신가요?

후속 관리

- 앞으로 어떤 후속 검사가 필요할까요? 그리고 그 검사는 얼마나 자주 받아야 하나요?

엄밀히 말하면 암환자인 당신은 소비자입니다. 당신의 치료에서 누가 처방하고 어떤 약을 선택할지 결정하는 과정은 중요한 물건을 살 때와 크게 다르지 않습니다.

다만 그 결정의 결과는 물건 구매와는 비교할 수 없을 만큼 중대합니다. 그러므로 당신은 물건을 살 때처럼, 아니 그보다 더 적극적으로 의사에게 질문할 권리와 책임이 있습니다. 의사의 답변을 지금껏 어떤 상품보다도 더 촘촘히 평가하십시오. 그렇게 해야 최선의 치료를 위한 선택지와 범위가 분명해집니다.

암을 이겨낸 사람들은 소비자이자 행동주의자였습니다. 그들은 언제 어디서든 끊임없이 질문했습니다. 당신도 그렇게 '행동하는 환자'가 되십시오!

⟵ 당신이 할 수 있는 중요한 일 ⟶

오늘 바로 앞의 질문에 대한 답변을 얻으십시오. 그 답변을 자신의 《건강과 회복일지》에 기록하십시오. 그리고 두 번째 의사의 소견을 구할 때, 같은 질문을 한 번 더 하십시오.

4

두 명 이상의 암전문의로부터 소견을 들으십시오

다른 암전문의에게서 반드시 두 번째 소견을 들으십시오. 이 것은 대충 넘어가서는 안 될 매우 중요한 절차입니다. 가능한 한 두 번째 진단은 치료계획이 시작되기 전에 받아야 합니다.

어떤 의사에게 상담을 받느냐도 매우 중요합니다. 두 번째 소견은 반드시 여러 진료과의 전문의들로 구성된 협진팀으로부터 받는 것이 바람직합니다. 일반적으로는 외과의사, 방사선 종양학 전문의, 내과 종양학 전문의와 각각 상담해보는 것이 좋습니다. 왜 일까요? 각 전문의는 자신이 받은 훈련과 임상 경험에 따라 당신의 상태를 해석하기 때문입니다. 방사선 종양학 전문의는 대개 방사선 치료를, 내과 종양학 전문의는 항암화학요법을 권할 수 있습니다. 각 전문의에게 당신이 다른 전문의와도 상담할 계획임을 미리 말하십시오. 이런 사실만으로도 또 하나의 지식이 되어, 더욱 균형 잡힌 결정을 돕게 됩니다.

또 한 가지 중요한 점은, 두 번째 소견을 주는 의사들이 서로 독립적인 인물이어야 하고, 첫 진단을 내린 의사와 공식적 또는 비공식적인 협력 관계에 있지 않아야 한다는 점입니다. 가능하다면 병원이나 의료기관 소속이 서로 다른 전문의를 찾는 것이 좋습니다. 많은 이들이 이런 이유로 주요 암 전문 병원까지 찾아가 상담을 받기도 합니다. 그만큼 두 번째 소견은 중요한 절차입니다.

혹시라도 다른 의사의 진단을 받아보는 것을 마치 자신의 담당의사를 불신하는 것이 아닌지 하는 괜한 걱정은 하지 마십시오. 다른 의사의 소견을 들어보는 것은 일반적인 절차입니다. 당신의 담당의사들도 으레 자신의 환자들을 다른 의사에게 보내고 있습니다.

처음 진단을 받은 의사에게 당신의 검사결과와 자세한 진찰기록 사본을 요청하십시오. 그리고 그 사본을 당신이 직접 가지고 가거나 미리 보내 놓도록 하십시오. 가능하면 당신이 직접 전달하는 것이 좋습니다. 그러면 페이지 누락이나 전달 지연 등의 문제를 없앨 수 있습니다.

대부분의 보험은 적어도 한두 번의 의사 소견을 받는 비용은 지급합니다. 보험 적용이 안 되더라도 추가 소견은 반드시 받아야 합니다. 비용 때문에 인생에서 가장 중요한 조언을 받는 것을 고민하시면 안 됩니다.

55세 보험회사 지점장인 캐서린은 손자를 둔 여성입니다. 그녀는 "나는 두 번째 의견을 반드시 들었습니다."라며 그녀 자신이 유방암을 겪었던 경험을 이야기했습니다.

"두 번째 소견은 내게 처음 암진단을 내린 의사와 같은 사무실을 쓰던 또 다른 외과의사에게서 들었습니다. 그 두 사람 모두 내게 유방을 다 절제해야 한다고 했고, 할 수 없이 나는 그 의견에 따랐습니다. 하지만 나는 지금도 '굳이 유방 전체를 절제하지 않고 종양만 제거하고 방사선 치료를 받았더라면 더 괜찮지 않았을까' 하는 생각이 듭니다."

캐서린은 분명 두 번째 소견을 들었지만, 결정적으로 두 가지 중요한 실수를 했습니다.

첫째, 진단을 내린 의사가 암전문의가 아니었다는 점입니다. 암전문의들은 매일 암환자를 진단하고 치료하는 사람이기에, 암의 형태와 진행단계에 따른 최신 치료법에 대한 정보를 얻을 수 있습니다. 그런데 캐서린이 상담했던 두 외과의사는 일반 외과의로, 암 이외에도 다양한 병을 다루고 있었습니다.

둘째로, 캐서린이 두 번째 소견을 받을 때는 처음 암진단을 내린 의사와 아무런 연관이 없는 의사한테 받았더라면 더 좋았을 것이라는 점입니다. 그녀에게 두 번째 진단을 내린 의사는 그녀의 주치의가 있는 건물에 함께 있으면서 서로 이웃하고 있었습니다.

이런 의사들 간의 상호 관련성 문제는 자주 거론되는 사항은 아니지만, 환자들에게는 매우 중요한 문제입니다. 주치의와 가까운 관계에 있는 의사들은 동료 의사의 진단이나 치료계획에 이의를 제기하기 어려울 수 있습니다. 친구, 동료, 동업자, 선후배 같은 관계는 의사의 판단에도 영향을 줄 수 있습니다.

다른 암전문의로부터 사무실을 빌려 함께 사용하는 젊은 암전문의인 로버트는 다음과 같은 고백을 했습니다.

"우리는 사무실 임대 재계약건 때문에 그날 오전에 만났습니다. 그런데 오후에 그가 내게 두 번째 소견을 들어보도록 한 환자를 보내왔더군요. 나는 내가 세들어 있던 건물 주인의 기분을 상하게 하고 싶지 않았고 그래서 할 수 없이 그가 권하는 치료계획에 동의했습니다."

이 이야기가 믿기 어려울 수 있지만, 안타깝게도 실제 있었던 일입니다. 가장 안전한 방법은 서로 다른 전문 분야를 가진 종양학 전문의들에게, 서로 다른 병원과 의료기관에 소속된 의사들에게, 나아가 서로 다른 도시에 사는 의사들에게 두 번째 의견을 구하는 것입니다.

두 번째 소견을 얻기에 가장 적절한 장소 중의 하나는 국립암센터입니다. 만일 이들 기관이 당신의 집에서 너무 멀리 떨어져 있다면, 암치료에 명성이 나 있는 대학병원을 선택해도 좋습니다. 아니면 암정보 서비스기관에 연락하여 집에서 가장 가까운 곳에 있는 다른 기관을 찾아보는 것도 좋습니다.

나는 많은 암환자들이 두 번째 소견을 묻는 것에 대해 겁내는 이유를 이해할 수 없습니다. 내가 그 이유를 물어보면 "아무도 물어보라고 하지 않았습니다."라든지, "담당의사의 기분을 상하게 하고 싶지 않았습니다." 등의 한심한 답변이었습니다.

다른 의사의 두 번째 소견이 필요하다는 것은 결코 처음 진단이 부정확하다거나 그 의사가 제시한 치료 방법이 부적합하다는 뜻이 아닙니다. 단지, 당신에게 무엇보다 중요한 문제이므로 여러 의사의 의견을 참고하는 것이 이롭다는 의미입니다.

또한 다른 의사에게서 두 번째 소견을 듣는 과정은, 어떤 의료 팀에게 당신의 치료를 맡길지를 결정하는 데 큰 도움이 됩니다.

62세 회계사 존은 결장암 진단을 받았습니다. 그의 주치의는 존에게 다른 외과의사와 상담해 보라고 권했습니다. 존의 두 번째 의사는 첫 번째 진단을 확인해 주었고, 곧바로 "내일 아침 6시 30분까지 병원에 오십시오. 수술을 잡아 두었습니다."라고 말했습니다.

존은 다행스럽게도 '계획을 좀 늦추자'라고 말할 용기가 있었고, 그리고는 다른 유능한 암전문의로부터 또 하나의 소견을 얻기 위한 상담을 하러 나섰습니다.

세 번째 암전문의도 소견도 첫번째 진단 결과를 확인해 주었습니다. 세 번째 의사도 존이 처음 진단받았던 외과의로부터 들었던 것과 마찬가지로 수술을 권했습니다. 할 수 없이 존은 그의 첫번째 외과의사를 다시 찾아갔습니다. 그때 그 의사가 존에게 건넨 인사는 비아냥에 가까웠습니다.

"내가 말했잖습니까? 내 말은 믿지 않고 다른 의사의 말만 믿습니까?"

존은 바로 그 의사의 사무실을 나와서 다른 외과의사를 찾아갔고, 그 결과 현재 그는 아주 건강한 상태입니다. 여기서 얻을 교훈은 바로 이것입니다. 두 번째 소견은 결정적으로 중요합니다. 또한 당신은 의사들의 오만함을 받아줄 필요가 없습니다.

오늘 당장 두 번째 소견을 듣기 위한 진료 예약을 하십시오. 이 것은 당신이 취할 수 있는 일 중에서 가장 중요한 일입니다. 이 단계를 절대로 그냥 넘어가지 마십시오. 지금 바로 전화기를 들고 진료 예약을 하십시오.

5

인터넷 검색을 하십시오

국가암정보센터 www.cancer.go.kr

국립암센터가 운영하는 공식 암 정보 포털입니다. 암의 예방, 검진, 진단, 치료, 재활 등 전 과정을 신뢰할 수 있는 근거로 안내합니다. 국가암검진 제도와 7대 암 검진 권고안, 암종별 정보와 최신 통계 자료를 제공합니다. 의료진과 연구진이 직접 감수한 공공 사이트로, 상업적 광고 없이 운영됩니다. 전화(1577-8899)와 온라인 상담을 통해 환자와 가족에게 도움을 드립니다. (원서에는 없는 내용으로, 한국 독자를 위해 편집자가 보완하였습니다.-역주)

국립암센터 www.ncc.re.kr

한국 암관리의 중추 기관으로, 연구·진료·정책·교육을 포괄적으로 수행하는 공공 전문기관입니다. 희귀암과 고난도 치료를 포함한 전문 센터 체계를 운영하며, 국가암관리사업본부를 통해 암등록 통계, 검진 질 관리, 생존자 통합지지 등 국가적 역할을 맡고 있습니다. 또한 환자와 가족을 위한 교육 자료와 진료 예약 서비스를 체계적으로 제공합니다. 암환자와 의료진이 신뢰할 수 있는 정보의 중심이 되는 기관입니다. (원서에는 없는 내용으로, 한국 독자를 위해 편집자가 보완하였습니다.-역주)

한국유방암학회 www.kbcs.or.kr

한국유방암학회는 학회가 직접 작성하고 주기적으로 개정하는 유방암 진료 권고안과 유방암 백서를 제공합니다. 쉽게 구성된 해설과 통계, 다양한 치료 선택지를 한눈에 확인할 수 있어 진료 전 상담을 준비할 때 큰 도움이 됩니다. 신뢰할 수 있는 근거 중심의 자료로 환자와 의료진 모두에게 유용한 정보를 제공합니다. (원서에는 없는 내용으로, 한국 독자를 위해 편집자가 보완하였습니다.-역주)

암회복재단 www.cancerrecovery.org

통합 암치료에 대한 수상 경력을 가진 기관입니다. 당신의 몸, 정신, 마음 등이 건강해지고 잘 유지되는데 도움을 줍니다. 전통적인 치료법을 포함한 보완적, 대안적 치료 방법들을 통한 분석도 진행합니다. 영양 관련 가이드가 광범위합니다. 운동 규칙을 제안해줍니다. 어떤 태도를 취해야 할지 말해줍니다. 온라인과 전화를 통해 개인 및 단체를 지원해줍니다.

Oncolink www.oncolink.org

펜실베이니아 대학교에서 운영하는 이 사이트는 의학적 신뢰도가 높은 대표적인 암 전문 웹사이트입니다. 임상 정보를 일반인도 이

 암선고를 받았을 때 취해야 할 50가지 필수수칙

해하기 쉬운 언어로 제공하며, 모든 유형의 암과 치료 방법, 최신 연구 동향까지 폭넓게 다룹니다.

National Cancer Institute www.cancer.gov

만약 당신이 보다 기술적이고 의학적으로 집중된 정보가 필요로 할 경우 유용합니다. 이 웹사이트에서는 광범위한 암 통계자료, 각종 암진단, 전통적 치료법, 유전학, 임상 시험과 연구 결과를 찾을 수 있습니다.

Mayco Clinic www.mayoclinic.org

세계적으로 유명한 메이요 클리닉의 공식 사이트 입니다. 환자와 의료전문가 모두에게 훌륭한 웹사이트입니다. 이 사이트에서 [건강정보 → 질환 및 상태 → 암]을 클릭하여 들어가 보세요. 이 사이트는 환자가 이해하기 쉬운 용어로 정보를 제공합니다.

Cancer Treatment Centers of America www.cancercenter.com

이 사이트는 다른 사이트에서는 제공하지 않는 실제 치료법의 다양한 선택지를 제공합니다. 만일 본 사이트의 내용이 자신에게 적합하다고 생각이 되면, 직접 기관에 연락해 상담을 받아 치료법을 결정하는 것을 추천합니다.

Dartmouth Atlas of Health Care www.dartmouthatlas.org

미국에서 의료 자원의 분배와 사용 방식의 변화를 기록하는 프로젝트입니다. 의료 보험 데이터를 활용해 국가 및 지역별 시장 정보와 병원 및 제휴 의사 정보를 제공합니다. 이 사이트를 통해 당신이 이용 중인 병원과 의사가 상위 순위 몇 위에 드는지 확인하세요.

HealthGrades www.healthgrades.com

의사와 병원의 평가를 가장 투명하게 보여주는 데이터 기반 중심의 사이트입니다. 이 사이트를 통해 병원의 의료서비스 품질을 비교해 보세요.

> **당신이 할 수 있는 중요한 일**
>
> 연구하십시오. 당신의 암과 가능한 모든 치료 방법에 대해 실용적인 지식을 얻기 위해 시간을 투자하십시오.

 암선고를 받았을 때 취해야 할 50가지 필수수칙

6

암이 곧 죽음을 의미하는 것은 아닙니다

당신은 자신의 암치료를 위한 전통적인 치료법, 보완요법, 대체요법 등을 조사하다 보면, 암 발병률·사망률·5년 생존율 같은 수치를 자세히 보여 주는 암회복에 관한 통계들을 접하게 될 것입니다. 이때 당신은 절대로 위축되어서는 안 됩니다.

통계를 어떻게 받아들이느냐가 무엇보다 중요합니다. 통계는 전체 집단을 기준으로 산출되는 수치이며, 해석 방식도 매우 다양합니다. 따라서 이 수치들이 당신을 포함한 개개인의 운명을 결정짓는 것은 아닙니다.

이제 암에 관한 사실을 직시해 봅시다. 미국 국립암연구소의 SEER* 연구에 따르면, 누구나 암에 걸릴 수 있습니다. 다만 암에 걸릴 가능성은 나이가 들수록 높아집니다. 실제로 전체 암진단의 약 80%는 55세 이상에서 이루어졌습니다. 평생 동안 암진단을 받

---

* 암 감시 역학 및 결과 프로그램(Surveillance Epidemiology and End Results, http://seer.cancer.gov)

을 확률은 남성은 두 명 중 한 명, 여성은 세 명 중 한 명입니다.

생활 습관은 암 발병 위험에 지대한 영향을 미칩니다. 예를 들어, 흡연 남성의 폐암 발병 위험은 비흡연자보다 약 25배나 높습니다. 유전적 요인이 영향을 미치는 암은 전체의 약 5%에 불과합니다. 예컨대 어머니나 자매, 딸이 유방암을 앓았던 여성은, 그런 가족력이 없는 여성보다 암진단을 받을 가능성이 약 두 배 높습니다. 그러나 이런 유전적 요인조차도, 외부요인(흡연, 음주, 환경 오염물질, 자외선 과다 노출 등)과 내부요인(호르몬 과다 사용, 영양 불균형 등)에 의해 손상된 유전 정보에 비하면 상대적으로 미미한 편입니다.

안타깝게도 올해 미국에서는 약 160만 명이 새롭게 암진단을 받고, 약 60만 명이 암으로 생명을 잃을 것으로 예상됩니다. 하지만 좋은 소식도 있습니다. 지금까지 약 1,200만 명의 미국인이 암진단을 받고 생존했다는 점입니다. 당신도 그중 한 사람이 될 수 있습니다.

나는 두 번째 수술을 받은 뒤 여러 암에 대한 수치표와 통계 도표로 가득한 책 한 권을 받았습니다. 먼저 폐암에 관한 모든 자료를 샅샅이 읽어보았는데, 전이성 폐암 통계는 내게서 삶의 희망을 송두리째 앗아갔습니다. 읽은 내용이 머릿속에서 떠나지 않으면서 죽음이 빠르게 다가오고 있다는 확신이 들었고, 곧 두려움과 우울, 절망감에 깊이 사로잡혔습니다.

며칠이 지난 뒤 그 통계자료를 다시 살펴본 나는 많은 사람들이 살아 남기도 했다는 사실을 깨달았습니다. 그리고는 그들이 무엇을 했는지, 어떻게 하면 그들에게서 배울 수 있는지 알고 싶어졌습니다.

당신이 처한 상황이 아무리 어렵더라도 꼭 명심해야 할 사실이 있습니다. 어떤 종류의 암이라도 '생존율'이 전혀 없는 암은 없다는 점입니다. 이것은 진정한 희망의 근거가 되므로 매우 중요한 사실입니다.

이제 문제는 "내가 통계 속에서 생존자에 포함될 가능성을 최대화하려면 무엇을 할 수 있는가?"로 바뀝니다. 당신은 이 책을 읽음으로써 이미 그 해답에 다가가는 문을 통과하기 시작했습니다.

당신이 할 수 있는 중요한 일

통계를 발전과 희망의 증거로 해석하십시오. 희망은 암치료에 있어서 가장 큰 협력자입니다. 당신은 생존자 통계에 포함되어 계산될 것이라는 확신을 가지고 행동에 나서도록 하십시오.

두 번째: 치료 방법을 결정하십시오

암진단을 받았다면, 이제는 합리적인 치료계획이 필요합니다. 진단 내용을 충분히 이해하고 나면, 여러 가지 치료 방법 중에서 선택해야 할 상황이 올 것입니다. 일반적으로 권장되는 전통적인 치료는 병리 보고서의 결과와, 당신이 거주하는 지역에서 통용되는 치료 관행에 따라 결정되는 경우가 많습니다.

이 결정을 내리는 데 있어 중심은 바로 당신입니다. 치료계획은 의사의 권고와 더불어, 당신이 스스로 느끼기에 당신의 신념과 바람에 가장 적합한 방법을 잘 조율하여 세워져야 합니다.

이 장에서는 당신에게 가장 적합한 치료 방안을 찾아가기 위해 단계별로 차근차근 검토할 수 있도록 도와드릴 것입니다. 이제 다음 결정 단계로 함께 나아가 보겠습니다.

7

모든 치료 방법을 완전히 이해하십시오

당신의 담당 암전문의는 연구를 통해 얻은 정보에 더해, 당신의 암과 그 진행 단계에 따라 권장되는 전통적 치료 방법을 조심스럽게 설명해 줄 것입니다.

당신의 선택은 대체로 다음 세 가지 전통적 치료 방법 중 하나이거나, 이들을 결합한 것이 될 것입니다.

- 수술요법: 종양 부위를 제거하는 것
- 방사선 치료: 엑스레이이나 라듐을 수술 부위를 쬐는 것
- 항암화학요법: 암세포에 해로운 항암제를 이용하는 것

수술요법은 암이 작고 신체의 다른 부위로 전이되지 않았을 때 가장 흔히 사용되는 치료법입니다.

방사선 치료는 모든 암환자의 절반 정도에게 사용되며, 수술 전후에 다른 치료 방법과 병행하기도 합니다.

항암화학요법은 암이 이미 전이되었거나 전신으로 퍼진 경우

가장 많이 쓰이며, 종양이 계속 자라는 것을 막기 위해 종종 수술 요법이나 방사선 치료와 병행합니다.

전통적인 치료 방법의 다른 형태로는 아래의 세 가지가 있습니다.

• 호르몬요법: 신체의 호르몬을 사용하거나 조작하는 것
• 면역요법: 신체의 면역기능을 강화하는 것
• 시험요법: 임상시험으로서의 치료 프로그램

호르몬요법은 암세포의 성장이 호르몬에 의존할 때 사용됩니다. 호르몬을 제거하거나 추가하거나, 혹은 호르몬을 생성하는 선(腺)을 약물이나 수술로 제거해 그 호르몬 생성 자체를 차단합니다.

면역요법은 인터루킨(림프구, 단핵 백혈구에서 생산 분비되어 면역 응답에 관여하는 물질의 총칭. 특히 인터루킨-2는 암세포를 공격하는 킬러세포를 증식시키므로 항암제로 사용되고 있음-역주)이나 인터페론 같은 사이토카인(혈액 속에 있는 면역 단백질의 하나-역주)을 활용해, 우리 몸의 자연적인 방어 체계를 강화하거나 회복시키려는 방법입니다.

많은 이들이 면역요법이 조만간 네 번째로 널리 쓰일 치료 방법이 될 것으로 기대하지만, 아직 그 과학적 유효성은 입증되지 않았습니다.

시험요법은 아직도 실험 단계에 있으므로 이 방법은 최후의 선택지로 고려됩니다.

지난 15년 동안 나는 환자들이 충분한 정보를 토대로 치료 방

법을 선택하도록 돕는 과정에서 여러가지를 관찰했습니다. 그 경험을 바탕으로 전통적 치료 방법 선택에 있어서 다음과 같은 설명을 드립니다. 개인적으로 관찰하고 느낀 점이니 참고해주시길 바랍니다.

① 전통적 치료 방법 중 수술이 가장 보편적이지만, 그렇다고 모든 암진단에서 수술이 꼭 필요한 것은 아닙니다. 많은 환자들이 자신의 암이 '수술 불가능'이라는 말을 듣고 절망하지만, 당신은 이런 말을 듣더라도 절대로 좌절하지 마십시오. 수술이 불가능하다는 것이 곧 치료 자체가 불가능하다는 뜻은 아닙니다.

② 담당 암전문의가 당신에게 수술을 권하고 당신이 동의한다고 해도, 누구에게 수술을 받을지는 전적으로 당신 선택입니다. 집도의를 선택하는 일은 무엇보다 중요합니다. 그러므로 가능하면 경험이 풍부하고 실력 있는 의사를 선택하십시오.

폐경기 전 유방암 환자들을 위한 주의사항

수술 일자를 정하는 데는 어느 정도 시간적 여유가 있습니다. 연구에 따르면, 유방암에 걸린 여성들 중에서 월경 주기에서 황체기 (월경 시작 후 14~30일 사이)에 수술을 받은 여성들의 재발률이 훨씬 낮아진다는 과학적 증거가 늘어나고 있습니다.

캐나다의 한 연구에서는 월경 주기의 후반기에 수술을 받은 경우 재발률이 가장 낮다는 사실이 확인되었습니다.

수술 일정을 정하기 전, 당신의 담당의사에게 가장 최신 연구자료와 정보를 요청하고, 수술 일정을 정할 때는 반드시 당신의 의견을 주장하십시오. 왜냐하면 대부분의 수술 일정은 의사나 병원의 편의대로 정해지기 때문입니다.

③ 항암화학요법에 대해 완벽하게 이해하시기 바랍니다. 항암화학요법을 받아들이기 전, 의사에게 치료의 유효성을 입증하는 과학논문이나 보고서를 보여달라고 요청하십시오. 제시된 화학요법의 공정 성적서(약물의 시험 성적을 차례로 기록한 것-역주)를 확인하고, 그것이 실제로 병을 치료하고 생명을 연장하며 삶의 질을 개선한다는 확실한 근거들이 있는지 검토하십시오.

이 세 가지 기준은 모든 치료 방법(전통적 치료 방법뿐만 아니라 시험요법, 보완요법, 대체요법 등)을 평가할 때 적용해야 합니다.

만약 당신의 담당 임상의사가 '반응', '종양 반응', '종양 부담 경감' 등의 용어를 사용한다면, 이것은 종양의 수축을 의미하거나 종양이 가지는 면역 억제 효과가 완화되었다는 뜻이지 곧 몸이 암을 이겨내고 면역 체계가 질병에서 자유로워진다는 의미는 아님을 이해해야 합니다.

따라서 이런 상황에 대응하기 위해, 이 책에서 제시하는 건강 증진 기법과 삶을 풍요롭게 하는 방법들을 가능한 한 많이 실천하십시오.

항암화학요법 선택에 대해서는 깊이 공부하고, 반드시 스스로도 연구하십시오. 단기 부작용이 무엇인지, 장기 부작용이 무엇인지 물어보십시오. 오랫동안 생존한 비슷한 치료를 받은 사람들의 이름과 연락처를 요청해 그들의 경험과 자료를 확인하십시오.

당신이 선택한 치료법이 가져다 줄 결과, 즉 당신이 기대할 수 있는 것과 기대할 수 없는 것이 무엇인지 정확히 알아야 합니다. 이런 정보를 확보해야만 당신은 비로소 정보에 근거한 선택을 할 수 있습니다.

④ 항암화학요법은 일정한 공식으로 예측할 수 있는 정밀 과학이 아닙니다. 당신의 담당 암전문의에게 항암화학요법(시험관 내에서의) 테스트에 대해 물어보십시오. 당신의 조직 표본은 실험실에서 다양한 약품과의 반응 정도를 분석하는 데 사용됩니다. 그리고 약 일주일 후, 당신의 암전문의는 어떤 약이 가장 잘 드는지, 어떤 약이 듣지 않는지에 대한 보고서를 받게 됩니다. 이 보고서에 적힌 효능 결과는 당신이 항암화학요법을 시작하기 전에 당신에게 가장 적합한 맞춤 치료계획을 세우는 데 도움이 될 것입니다. 만약 치료계획에 변화가 있더라도 당황하지 마십시오. 이런 변화는 약을 바꾸는 일처럼 흔히 있는 일이며, 암전문의가 효과를 높이기 위해 시도하는 과정일 뿐입니다.

⑤ 항암화학요법은 알약 형태로 복용하거나, 수액 형태로 근육에 주사하거나 아니면 가장 흔한 정맥 주사를 통해 투여됩니다. 투약은 수개월 동안, 특별한 경우 평생에 걸쳐 일 단위, 주 단위,

월 단위 계획으로 이루어집니다. 모든 환자들이 치료 과정에서 한 번쯤은 겁을 내는 부작용은 이전보다 많이 줄어들었지만, 그래도 여전히 개인차가 큽니다. 불쾌한 부작용을 줄이기 위해서는 〈36. 부작용을 최소화하십시오〉를 참조하시기 바랍니다.

⑥ 방사선 치료의 경우 최근에는 체내에 쏘는 방사선이 점점 늘고 있지만, 그래도 여전히 가장 흔한 방식은 외부에서 기계를 통해 광선을 쏘는 것입니다. 이것은 외과적 방법으로 방사성 물질이 치료할 부위에 주입되는 것입니다. 방사선 치료는 매우 정밀함을 요구합니다. 따라서 당신은 반드시 전문성을 인정받은 유능한 의사를 선택해야 하며, 주위 경험자들의 의견을 물어보는 것도 좋습니다.

양성자 치료는 종양에 방사선을 정밀하게 전달하는 첨단 방사선 치료법입니다. 이 치료는 건강한 조직에는 거의 영향을 주지 않으면서, 악성 세포만을 효과적으로 파괴합니다. 양성자는 낮은 방사선량으로 체내에 진입하여 종양에서 멈추고, 종양의 모양과 크기에 맞춰 집중적으로 에너지를 방출함으로써 암세포를 직접 공격합니다.

이 새로운 기술은 특히 폐암, 전립선암, 림프종, 식도암, 그리고 뇌 및 두개골 기저부에 생기는 암에 효과적입니다. 비록 완치 목적은 아니지만, 간암이나 췌장암의 경우 통증 완화를 위해 사용되기도 하며, 비교적 드문 암인 연부조직 육종 치료에도 활용될 수 있습니다.

나는 양성자 치료 기술이 빠르게 진보하고 있다는 점에서 큰 희망을 느낍니다. 이 기술은 고가의 장비가 필요한 까닭에, 현재로서는 주요 암 전문센터에서만 시행되고 있습니다.

모든 암은 치료될 수 있습니다. 암이 상당히 진행된 경우라도 임상시험이 가능합니다. 만약 당신의 암이 전통적인 치료 방법에 별다른 반응을 보이지 않는다면 호르몬요법이나 면역요법에 대해 문의하십시오. 당신은 가능한 모든 치료법의 전반에 대해 알 권리가 있습니다. 이러한 이해를 통해 가장 현명한 치료 결정을 내릴 수 있는 지식과 힘을 갖게 될 것입니다.

전통적인 치료 방법은 매우 중요합니다. 16,000명 이상의 암생존자들과의 면담에서 96%가 넘는 이들이 전통적인 치료 방법으로 효과를 보았다고 응답했습니다.

많은 생존자들이 비전통적인 암치료법인 대체요법으로 전환한다는 말은 근거 없는 이야기입니다.

1980년대 후반, 미국 식품의약국의 한 연구 조사에 따르면 암환자의 40%가 비전통적인 치료법을 사용한다고 보고되었습니다. 이는 암환자 전체를 대상으로 본다면 사실일 수도 있습니다. 사실 나는 그 숫자가 지금쯤 75% 정도로 늘었을 것이라 생각합니다. 그러나 암생존자의 경우 이야기가 다릅니다. 그들은 보완요법과 대체요법을 포괄적인 회복 프로그램에 통합시킵니다. 바로 이것이 이 책에서 제시하려는 핵심 지침입니다.

전통적인 치료법 선택에 대한 마지막 고려

다음 사항을 분명히 이해해 주기 바랍니다. 대부분의 생존자들은 수술요법, 방사선 치료, 항암화학요법, 호르몬요법, 그리고 때때로 이들을 병행하는 전통적 치료계획을 선택합니다. 또한 이 전통적 치료계획에 이 책에서 제시하는 다양한 방법을 추가하기도 합니다. 당신도 자신의 연구와 굳은 믿음을 바탕으로 전통적 치료계획을 시행하십시오.

당신이 이러한 포괄적이고 통합적인 회복 치료계획을 시행하기 전까지는 치료가 불완전할 것입니다. 현재 우리가 가진 이해 수준으로 볼 때, 이런 방식의 통합 치료야말로 암을 이기고 살아남기 위한 최선의 기회를 의미합니다.

⚜ 당신이 할 수 있는 중요한 일 ⚜

담당 암전문의에게 수술요법, 방사선 치료, 항암화학요법 중에서 당신에게 가장 알맞은 방법을 구체적으로 설명해 달라고 하십시오. 또한 호르몬요법, 면역요법, 현재 시행 중인 임상 시험에 대해서도 물어보십시오. 담당의사의 추천도 받아 두십시오.

그런 후 전문가들에게서 받은 권장 사항들을 암회복재단 웹사이트(www.cancerrecovery.org)에 들어가서 "치료 과정에서 예상할 수 있는 것들" 항목에 있는 내용과 비교해보세요. 이 정보들을 노트에 기록하세요.

이렇게 정리한 정보를 《건강과 회복일지》에 옮겨 적으십시오. 단, 아직 치료에 동의는 하지 마십시오. 당신이 먼저 해야 할 일이 더 남아 있습니다.

8

담당 의료진에 대한 신뢰도를 평가하십시오

자신을 담당하는 외과의사, 암전문의(종양내과), 기타 의료전문가들의 기술적 역량을 정확히 가려낼 수 있는 환자는 거의 없습니다. 당신 역시 당신의 의료진들의 학력과 전문성, 치료 경험 등을 살펴볼 수 있으나, 특정한 의사가 당신의 병을 성공적으로 다룰 수 있을지를 정확하게 평가하기는 어렵습니다.

그렇더라도 우리는 회복의 여정에서 매우 중요한 평가, 곧 신뢰 수준을 직관적으로 측정할 수 있습니다.

난소암에 걸린 앤 시모스는 성공한 여성 직장인입니다. 그녀의 암이 발견되었을 때는 이미 상당히 전이된 상태였으며 병의 경과에 대한 예상도 좋지 않았습니다. 앤은 서로 다른 암전문의 일곱 명을 찾아가 병리학 보고서와 진단서를 들고 직접 면담을 요청하며 물었습니다.

"만약 이 진단이 맞다면, 선생님은 제게 어떤 치료 방법을 권하시겠습니까?"

그녀가 들은 대답은 대체로 위안을 주는 상투적인 말들이었지만, 그래도 앤을 안심시킨 것은 한 암전문의의 대인관계 능력이었습니다. 그 의사는 그녀의 말을 경청했고, 치료 절차에 대한 앤의 믿음 수준을 확인하기 위해 여러 질문을 던졌습니다. 그리고 그 답변과 믿음을 바탕으로 자신이 생각하는 치료 방법을 권했습니다. 결국 앤은 그 의사를 선택했습니다.

앤의 판단은 의술에 대한 객관적인 지표보다는 한 의사에 대한 신뢰와 그가 제시한 치료계획에 대한 자신감에 근거한 것이었습니다. 그녀는 직관을 따랐습니다.

나 역시 충분히 확인하는 과정을 거친다면 자신의 직관을 신뢰할 수 있다고 믿습니다. 분명한 사실은, 환자를 다루는 태도가 아무리 뛰어난 의사라도 그것만으로는 훈련, 지식, 기술 등의 부족을 메울 수는 없다는 점입니다. 하지만 생존자들이 내게 되풀이하면서 이야기한 바에 따르면, 의료진에 대한 환자의 신뢰 수준과 회복 가능성 사이에는 직접적 상관관계가 있습니다. 의사소통능력이 신뢰를 좌우합니다. 바로 여기에서 당신은 균형을 찾아야 합니다.

당신이 할 수 있는 중요한 일

의료진에 대한 자신의 신뢰 수준을 평가하십시오. 특히 당신의 치료를 결정내려야 할 때 중요합니다. 만약 당신의 의료진과 그들이 추천하는 사항에 확신보다 의문이 더 크다면, 당신의 신뢰 수준을 재조정하거나 의료진 자체를 바꾸는 방안을 검토하십시오. 이러한 조치를 취할 때는 서두르지 말고 느긋한 자세로 생각하십시오. 휴식을 취한 후 다음 단계를 이어가십시오.

　암선고를 받았을 때 취해야 할 50가지 필수수칙

9

확신이 가는 치료 방법을 선택하십시오

바쁜 주부이자 자원봉사자인 엘레인은 난소암 진단을 받은 뒤, 담당 의사로부터 입원 치료가 필요한 항암화학요법을 반드시 받아야 한다는 권고를 들었습니다. 그러나 그녀는 그 치료 계획이 몹시 두렵게 다가왔습니다.

그녀는 병 자체보다 더 고통스럽고 위험해 보였던 항암화학요법을 받고 고통스럽게 세상을 떠난 시어머니에 대한 기억이 아직도 생생했습니다. 당시 엘레인은 시어머니를 보면서 혹시 자신이 암진단을 받게 되더라도 항암화학요법만은 절대로 받지 않겠다고 다짐했었습니다. 그런데 이제 그녀는 자신이 가장 두려워하던 바로 그 상황에 직면한 것입니다.

엘레인은 비전통적인 치료 방법을 찾아 나섰습니다. 암세포를 죽이는데 도움이 되는 해독물, 약용 허브, 열을 이용하는 고열요법 등을 함께 병행하며, 신진대사요법을 권하는 자연요법사와도 상담했습니다. 이 계획은 실패해도 큰 부작용이나 고통이 없을 것처럼 보였지만, 한편으로 엘레인은 전통적인 치료 방법에서 너무 멀어진 것 같아 두렵기도 했습니다.

그녀는 또 다른 암전문의를 만났고, 자신이 느끼는 두려움과 자신이 연구한 내용을 설명했습니다. 그러자 그 의사는 호르몬요법을 권했습니다. 호르몬요법이 항암화학요법보다 독성이 훨씬 적고 부작용도 덜하다는 사실에 엘레인은 안심했습니다. 그러나 호르몬요법은 항암화학요법만큼 근본적이거나 널리 권장되는 표준 치료 방법은 아니었습니다.

세 가지 치료 방법 사이에서 갈피를 잡지 못하던 엘레인은 결국 거듭 생각한 끝에, 자신에게 가장 효과가 있을 것이라 확신되는 두 가지 치료 방법을 병행하기로 했습니다. 끈질기게 노력한 끝에 그녀는 고열 요법과 세분화된 항암화학요법을 결합한 치료 방법을 찾아냈습니다. 그것은 알약 복용하는 항암화학요법과 쑥뜸을 병행하는 방식이었습니다. 호르몬요법은 최후 수단으로 남겨두었습니다.

엘레인의 선택이 모든 사람에게 정답은 아닙니다. 그러나 엘레인처럼 자신의 확신에 따라 결정하는 것은 모든 성공적인 치료계획의 중요한 요소입니다.

암진단을 받은 지 11년이 지난 지금, 엘레인의 암은 상당히 좋아진 상태이며 그녀는 충만하고 행복한 삶을 누리고 있습니다.

결장암을 이겨낸 빌은 다음과 같이 말했습니다.

"나는 내 담당의사로부터 확신을 얻고 싶었습니다. 그래서 나는 의사의 눈을 똑바로 보며 물었죠. '이 치료 방법은 전통적인 것입니까, 선생님? 만약 그렇지 않다면, 선생님이 권하시는 치료 방법의 효과를 입증할 확실한 자료를 보여주실 수 있습니까?'라고요. 그 후 담당의사가 미국국립암연구소에서 발표한 연구자료를 제시했고, 나는 연구자료를 보고 수술요법과 뒤이은 항암화학요법이 최선의 치료법이라는 확신을 얻었습니다."

당신이 할 수 있는 중요한 일

어떤 치료계획이든 그것을 받아들이기 전에 시간을 두고 스스로에게 질문하십시오.

"나는 정말로 이것이 꼭 필요한 치료라는 믿음을 갖고 있는가?"

"나는 최선의 길을 선택하고 있는가?"

만약 확신이 가지 않는다면 그 치료계획은 거부하십시오. 그리고 자신이 확신을 가지고 따를 수 있는 다른 치료계획을 찾으십시오.

10

치료 방법의 결정은 신중히 하십시오

당신이 지금까지의 단계를 주의 깊게 읽었다면, 아직은 단순히 치료 방법 선택에 관한 정보만 수집한 상태입니다. 당신은 아직 어떤 치료 방법을 선택할 지 결정하지 않았습니다. 이제부터는 자신의 치료 방법 선택에 대한 체계적인 검토를 시작할 단계입니다.

먼저 일관된 정보를 얻고 있는지 비교해 보십시오.

- 최초 진단을 내린 의사로부터 어떤 소견을 받았습니까?
- 두 번째 의견을 위해 상담한 암전문의에게서는 어떤 답을 들었습니까?
- 직접 진행한 조사를 통해 얻은 각종 권고와 추천들은 어떻게 정리되었습니까?

당신은 위 세 가지 출처로부터 얻은 추천이나 권장 사항을 종합하여 확실한 선택을 해야 합니다. 대부분의 차이는 독성과 침습성 수준과 관련되어 있습니다.

세 정보로부터 얻은 결론이 일치한다면 당신의 결정 과정은 매우 수월할 것입니다. 반대로 의사들의 추천과 암 관련 공공기관의 추천이 서로 일치하지 않는다면, 당신의 정보수집이 아직 불충분한 것입니다. 당신이 아직도 결론을 내리지 못해 혼란스럽다면, 이것은 또 다른 세 번째 소견을 구해야 한다는 명확한 신호입니다. 이는 돈과 시간을 현명하게 쓰는 방법입니다.

종양학계의 일부 저명한 전문가들은 나의 이런 제안을 비웃기도 합니다.

"솔직히 말해 당신이 발견하게 될 치료들 간 차이는 아주 사소합니다. 당신은 지금 치료를 받아야 할 귀중한 시간을 허비하고 있습니다."

하지만 나는 이에 동의하지 않습니다.

특별한 경우가 아니라면 2~3일 더 들여 세 번째, 네 번째 소견을 얻을 가치는 충분합니다. 환자인 당신은 최선의 치료 방법을 추구해야 합니다. 설령 추천 및 권장 사항들이 서로 다르더라도 기본적인 일관성만은 기대해야 합니다.

테리는 인디애나주에 사는 47세 남성으로 임파선암 진단을 받았습니다. 그는 치료계획에 동의하기 전에 8명의 암전문의와 상담해 그들의 소견을 충분히 들어보았습니다. 최선의 방법을 찾으려는 테리의 결정은 현명했습니다. 오늘날까지도 그는 살아 있으며 건강합니다.

환자들이 자주 제기하는 고민이 있습니다. 가령 "내 의료보험으로는 세 번째 소견을 들을 때 보험 적용이 되지 않습니다."라는 것입니다.

여기에 대한 내 의견은 '방법을 찾으십시오' 입니다.

나는 내 병을 위해 최선의 치료 방법 결정을 도와줄 유능한 의료전문가의 서비스에 비용을 지불하는 일을 기쁘게 받아들이기로 했습니다.

당신도 나와 같은 태도를 갖도록 하십시오. 의료보험의 부담 한계 때문에 중대한 결정을 그르쳐서는 안됩니다. 돈을 빌리든지 아니면 무료 진료 기관을 찾아보십시오. 지금 이 순간 당신의 인생에서 이보다 더 중요한 일은 없습니다.

당신이 일단 의학적 치료법에 확신이 서면, 다음을 곰곰이 생각해보십시오. 그것은 '당신을 치료할 사람들과, 치료받을 장소가 편안하게 느껴지는가?'에 대한 문제입니다.

준은 난소암에 걸린 50대 미망인입니다. 그녀는 종합암센터의 의사들이 추천한 치료 프로그램을 가장 신뢰했지만, 불행히도 그곳은 복잡한 캘리포니아 간선도로를 지나 한 시간 넘게 가야 하는 곳이었습니다. 그녀는 매주 치료를 위해 그곳을 방문해야 했고, 문제는 그곳까지 가는 것이었습니다. 준은 출퇴근 시간에 운전하는 것을 꺼려 했기 때문에 친구나 가족이 그녀 대신 운전을 해주었습니다. 게다가 그녀는 그 병원이 있는 도시에서는 왠지 모르게 몸과 마음이 불편했습니다.

그녀는 담당의사에게 병원까지 차로 이동하는 문제와 안전 문제에 대한 자신의 걱정을 털어놓았습니다. 의사는 준을 동정하며 이해해주었고, 그녀에게 집에서 차로 10분 거리의 병원을 추천했

　　　　　암선고를 받았을 때 취해야 할 50가지 필수수칙

습니다. 이후 그녀는 주간 치료는 가까운 병원에서, 암센터는 한 달에 한 번만 방문했습니다. 오늘날까지도 준은 치료 장소를 가까이로 바꾼 결정이 그녀의 성공적인 회복에 큰 도움이 됐다고 믿고 있습니다.

당신은 의사들이 추천한 치료계획에 진정한 확신이 있습니까? 그 치료계획이 가장 좋은 길이라는 확신이 듭니까? 확신은 분명한 감정입니다.

지금 이 순간 확실한 보장이 없어도, 자신의 치료계획과 그 계획을 제시한 사람들에 대해 강한 확신을 가져야 합니다.

암회복재단은 지금까지 수천 명의 암환자들이 치료를 선택하고 분석하는 과정을 헤쳐 나갈 수 있도록 도와 왔습니다. 그러나 이 과정에서 빠지지 않는 질문이 있습니다. "모든 대체요법을 전부 한 번씩 다 시도해 보면 어떨까요? 사실 저는 제대로 알아보지도 않았습니다."

이 질문에 대해 나는 다음과 같은 전략을 추천해 왔습니다.

첫째, 전통적인 치료 방법에 대해 조사하십시오. 수술요법, 방사선 치료, 항암화학요법은 생존자들의 성공 사례 중 대부분을 차지하는 기초입니다. 만약 전통적 치료 방법들이 가망이 없거나 성과가 부족하다면, 그때는 임상실험을 거치는 시험요법과 보완요법, 대체요법 등 비전통적 치료 방법들을 검토해 보십시오.

모든 가능한 선택에 개선된 식이요법과 영양보충요법을 통합하고 여기에 사회심리적·심리영성적 기법을 더하십시오. 즉, 몸·마음·정신을 모두 동원하는 것입니다. 나는 이러한 통합된 치료

기법을 외면하는 의사는, 더 이상 정보에 근거한 의학적 소견을 제
공한다고 보기 어렵다고 생각합니다.

　당신 스스로 이 중요한 결정에 대해 충분히 심사숙고할 시간
을 가지십시오. 누구에게도 서둘러 결정하라는 압력을 받지 마
십시오.

　치료에 관하여 추천하고 권장되는 사항들이 모두 일치할 때 비
로소 치료를 맡길 사람들은 당신의 신뢰를 얻게 될 것입니다. 그리
고 당신 또한 몸과 마음, 정신의 통합이 중요함을 이해하고, 나아
가 확신에 찬 목소리로 말할 수 있을 것입니다. 그 때가 당신이 다
음 단계로 나아갈 준비가 된 때입니다.

❧ 당신이 할 수 있는 중요한 일 ❧

자신의 《건강과 회복일지》에 적어 놓은 것들을 다시 읽으십시
오. 철저히, 주의 깊게, 체계적으로 자신의 치료계획 결정을 생
각해 보십시오. 잠시 쉬었다가 다시 한 번 더 생각해 보십시오.

11

결정하십시오!

결정하는 곳에 힘이 있습니다. 확실한 결정에서 나오는 힘이 없다면 세상의 어떤 분석도 당신을 인도하지 못합니다.

암을 이겨 나가는 여정은 크고 작은 결정으로 이루어집니다. 그중에서도 치료계획은 인생 전반의 방향을 좌우하는 커다란 결정입니다. 바로 지금이 결정할 때입니다.

결정은 행동에 불을 붙이는 불꽃입니다. 결정을 내리기 전까지는 아무 일도 일어나지 않습니다. 이런 결정을 내리려면 용기가 필요합니다. 당신이 암에 걸렸다는 사실을 직시하고, 차분히 과제를 해결하며, 결국 행동 방향을 선택하는 데 힘이 있는 것입니다. 그러나 당신이 용기를 내지 않는다면 그 일은 영원히 손대지 못한 채로 남게 될 것입니다.

결정하십시오. 어중간한 태도나 단편적인 결정을 해서는 안 됩니다. 지금은 어느 한쪽을 분명히 선택해야 할 시간이며, 철저히 실행에 옮겨야 할 때입니다.

결정을 내렸다면 이제 그 선택을 실행해야 합니다. 물론 언제든

다른 선택의 가능성은 열어 두어야 합니다. 그러나 지금은 "이것이 바로 내가 산을 올라가는 방법이다. 시작하자."라고 말해야 할 때입니다.

결정을 하면 당신은 두려움과 불안이 만들어 내는 불확실성에서 자유로워집니다. 물론 위험은 있습니다. 그러나 아무 결정도 하지 않거나, 모든 일이 운이 좋아 잘 되기를 바라는 태도에 더 큰 위험이 있습니다.

결정하십시오. 당신은 노력해 왔습니다. 이것은 그냥 주어진 기회가 아닙니다. 이 결정은 신중하고 부단한 연구와 조사의 결실입니다. 지금은 행동할 때입니다.

결정은 정신을 일깨웁니다. 당신 안에서 생명력이 솟구쳐 살아나는 것이 느껴집니까? 그 생명력에 자양분을 주십시오. 그리고 그 정신을 소중하게 간직하십시오. 그것은 당신을 위해 일하며, 당신이 다시 건강을 되찾도록 돕는 내면의 힘입니다.

당신이 할 수 있는 중요한 일

지금 치료에 대한 결정을 하십시오. 자신의 확고한 결심이 가진 힘을 음미하십시오. 낙관적인 태도를 가지십시오. 결정하십시오! 그리고 의료진에게 당신의 선택을 알리십시오

12

완전히 이해한 동의서에만 서명하십시오

모든 치료 방법에 대한 결정은 환자나 보호자가 충분한 설명을 들은 후에 내려야 합니다. 이 말은 당신이 수술, 마취, 방사선 치료, 항암화학요법 등 치료 과정에서 일어날 수 있는 돌발 상황과 위험에 대해 상세하게 알고 분명하게 이해할 필요가 있다는 것을 뜻합니다.

당신의 의사는 동의서에 서명을 요청할 것입니다. 그러나 백지 동의서에는 절대 서명하지 마십시오. 일단 정확한 과정이 설명되어 있는지, 자신이 그것을 충분히 이해했는지를 확인하십시오. 당신에게는 이런 동의서에 제한을 둘 권리가 있습니다. 당신이 동의하지 않는 항목은 줄을 그어 지워 버리십시오. 예컨대, 나는 내 폐를 절제하는 수술 과정을 녹화하겠다는 동의서 항목에 줄을 그었습니다.

정상적인 판단 능력이 있는 성인이라면, 설령 그 결과가 죽음이라 해도 치료를 거부할 수 있습니다.

낸시는 젊은 임산부였습니다. 그녀가 폐암 진단을 받았을 때

의사들은 그녀에게 즉시 치료를 권했습니다. 그렇지만 그녀는 태아에게 미칠 잠재적인 위험을 충분히 심사숙고한 끝에 출산 후로 치료를 미뤘습니다. 그녀는 치료를 거절할 권리를 행사한 것입니다.

당신은 자신이 동의하는 모든 사항을 분명히, 그리고 완전히 이해해야 합니다.

오리건주에 사는 은퇴한 조종사인 게리는 언제부턴가 늘 기운이 없고 피곤한 것을 느끼기 시작했습니다. 그는 건강에 이상이 생겼음을 알게 되었습니다. 식이요법을 하는 것도 아닌데 6개월 만에 몸무게가 9kg이 넘게 줄었습니다. 게리는 "배가 고프지 않았고, 항상 미열이 있는 것을 느꼈습니다."라고 이야기했습니다.

또한 게리는 자신의 배가 부풀어 오르는 것을 알게 되었습니다. 결국 그는 주치의를 찾아갔고, 의사는 여러 가지 검사를 지시했습니다. 그가 받아본 검사 중 가장 철저한 신체 검사였습니다. 이어서 가슴 엑스레이, 컴퓨터 단층 촬영, 혈액정밀검사, 소변검사 등이 뒤따랐습니다. 의사는 다른 전문의들과 상의한 후 게리에게 '호지킨병'에 걸렸다고 말하면서 수술 동의서에 서명할 것을 요구했습니다. 게리는 단순히 '생체조직검사'를 위한 동의서라 생각하고 '개복수술' 동의서에 서명을 하고 말았습니다.

게리는 말했습니다.

"문서에 적힌 내용이 단순히 병의 정도를 파악하기 위

 암선고를 받았을 때 취해야 할 50가지 필수수칙

한 또 다른 검사 같아 보였습니다. 의사도 암이 어디로 퍼졌는지 알아야 한다고 했습니다. 그래서 대수롭지 않게 생각했고, 바로 퇴원할 수 있을 줄 알았습니다."

그러나 그것은 대수로운 일이 아니었습니다. 게리는 충분한 설명을 듣지 못했습니다. 개복수술은 복부 전체를 열어 조사하는 큰 수술로, 경험 많은 외과의가 시행해야 하는 수술입니다. 결국 게리는 합병증과 감염으로 2주 반 동안 입원했고, 큰 흉터와 긴 후유증을 겪었습니다.

게리는 법적으로 그 수술 방법과 과정에 동의했지만, 사실 그의 마음속에서는 개운치 않은 감정이 남아 있었습니다. 그는 안타까워하며 말했습니다.

"내가 물어보지 않은 게 잘못입니다. 하지만 그때는 간단한 과정으로만 보였습니다."

의사는 승낙이 필요한 모든 과정에 대해 당신에게 충분한 설명을 할 의무가 있습니다. 이는 당신에게 치료 방법의 목적, 위험성, 다른 대안들, 해당 과정을 거치지 않을 경우의 위험성 등을 설명하는 것을 의미합니다.

난해한 의학 용어에 주눅 들지 마십시오. 의사에게 당신이 이해할 수 있는 말로 설명해 달라고 요구하십시오. 중요한 것은 서명하기 전에 자세한 질문을 하는 것입니다. 만약 의사가 당신의 질문이나 관심을 달가워하지 않으면, 참고 넘어가지 마십시오. 또 당신을 무시하거나 지나치게 성급하다면, 다른 의사를 찾으십시오. 그리고 당신의 질문 리스트에 다음 질문을 반드시 넣으십시오.

"왜 이 과정이 반드시 필요합니까?"

❧ 당신이 할 수 있는 중요한 일 ❧

동료나 병원 직원, 간호사가 아닌 바로 당신의 주치의에게 직접
검사와 치료에 수반되는 위험성에 대한 명확한 설명을 요구하십
시오. 그 위험성을 예상되는 효과와 비교하십시오.

    암선고를 받았을 때 취해야 할 50가지 필수수칙

세 번째: 주체적으로 관리하십시오

암치료의 여정은 때로는 복잡하고 예측하기 어려운 길처럼 느껴
질 수 있습니다. 결국 그 길을 주도적으로 이끌어야 할 사람은 바
로 환자인 당신입니다. 병원 진료 일정과 각종 검사들, 그리고 무
엇보다 중요한 자기관리에 이르기까지 모든 요소가 함께 작용합
니다.

이 모든 과정은 당신이 직접 점검하고 실천해 나가야 할 책임입니
다. 하지만 그 노력은 충분히 해낼 수 있는 수준입니다. 지금부터
치료 관리를 좀 더 수월하게 만들어 줄, 간단하지만 강력한 몇 가
지 아이디어를 함께 살펴보겠습니다.

13

치료에 대한 믿음이 치료 효과를 높입니다

믿음은 성공적인 치료에서 눈에 보이지 않지만 매우 중요한 요소 중 하나입니다. 이는 당신의 치료 결정에 대한 믿음이 자연스럽게 확장된 것입니다. 또한 치료계획에 대한 당신의 믿음과 적극성은 전적으로 당신 자신의 책임입니다.

레이첼과 메이는 애틀랜타에서 열린 우리의 암회복 훈련 세미나에 참여했습니다. 조지아에 사는 레이첼은 유방암 수술을 받은 후 방사선 치료를 받기 시작한 주부입니다. 치료에 대한 그녀의 태도는 "뭐, 어쨌든 할 건 해야 되겠지요"라는 식으로 적극적이지 못했습니다.

약 한 달 후, 메이도 레이첼과 같은 진단을 받았습니다. 메이 역시 수술을 받고 나서 항암화학요법을 받기 시작했지만, 그녀의 태도는 레이첼과 완전히 달랐습니다.

"나는 이 약물들이 내 몸속에 들어와서 나를 건강하게 만들어주는 위대한 치료제라고 생각합니다. 내가 받는 항암화학요법을 진심으로 환영합니다."

오늘날 메이는 암에서 벗어났지만, 레이첼은 여전히 투병 중입니다.

암생존자들은 다른 환자들이 가지지 못한, 자신의 치료계획에 대한 자신감과 믿음을 키웁니다. 그들은 자신의 치료계획을 신뢰하는 것과 그 효과 사이에 밀접한 관계가 있다는 것을 확신합니다. 나는 암치료에 대한 신뢰의 중요성을 관찰하면서, 암을 이겨 나가는 여정에서 인간의 마음과 정신의 놀라운 힘을 존중하게 되었습니다.

콜린은 캘리포니아에 사는 주부이자 어머니이며 전직 초등학교 교사입니다. 3년 전에 유방암 수술을 받았던 그녀는, 채 3년이 지나기도 전에 유방암이 간과 뼈로 전이되어 재발했습니다. 그녀를 진찰한 의사들은 그녀가 채 1년을 넘기기 어려울 거라고 했습니다.

콜린은 말했습니다.

"내가 생사의 갈림길에 서 있다는 것을 알았습니다. 하지만 생존자들이 자신의 치료에 대해 활기찬 믿음을 가지고 있다는 사실을 알게 되면서, 나도 그렇게 하겠다고 결심했습니다."

당신은 생존자들에게서 하나같이 활기차고 기대에 찬 믿음을 볼 수 있을 것입니다.

나는 내가 관찰한 사례가 단편적이며, 과학적 정밀 조사로 맞설 수 없다는 사실을 잘 알고 있습니다. 하지만 다음 가설이 틀렸다고 생각하지는 않습니다.

'암을 이기고 살아남는 것은 머리와 가슴, 두 가지를 모두 포괄하는 문제이다.'

나는 지금까지 수백 건의 사례를 지켜보면서, 환자들의 믿음과 태도의 차이가 치료 결과에 큰 영향을 준다는 사실을 확인해 왔습니다. 레이첼, 메이, 콜린의 사례에서도 보듯이, 치료에 대한 신뢰와 적극성은 단순한 마음가짐을 넘어 실제 치료 효과와 깊이 연결되어 있습니다. 나는 이처럼 치료에 대한 믿음과 효과 사이의 밀접한 관계가 암 회복 과정에서 결코 간과할 수 없는 중요한 요소라고 확신합니다.

언젠가는 과학과 의학이 이러한 낙관적 태도에 분명한 생물학적 근거가 있음을 입증할 것입니다. 그러나 지금 중요한 것은 논쟁에 빠지는 것이 아니라, 생존자들의 경험에서 교훈을 얻는 일입니다. 그들의 이야기가 보여주듯, 치료에 대한 활기찬 믿음은 회복의 과정에서 큰 힘이 될 수 있습니다. 그러니 당신도 자신의 치료에 대한 신뢰와 긍정적인 믿음을 더욱 키워 나가시길 바랍니다.

❧ 당신이 할 수 있는 중요한 일 ❧

자신의 치료계획을 자신의 것으로 '소유'하도록 하십시오. 그리고 그것을 친구처럼 여기십시오. 치료계획은 바로 당신 자신을 돕기 위해 있는 것입니다. 믿음! 이것이 바로 당신이 추구해야 할 일입니다.

14

피로와 구역질을 극복하십시오

암환자의 대부분은 치료 중이나 치료 이후에도 극심한 피로를 겪습니다. 잠을 자거나 쉬어도 쉽게 풀리지 않는 이 피로는 생존자들이 마주하는 가장 큰 과제 중 하나입니다. 그렇다면 어떻게 해야 할까요? 중간 강도의 운동이 피로를 완화하는 데 가장 효과적인 치료법으로 밝혀졌습니다. 많은 환자 사례에서 운동이 피로를 줄이고, 보다 편안하고 규칙적인 수면을 유도하는 것으로 확인되었습니다. 이 중요한 주제에 대해서는 이 책의 〈26. 회복계획 속에 운동을 넣으십시오〉에서 더 자세히 살펴볼 수 있습니다.

또한 인삼은 암환자의 피로를 완화하고 에너지를 증진시키는 데 효과가 있는 것으로 나타났습니다. 연구진은 유방암, 대장암, 그리고 기타 여러 유형의 암환자 282명을 대상으로 무작위로 배정하여, 하루 750mg, 1,000mg, 2,000mg의 미국산 인삼 또는 플라시보 알약*을 8주간 복용하도록 했습니다.

---

* 플라시보 알약: 약리학적 효능은 없지만 환자에게 실제 약처럼 투여되는 가짜 약

고용량 인삼(1,000mg 또는 2,000mg)을 복용한 사람들 중 약 25%는 피로가 '다소 또는 매우 개선되었다'고 보고했습니다. 반면, 가장 낮은 용량(750mg)이나 플라시보 알약을 복용한 사람들 중에서는 10%만이 개선을 느꼈다고 답했습니다. 특히 1,000mg을 복용한 이들의 에너지 수준은 플라시보 알약을 복용한 이들에 비해 약 두 배 높게 나타났습니다.

고용량 인삼(1,000mg 또는 2,000mg)을 복용한 사람들은 정신적, 신체적, 정서적 측면에서 전반적인 컨디션이 향상되었다고 보고하였습니다. 또한 자신이 받은 치료에 대해 더 큰 만족감을 느꼈다고 답했습니다.

이번 연구에서 사용된 인삼은 위스콘신주에서 재배된 미국산 인삼으로, 일반 건강식품 매장에서 판매되는 중국산 인삼이나 다른 미국산 인삼과는 다른 종류입니다. 이 인삼은 분말 형태로 가공되어 캡슐로 복용되었습니다. 다만, 일부 전통적인 치료 방법과의 상호작용에 대해서는 아직 명확히 밝혀지지 않았습니다.

다음으로 살펴볼 증상은 구역질입니다. 항암화학요법을 받는 암환자의 절반 정도가 안고 있는 현실적인 문제 중 하나는 구역질입니다. 가장 흔한 부작용인 탈모, 피로감, 적혈구 및 백혈구와 혈소판을 만드는 능력 감퇴 등의 다른 부작용도 있지만, 전형적으로 구역질이 가장 불편하고 견디기 힘든 증상으로 꼽힙니다. 구토가 동반되기도 하지만, 항상 그런 것은 아닙니다.

대부분의 사람들은 이 증상을 상당히 개선시킬 수 있다고 하지만 그것은 다소 실험적입니다.

 암선고를 받았을 때 취해야 할 50가지 필수수칙

다음과 같은 제안 사항을 따라하십시오.

- 긴장 완화 운동을 하십시오. (34. 스트레스를 조절하십시오 참조)
- 식사는 적은 양으로 자주 드십시오. (하루에 6회 정도) 저지방 식품, 특히 신선한 과일을 많이 섭취하십시오.
- 음식을 먹을 때 수분 섭취를 제한하십시오. 식사 전 한 시간과 식사 후 한 시간 동안은 물을 마시지 마십시오. 이 시간 외에는 충분히 수분을 섭취하십시오. 항암화학요법을 받기로 한 경우, 당신의 담당의사는 소변을 배출을 원활하게 하고, 간과 신장 및 방광에 주는 부담을 최소화하기 위해 더 많은 수분을 섭취하라고 권할 것입니다.
- 깨끗하고 시원한 음료수를 마시십시오. 얼음을 넣은 녹차, 생강 음료, 맑은 고기 수프(살코기, 물고기로 만든 붉은 수프를 말함-역주), 아이스캔디, 얼린 사과 주스 등도 좋습니다. 단, 모든 음료수는 천천히 마셔야 합니다.
- 첫 구역질이 올 기미가 보일 때는 비스킷, 토스트, 팝콘 등 수분이 적은 음식을 드십시오. 팝콘은 버터가 들어가지 않은 것으로 선택합니다.
- 지나치게 단 음식은 피하고, 소금기가 있는 음식을 드십시오.
- 음식을 먹고 나서 두 시간 동안은 눕지 마십시오. 앉아서 휴식하는 것은 가능합니다. 눕고 싶다면 머리 밑에 베개를 두 개 정도를 받쳐 자세를 높이도록 하십시오.
- 때로는 헐렁한 옷을 입거나 신선한 공기를 쐬는 것이 구역질을

억제하는 데 도움이 됩니다.

- 약사에게 트래벌이지(Travel-Eze)나 구역질을 방지하는 시밴드(Sea-Band)에 대해 물어보십시오.

- 페퍼민트 향이 나는 생강차를 드십시오.

- 골든실 뿌리(미국 인디언 사이에서 알려진 최고급 약초 뿌리)도 도움이 됩니다.

- 최면술을 받아보십시오. 몇몇 소규모 병원에서 실시한 임상 실험 결과, 최면요법이 구역질을 상당히 완화하는 효과가 있음이 확인되었습니다.

- 당신의 종양 전문의에게 구역질 억제약을 요청하십시오. 그러면 대체로 컴파진(Compazine), 트리메토벤자마이드(Trimethobenzamide), 조프란(Zofran) 등의 약을 처방받게 됩니다. 치료 시작 30~60분 전에 복용하십시오.

> ### ↽ 당신이 할 수 있는 중요한 일 ⇀
>
> 피로와 구역질에는 분명히 이거다 하고 딱 들어맞는 한 가지 해답은 없습니다. 위에 제시된 여러 가지 방법을 직접 시도해 보십시오. 이 모든 방법은 많은 암환자들에게서 좋은 효과가 있었음이 확인되었습니다.

   암선고를 받았을 때 취해야 할 50가지 필수수칙

15

의사와의 진료 상담을 최대한 활용하십시오

당신의 의료진과 자유롭게 자주 대화를 나누십시오. 그것은 암 회복으로 가는 길에서 가장 중요한 일 중 하나입니다. 당신은 지속적인 정보를 받을 필요가 있으며, 조언 또한 필요합니다. 그러나 조언은 자발적으로 얻어지는 경우가 거의 없으므로, 당신이 직접 요청해야 합니다.

현명한 환자들은 진료를 받으러 갈 때 항상 질문 목록을 준비합니다. 만약 당신에게 지속적인 증상이 있거나 새로운 증상이 나타나면 그 증상에 대해 질문하십시오. 부작용이 나타나면 그 부작용에 대해서도 물어보십시오. 또한 자료나 책자, 다른 환자들과의 대화를 통해 알게 된 것들에 대해서도 추가 정보를 요청하십시오.

"방사선 치료를 담당하던 의사는 내가 하는 모든 질문에 대해 놀리기 시작했습니다."

전립선암 치료를 받고 있던 전 미네아폴리스 대학 교수가 말했습니다.

"내가 방에 들어가면 그녀는 이렇게 말했습니다. '넬슨 박사님,

오늘은 또 어떤 질문이죠?' 그러나 나는 완벽한 참여자가 되기로, 적극적인 환자가 되기로 결심했기 때문에 그녀가 하는 말에 조금도 신경 쓰지 않았습니다."

당신의 담당의사나 모든 의료진에게 아주 솔직하게 말하십시오. 그들은 당신의 마음을 읽을 수 없습니다. 자신의 문제를 말하고 그들의 의견을 구하십시오. 자신 있게 말하는 것이 어렵다면 가족을 동반하십시오. 가족이 당신의 이야기를 대신 전달하는 건강 대변인 역할을 할 수 있습니다.

많은 사람들이 의사에게 주눅 들어 합니다. 당신도 그렇다면 즉시 그 불필요한 감정의 장애물을 제거하십시오. 또한 의학 정보를 이해하고 받아들이는 데 어려움이 있다면 녹음기를 가져가십시오. 그러면 나중에 당신이 편한 시간에 설명이나 지시 사항들을 다시 검토할 수 있습니다. 의문이 생기면 적어 두었다가 나중에 목록을 보고 확인하십시오.

당신이 의사와의 진료 기회를 최대한 활용하려면, 의료진에게 진심 어린 감사 표시를 하는 습관을 들이십시오.

피츠버그의 한 큰 병원에서 근무하는 의사 중 한 명은 내게 이렇게 말했습니다.

"우리는 환자를 돕기 위해 진심으로 노력하고 있습니다. 그들이 어쩌다 한 번이라도 우리에게 고맙다는 말을 해준다면 정말 좋겠습니다."

언젠가 나는 내 암전문의에게 감사의 포옹을 했던 기억이 있습니다. 그날 이후로 나는 그 진료실에서 귀빈처럼 대우를 받았습니다. 당신 인생에서 매우 중요한 이들에게 감사하는 마음을 보여주십시오. 그리고 그들도 당신이 그들을 대하는 방식에 따라 당신을 대할 것임을 기억하십시오.

❧ 당신이 할 수 있는 중요한 일 ❧

당신의 《건강과 회복일지》에 의학적 질문과 그에 대한 답변들을 기록해 두십시오. 일지 노트를 항상 가까이 두고, 진료 상담 시 반드시 가져가십시오. 만약 자신의 기억에만 의존하거나 질문을 종이 조각에 적어둔다면, 필요할 때 정확한 정보를 얻지 못할 수 있습니다. 상담 후에는 자신의 의료진 중 적어도 한 명에게 감사의 글을 보내도록 하십시오.

16

치료 경과를 의료진에게서 확인하십시오

치료계획을 실행해 나가는 과정에서 당신은 치료 효과를 확인하기 위해 여러 검사를 받게 될 것입니다. 검사에 동의하기 전에 먼저 질문하십시오. 그리고 검사 후에는 의사에게 검사 결과를 보여 달라고 요청하십시오.

당신이 좋아지고 향상되고 있다는 사실을 확인하는 것은 매우 기분 좋은 일입니다. 설령 그 결과가 당신의 기대에 못 미치더라도, 분명 긍정적인 측면이 있습니다. 이는 당신과 담당의사에게 다른 형태의 치료를 고려하도록 해주기 때문입니다.

다른 형태의 치료 방법은 다양합니다. 만일 기본적인 치료 방법을 모두 시도해 보았다면, 그때가 임상시험을 요청하거나 보완요법이나 대체요법에 대해 좀 더 진지하게 검토해야 할 시점입니다.

자신의 치료계획을 관찰하는 것은 바로 당신의 책임입니다. 무작정 기다리지 말고 반드시 물어보십시오.

 암선고를 받았을 때 취해야 할 50가지 필수수칙

당신이 할 수 있는 중요한 일

당신의 담당의사에게 언제, 어떤 방법으로 치료 경과를 확인
하는지 물어보십시오. 그 정보를 《건강과 회복일지》에 기록해
두십시오. 또한 검사가 예정대로 진행되고 있는지를 확인하십
시오.

네 번째: 자신의 생활 방식을 바꾸십시오

"당신이 살아남을 수 있었던 것에 전통적인 치료 방법이 얼마나 기여했나요?"라는 질문을 나는 자주 받습니다. 나의 대답은 10년 넘게 변함이 없습니다. "10~15% 정도입니다." 내가 오늘 이 자리에 살아 있는 진짜 이유는, 생활 방식에 대한 나의 선택 덕분이라고 확신합니다.

스탠퍼드 대학의 건강 보고서에 따르면, 열악한 영양 섭취, 운동 부족, 좋지 않은 건강 습관 등이 암으로 인한 조기 사망 원인의 61%를 차지하며, 유전적인 원인이 29%, 의료 서비스 자체의 문제는 약 10%를 차지하는 것으로 나타났습니다.

생활 방식은 의도적인 선택의 문제입니다. 분명히 우리 자신을 다시 건강하게 만드는 데 도움이 되도록 우리가 할 수 있는 일이 많이 있습니다.

17

건강하게 사십시오

'전인적 건강'을 삶의 방식으로 삼으십시오. 전인적 건강이란 몸과 마음, 정신 모든 영역에서 내 건강을 극대화하기 위해 의도적으로 선택하는 삶의 태도입니다. 이 세 영역에서 가능한 한 가장 높은 수준의 균형과 활력을 이루는 것이 목표입니다.

전인적 건강은 나의 온전한 행복을 향해 나아가기 위해 반드시 붙들어야 할 삶의 길이자 자세이며, 몸과 마음과 정신이 조화롭게 어울리도록 균형을 잡아 주는 삶의 방식입니다.

전인적 건강은 우리의 생각과 말, 행동과 감정, 그리고 우리가 믿는 모든 것이 행복에 영향을 준다는 사실을 깨닫고 그에 맞게 행동하는 삶입니다. 이는 신체의 제약이나 외적 조건과 무관하게, 언제 어디서든 선택할 수 있습니다.

대부분의 사람들은 전인적으로 건강하게 산다는 것을 하나의 생활 방식, 곧 몸과 마음, 정신의 중요한 변화를 뜻한다고 이해합니다. 앞서 나는 암을 이겨 살아남는 길이 이성의 힘과 가슴의 힘이 결합되는 데 있다고 말했습니다. 육체의 질병 문제를 넘어

설 때에야 비로소 암을 정복할 수 있습니다. 정신적, 감정적, 영적 건강은 당신의 행복에 크게 작용합니다.

48세 켈리는 투자 관리 회사의 회계담당 임원입니다. 그녀는 악성 흑색종양 진단을 받았습니다.

켈리는 말했습니다.

"나는 의사가 추천한 대로 수술과 방사선 치료를 받았습니다. 그러나 곧 나의 문제점이 무엇인지를 깨달았는데, 그것은 바로 내 자신 스스로를 돌보지 않았다는 점이었습니다."

켈리는 수년 동안 운동을 하지 않았고, 식사와 영양 섭취 습관도 한심할 정도였습니다. 그녀는 자신의 직업을 경멸했고 결혼 생활도 불안정했습니다.

다른 많은 생존자들처럼, 켈리 역시 암을 스스로를 깨우치는 계기로 보았습니다.

그녀는 "내 삶은 궤도를 벗어났고, 그 변화를 이끌 책임도 내 자신에게 있어요"라고 말했습니다.

이와 같은 감정은 많은 암생존자들이 공유하며, 암을 삶을 변화시키라는 메시지로 받아들입니다.

켈리는 직장을 그만두고 꽃집을 개업했을 때 삶 전반의 치유가 시작되었다고 했습니다. 그리고 암은 내게 매우 큰 은혜가 되었다고 덧붙였습니다.

전인적 건강의 삶 속에서 자신이 의도한 선택을 하고, 자신의 온전한 행복을 위해 스스로 책임지려는 결심을 실행한다는 것은 암생존자들 사이에서 자주 나오는 이야기입니다. 이것이 바로 전인적 건강이며, 아무런 조건 없이 승리하는 삶의 방식이기도 합니다.

'조건이 없다'는 말은, 비록 질병으로 건강이 가려졌다 하더라도, 건강이 질병에 의해 파괴될지 여부는 개인의 선택에 달려 있다는 뜻입니다. 이 말은 또한, 생명이 위협받는 병에 걸렸음에도 불구하고 완전히 건강을 되찾는 것이 가능하다는 의미이기도 합니다.

전인적 건강으로 살겠다는 결심은 중요하고 의미가 깊습니다. 당신이 아무런 병 없이 신체적으로 건강하다고 해서 반드시 행복하다고 말할 수는 없습니다. 또한 질병에 시달리다 다시 건강해졌다고 해서 행복하다고도 말할 수 없습니다.

전인적 건강은 당신이 개인적으로 추구해 나가는 것이 되어야 합니다. 나는 당신이 전인적 건강에 대한 이 비전을 함께 품기를 바라고 있습니다. 함께 시작해 봅시다. 우리 모두의 과제로 전인적 건강을 만들어 나가 봅시다.

건강을 위한 탐험을 시작하십시오. 전인적 건강을 향해 당신의 마음과 정신을 열도록 하십시오. 당신의 《건강과 회복일지》에 자신의 더 큰 행복을 위해 오늘 확실히 할 수 있는 일을 실행하십시오. 그리고 무슨 일이 있더라도 새롭고 한 단계 더 높은 건강한 삶을 살겠다고 다짐하십시오.

18

전인적 건강이 우리의 목표입니다

전통적인 건강관리와 전인적 건강관리의 이면에 있는 전제를 서로 비교해봅시다.

이러한 전제 뒤에는 드러나지 않은 중요한 문제가 있습니다. 당신의 의료진은 암을 이겨나가는 여정에서 단지 신체적인 질병 한 부분만 다루는 데에 도움을 줄 수 있습니다. 그러나 전인적 건강은 이보다 훨씬 더 많은 것을 포괄하는 개념입니다. 전인적 건강이 우리의 목표이며, 그것을 성취하는 것은 우리들 각자의 책임입니다.

> ### 당신이 할 수 있는 중요한 일
>
> 오른쪽에 나와 있는 전제들을 재검토하고, 사실이라고 믿는 부분에 동그라미를 치십시오. 당신은 전통적 건강관리 방식을 따르는 편입니까, 아니면 전인적 건강관리의 방식에 공감하는 편입니까? 오른쪽의 분석은 당신에게 무엇을 다르게 하라고 말하고 있습니까? 어떤 전제들이 자신에게 가장 잘 맞습니까?

전통적 건강관리의 전제		전인적 건강관리의 전제	
1	환자는 전적으로 의사나 병원에만 의존합니다.	1	환자는 독립심을 갖고 스스로 발전해야 합니다.
2	의료전문가들은 권위를 가진 사람들입니다.	2	의료전문가들은 치료에 있어 동반자입니다.
3	증상을 치료할 뿐, 증상의 원인을 조사하지는 않습니다.	3	근본적인 원인을 찾고, 나아가 증상을 치료합니다.
4	전문화된 분과 중심이며 신체의 각 기관과 계통에만 관심을 둔다.	4	통합된 삶 전반에 관심을 갖습니다.
5	몸을 일련의 기계적 기능으로 간주합니다.	5	몸을 변화하는 시스템으로 간주합니다.
6	수술과 약물을 주 치료 수단으로 사용합니다.	6	개입은 최소한으로, 적당한 수준에서 하며 가능한 한 비침습적요법을 사용합니다.
7	통증과 질병을 부정적인 것으로 봅니다.	7	통증과 질병을 가치와 행동에 따른 메시지로 봅니다.
8	마음과 감정을 건강의 부차적인 요소로 간주합니다.	8	마음과 감정을 건강의 주요 요소로 간주합니다.
9	몸과 마음은 별개이며, 정신은 건강에 하등 영향을 미치지 않는다고 생각합니다.	9	몸과 마음, 정신은 하나를 이루며 항상 상호 영향을 미칩니다.
10	질병의 예방은 주로 환경적 요인 관점에서 봅니다. 즉 금연, 다이어트, 운동, 휴식 등이 포함됩니다.	10	전인적 건강은 곧 예방이며, 총체적인 관점에서 봅니다. 즉, 인간관계, 일, 목표 등에 있어 조화로운 몸과 마음, 정신의 균형이 중요합니다.

19

자신만의 건강계획표를 짜십시오

모든 중요한 일에는 시간표가 필요합니다. 현재 당신의 인생에서 건강을 되찾는 일보다 중요한 일은 없습니다.

안타까운 것은 대부분의 사람들이 자신의 건강 문제를 나중으로 미룬다는 점입니다. 그들은 좀처럼 건강까지 신경 쓸 여유가 없습니다. 설사 신경을 쓴다 하더라도, 그들이 생각하는 '중요한' 다른 일들을 모두 끝내놓은 뒤일 것입니다.

현재 당신의 인생에서 가장 중요한 일은 건강을 되찾는 일이라는 점을 분명히 하십시오. 당분간 당신의 건강을 되찾기 위한 노력은 가족, 일, 단체활동, 종교활동, 사회적 책임보다 우선되어야 합니다. 당신은 건강을 위한 수련을 일상생활 속에 뿌리내리도록 해야 합니다.

나는 이를 위해 주간 계획표를 작성했습니다.

옆의 표를 보면, 내가 병에서 회복되는 동안 전형적인 나의 하루가 어떻게 흘렀는지 알 수 있을 것입니다.

하루 일과표

오전	6:00	기상
	6:45	명상
	7:00	샤워, 식사, 출근
	9:00	오전 일과 시작

오후	12:00	점심식사 및 명상
	1:00	오후 일과 시작
	4:30	퇴근
	5:30	명상
	6:00	저녁식사
	7:00	가족들과의 시간
	9:00	독서와 명상
	10:00	취침

의사와 진료 약속이 있는 경우에는 시간 중간중간에 일정을 끼워 넣었습니다.

출퇴근할 때는 항상 건강 관련 테이프를 들었으며, 주말에는 공부와 명상에 더 많은 시간을 할애했습니다. 무엇보다 전 과정을 거치는 동안 외부 활동은 가능한 줄이는 대신, 스스로를 돌보는 데에는 더 많은 신경을 쓰며 나 자신에게 더욱 부드럽게 대했습니다. 나는 나의 일과를 관리하고, 건강을 최우선 목표로 삼았습니다.

계획표를 만들고 나면, 건강 문제에서는 한발 물러나 잠시 쉬십시오. 실행은 충분히 쉬고 난 뒤에 시작하십시오. 그 동안은 자신이 시간을 어떻게 보내고 있는지 잘 살펴보십시오.

이것은 대부분의 사람들에게 중요한 라이프스타일의 변화를 의미합니다. 자신의 내면을 들여다보십시오. 여기서 제시하는 여러 가지 사항들의 증거와 그 함축된 의미를 곰곰이 생각해보십시오.

지금 자신의 새로운 건강 우선순위에 맞추어 당신의 계획표를 수정하도록 하십시오.

✦ 당신이 할 수 있는 중요한 일 ✦

당신의 《건강과 회복일지》에 새로운 페이지를 시작하십시오. 자신만의 주간 계획표를 만들어 보십시오. 쓸데없는 스트레스를 일으키는 일은 최소화하십시오. 그 시간에는 이 책에 소개된 건강을 위한 훈련을 하는 '필수 시간'을 가지도록 하십시오.

20

담배는 반드시 끊으십시오

일부 암환자들이 흡연을 계속한다는 사실이 나는 도저히 이해되지 않습니다.

결장암에 걸린 존은 수술을 받고 난 후 항암화학요법 과정에 들어갔습니다. 그런데 존이 담배를 끊었다고 생각하십니까? 아닙니다.

"난 폐암에 걸린 것이 아닙니다. 다만 장에 이상이 있을 뿐이지요. 그러니 굳이 담배를 끊을 필요는 없다고 생각합니다." 그는 수술 후 자신감에 찬 목소리로 말했습니다. 우리가 계속 금연을 강조하자, 그는 우리의 암회복수련회를 떠났습니다.

다시 한번 강조합니다. 만약 당신이 흡연자라면 지금 당장 모든 담배를 끊으십시오. 일반 담배, 시가, 씹는 담배 등 종류를 불문하고 모두 끊으십시오. 설사 니코틴 중독이라 하더라도, 암을 유발하는 화학물질을 몸속에 넣는 이 해로운 습관을 계속하는 한, 어떤 변명도 있을 수 없습니다.

얼마 전 한 가정의학과 의사가 나에게 이렇게 말했습니다. "이제는 환자들에게 담배를 끊으라고 말하지 않을 생각입니다." 나는 깜짝 놀라 "무슨 말씀입니까?"라고 되물었습니다. 그는 "어떤 환자들은 담배를 즐깁니다. 괜히 상처 주고 싶지 않습니다."라고 했습니다. 나는 이렇게 답했습니다. "흡연자들은 이미 자신이 담배를 끊어야 한다는 사실을 잘 알고 있습니다. 대부분은 스스로 끊고 싶어하고, 상처받기보다는 오히려 의사에게 도움받기를 원합니다."

담배를 끊으십시오. 문제는 당신이 담배를 끊을 수 있느냐 없느냐가 아니라, 끊을 것이냐 아니냐가 문제입니다.

나는 이 문제를 직접 겪어보아 잘 알고 있습니다. 나는 10대 때 담배를 피우기 시작했는데 이렇게 시작한 흡연이 20년이 지난 후 폐암에 걸리게 된 직접적인 원인이 되었다는 것은 의심의 여지가 없습니다. 그 20년 동안 대여섯 번 정도 담배를 끊으려는 힘겨운 노력도 해보았지만, 단순한 의지만으로는 힘들었습니다. 결국 생각을 바꾸는 전략이 효과가 있었습니다.

나는 자기인식을 바꾸는 것부터 시작했습니다. 처음에는 내 자신을 단순히 한 사람의 흡연자로만 보았으나, 나중에는 흡연하는 행위를 스스로 선택한 사람으로 보았습니다. 흡연을 하나의 행동으로 인식하자 담배로부터 정서적·심리적으로 멀어졌습니다. 그러면서 나를 비흡연자로 인식하기 시작했고, 마음속으로 말했습니다.

"나는 확실하게 담배를 끊었다. 그렇기 때문에 담배를 피운다는 것은 있을 수 없는 일이다. 담배를 피우는 행위는 내 삶에서 영원

 암선고를 받았을 때 취해야 할 50가지 필수수칙

히 떠났다."

자신에 대한 인식을 바꾸는 전략은 당신에게도 분명히 효과가 있을 것입니다.

덧붙여 말씀드리면, 간접흡연에도 노출되지 않도록 하십시오. 핀란드의 한 연구에 따르면, 간접흡연 상황에서도 30분이 지나면 비타민 C와 산화 방지 물질의 순환 수준이 3분의 1 정도까지 떨어진다고 합니다.

당신 자신의 건강을 지키는 일보다 지금 더 중요한 일은 없습니다. 당신의 건강을 위해서는 흡연과 간접흡연에 노출되는 일은 결코 있어서는 안됩니다.

⚜ 당신이 할 수 있는 중요한 일 ⚜

담배로부터 완전히 자유로운 당신을 상상해 보십시오. 필요하다면 니코틴 패치를 사용해서라도 반드시 끊으십시오. 담배를 끊은 자신의 모습을 마음속에 깊이 그려보십시오. 또한 주변에 흡연자가 담배를 피울 때는 최대한 멀리 떨어지도록 하십시오.

21

치료 중에는 최상의 영양공급이 필요합니다

나는 전이성 전립선암을 앓고 있는 한 남성과 통화를 하던 중이 었습니다. 대화는 금세 식단 이야기로 넘어갔습니다. "식사는 어떻게 하고 계십니까?"라고 물었더니, 그는 이렇게 대답했습니다. "의사 선생님이 뭐든 먹고 싶은 건 다 먹어도 된다고 하셨어요."

암으로부터 회복하기 위해서는 함부로 아무거나 먹어서는 안됩니다. 의사의 의견은 어쩌면 의학적 견해였을 수 있으나, 제대로 된 의학적 판단은 아니었습니다. "먹고 싶은 건 뭐든 먹어도 된다"는 시대는 이미 지났습니다. 사실 이런 의견이 이 남성의 전립선암 발병에 일조했을 가능성도 있습니다. 분명한 건, 그 의견은 건강과 건강한 삶을 극대화하는 데 방해가 된다는 점입니다.

솔직하게 말씀드리겠습니다. 만약 '먹고 싶은 건 다 먹는다'를 영양 전략으로 삼기로 마음먹었다면, 이 책은 여기서 덮으셔도 됩니다. 이 통합 암치료 프로그램은 그런 분들을 위한 것이 아닙니다.

영양 과학은 뚜렷한 정답이 없기로 악명이 높습니다. 영양학자

   암선고를 받았을 때 취해야 할 50가지 필수수칙

들 역시 연구가 더 필요하다고 입을 모읍니다. 하지만 우리는 이미 건강과 영양의 연관성에 대해 많은 것을 알고 있습니다. 나는 지난 30년 가까이 이 분야에서 일하며, 식단과 암의 연관성에 있어 반드시 알아야 할 두 가지 중요한 사실을 배웠습니다. 이 두 가지는 영양 전문가들 사이에서도 이견이 없습니다.

사실 ①: 서구식 식단은 거의 예외 없이 질병을 유발합니다.

서구식 식단은 보통 가공식품과 육류 위주로 구성되어 있으며, 설탕, 지방, 소금, 방부제, 정제된 곡물이 다량 포함되어 있습니다. 반면, 신선한 채소와 과일, 통곡물은 거의 포함되지 않거나 아예 빠져 있습니다.

이런 서구식 식단의 필연적인 결과로, 사람들은 비만·당뇨·심혈관 질환·암에 시달리게 됩니다. 믿을 만한 연구들에 따르면, 미국 내 거의 모든 비만과 2형 당뇨병, 80% 이상의 심혈관 질환, 그리고 최소 절반 이상의 암이 이런 식단과 연관되어 있다고 합니다.

사실 ②: 자연식 위주의 식단을 따르는 사람들은 질병에 훨씬 덜 시달립니다

물론 질병 예방과 회복을 위한 단 하나의 완벽한 식단은 존재하지 않습니다. 하지만 분명한 사실이 있습니다. 트랜스지방 섭취를 최소화하고, 다중불포화지방산 대비 포화지방산의 섭취 비율을 높게 유지하며, 매일 신선한 채소와 과일을 여섯 번 이상 섭취하고, 통곡물을 충분히 먹으며, 생선을 주 2~3회 섭취하는 사람들은

앞에서 언급한 질병의 발병률이 확연히 낮습니다

희망적인 사실은, 서구식 식단에서 자연식으로 전환한 사람들이 건강에 뚜렷한 변화를 경험한다는 점입니다. 이러한 변화는 질병을 예방하는 데 그치지 않고, 이미 나타난 증상을 되돌리는 데도 도움을 줍니다.

1장 〈암치료 과정 이해하기〉의 「회복으로 가는 길잡이: 암생존자들이 갖고 있는 6가지 전략」 항목에서 영양 전략에 대해 간단히 소개드렸습니다. 이제 다시 한번 정리해보겠습니다. 많은 암생존자들이 실천하고 있는 대표적인 영양 변화는 다음과 같습니다.

- 가공되지 않은 자연식품
- 지방, 소금, 설탕 함량이 낮은 식품
- 신선한 채소 및 과일, 통곡물
- 적절한 양의 깨끗한 물

암생존자들 사이에서 가장 주요한 식습관 변화는 가공이 적은 식품을 섭취하는 것 입니다. 그들은 박스, 병, 캔, 팩 등에 포장된 음식은 바로 면밀히 조사합니다. 동일한 음식이라도 가공식품은 비가공식품처럼 칼로리를 제공하지만 영양은 더 적습니다. 암생존자들은 마트에서 장볼때 대부분의 시간을 농산물코너에서 보냅니다.

자연식품에는 신선한 채소와 과일, 통곡물, 통곡물 파스타, 현미, 생 견과류, 발아빵 등이 포함됩니다. 자세한 내용은 〈22. 영양분이 풍부한 식품을 고르십시오〉를 참고하세요.

지방, 소금, 당분을 줄인 식단은 좋은 지방을 중심으로 구성합니다. 좋은 지방은 불포화지방(오메가 3, 오메가 6)을 말하며, 엑스트라버진 올리브유, 참기름, 씨앗류(특히 아마씨), 기름진 생선에서 얻을 수 있습니다.

소금을 줄인다는 것은 바다 소금이나 액상 아미노(발효 간장 대용)처럼 더 나은 선택지를 고른다는 뜻입니다.

당분을 줄인다는 것은 설탕을 따로 첨가하지 않는다는 의미입니다. 당은 자연식품 속에 포함된 것만으로도 충분하며, 그마저도 적당한 양으로 제한해야 합니다.

그리고 한 가지를 꼭 강조하고 싶습니다. 정제된 설탕을 피하는 일은 정말 중요합니다. 많은 과학자들은 암세포가 '포도당 의존 대사체'임을 지적합니다. 쉽게 말해 설탕은 암세포의 먹이가 될 수 있습니다. 실제로 설탕이 암회복을 방해하는 두 가지 작용을 한다는 근거 기반의 연구들이 있습니다. 첫째, 설탕은 면역 기능을 약화시키고, 둘째, 암세포에 연료를 공급해 증식을 돕습니다.

당분이 많은 식단이나 섭취 후 당으로 전환되는 음식을 먹으면 혈당 수치가 급격히 상승하게 됩니다. 이때 우리 몸은 혈당을 정상 범위로 되돌리기 위해 인슐린이라는 호르몬을 분비하게 되지요. 여기서 중요한 점은, 인슐린의 여러 기능 중 하나가 바로 세포의 성장을 촉진하는 일이라는 것입니다. 이때 성장하는 세포는 정상 세포일 수도 있고, 암세포일 수도 있습니다. 즉, 몸속에 인슐린이 많아질수록 암세포가 더 잘 자라고 분열할 기회를 얻게 되는 것입니다. 이와 관련한 더 자세한 내용은 〈가이드 1. 비타민 D 섭취를 늘리고, 설탕 섭취를 줄이세요〉를 참고하세요.

그렇다면, 이제 무엇을 실천하면 좋을까요? 여기에 당신이 따를 새로운 식단 원칙이 있습니다.

"흰 음식은 피하고, 색이 있는 음식을 가까이하라."

여기서 '흰 음식을 피하라'는 말은, 아래와 같은 음식을 식단에서 줄이라는 뜻입니다.

- 백설탕
- 흰 감자
- 흰 쌀
- 흰 밀가루로 만든 빵
- 흰 파스타

위에 열거한 모든 음식은 섭취하자마자 바로 당으로 바뀌는 단순 탄수화물입니다. 이제 '흰 음식'의 시대는 끝났습니다. 커피에 설탕 두 스푼을 넣거나, 시리얼 위에 흑설탕이나 갈색설탕을 뿌려 먹던 일도 그만두셔야 합니다. 정제된 설탕의 섭취를 지금부터 멈추십시오.

"색깔 있는 음식을 먹자"는 말은 다양한 색의 신선한 채소를 더 많이 식단에 포함시키라는 뜻입니다. 예를 들면, 브로콜리, 케일, 파슬리, 양배추, 상추, 시금치, 피망, 콜리플라워, 비트, 리크, 고구

　　　암선고를 받았을 때 취해야 할 50가지 필수수칙

마 등이 있습니다.

그리고 토마토, 사과, 레몬, 포도, 블루베리 등 다양한 색깔의 신선한 과일도 포함됩니다. 다만, 과일은 채소보다 섭취량을 줄이십시오. 과일에는 비교적 많은 당이 들어 있습니다.

지금 이 순간만큼 건강한 식사가 중요한 시기는 없습니다. 신선한 채소와 과일을 중심으로, 가공되지 않은 자연식품과 지방, 소금, 설탕이 적은 음식을 섭취하는 것이야말로 당신의 새로운 영양 전략입니다.

당신이 할 수 있는 중요한 일

영양을 어떻게 섭취할지는 문제가 아니라 선택입니다. 건강하게 먹기로 결심하십시오. 지금까지의 삶보다 더 잘 먹기로 결심하십시오. 영양을 당신의 치료만큼, 아니 그 이상으로 중요한 것으로 받아들이십시오. 건강한 식사의 시작은 당신의 결심에서 비롯됩니다. 결정하십시오.

22

영양분이 풍부한 식품을 고르십시오

이 장의 목적은 가장 좋은 식품을 명확하고 실용적이며 유용한 방식으로 안내해드리는 데 있습니다. 나로서는 이 내용을 가장 잘 전달하는 방법이 '쇼핑 목록'을 드리는 것이라 생각합니다. 어떤 영양 교육도 실제로 실천하지 않으면 아무런 의미가 없습니다. 쇼핑 목록은 이 지식을 실제 삶에 적용하는 데 아주 효과적인 방법입니다.

다음의 쇼핑 목록에 있는 식품들은 모두 기준을 통과한 식품들입니다. 통과 여부는 식품의 영양 밀도를 분석한 결과에 따릅니다. 영양 밀도란 비타민, 미네랄, 단백질, 식이섬유, 건강한 지방의 함유량과 혈당 지수, 칼로리까지 종합적으로 고려해 평가한 수치를 말합니다.

반면에, 전혀 통과하지 못한 식품들도 있습니다. 이런 음식들은 열량만 제공하고 영양소는 거의 없습니다. 이 목록이 바로 '사지 말아야 할 식품'입니다. 암치료의 여정을 걷는 동안에는 이 목록에 있는 식품들을 장바구니에 담지 않도록 하십시오.

쇼핑 목록

채소	과일
브로콜리 *	베리류 *
양배추	오렌지
고추	자몽
토마토	망고
당근	사과
상추	체리
꽃양배추	살구
양파	메론
비트	키위 *
아스파라거스	배
호박	포도
	수박

생선, 고기, 달걀	통곡물과 빵류
대구, 도다리	오트밀
연어 *	보리
참치 (통조림, 스테이크)	현미
송어	아마씨
새우, 게	메밀
정어리	수수, 기장
계란 *	퀴노아
껍질 없는 닭 가슴살	밀 배아
칠면조 가슴살	

콩류	기타
검은콩 *	마늘
병아리콩	생강
강낭콩	계피
흰강낭콩	고춧가루
핀토빈	녹차
렌틸콩	카레 가루
완두콩	

무지방 유제품	오일
플레인 요구르트 *	엑스트라버진 올리브 오일
코티지 치즈	참기름
두유	

별표(*) 표시된 식품은 '슈퍼푸드'로, 주 2회 이상 섭취하는 것이 좋습니다.

설탕	과자	음료	핫도그
주류	도너츠	아스파탐	케이크
맥주	소시지	시럽	시리얼
와인	베이컨	수소첨가지방	당밀
탄산음료	훈제햄	라드	마요네즈
마가린	피자	아이스크림	꿀

평생 다시는 피자 한 조각도 먹지 말라는 뜻은 아닙니다. 하지만 지금 이 시기는 '건강하게 먹기'를 실천해야 할 때입니다. 즉, 영양 밀도가 높고 지방과 소금, 설탕이 적은 식품을 중심으로 식사해야 하며, 특히 신선한 채소와 과일, 통곡물을 우선적으로 고려해야 합니다.

⤚ 당신이 할 수 있는 중요한 일 ⤙

암치료의 여정 한가운데에 있는 중이라면, 앞에서 소개한 승인된 식품 목록에 따라 장을 보고 식사할 책임을 스스로에게 부여하십시오.

23

매일 깨끗한 물 8컵을 드십시오

적절한 양의 깨끗한 물이란 하루에 6~8컵 정도를 의미합니다. 가능하다면 염소가 포함되지 않은 천연 샘물을 마시는 것이 가장 좋습니다. 그렇지만 탈수 상태로 지내는 것보다는 수돗물을 마시는 편이 훨씬 낫습니다.

물은 소화액, 소변, 림프액, 땀을 포함한 모든 체액의 근간이며, 관절을 부드럽게 움직이게 하는 윤활 작용에도 필요합니다. 또한 물은 모든 세포 활동에 절대적으로 필수적인 요소로, 특히 세포에서 노폐물을 밖으로 내보내고 영양소를 세포 안으로 전달하는 기능을 담당합니다.

암을 이기고 건강을 회복하는 간단한 방법을 찾고 계십니까? 여기에 그 해답이 있습니다.

하루에 8컵 정도의 물을 꾸준히 마시십시오! 커피, 청량음료, 주스가 아니라 순수한 물을 뜻합니다.

암환자에게 탈수 현상이 발생한다는 것은 거의 보편적인 사실입니다. 수분이 부족하면 면역 기능, 즉 당신의 가장 중요한 암 방어 수단이 억제됩니다. 세포가 존재하는 환경은 혈액이 아니라 수분입니다. 면역 체계의 핵심 요소인 림프 조직도 제 기능을 최대한 발휘하기 위해 적절한 수준의 물을 필요로 합니다.

우리 몸은 매일 배설, 땀, 호흡을 통해 수분을 소비합니다. 우리 몸의 최적의 건강을 위해서는 충분한 수분이 지속적으로 보충되어야 합니다.

나는 염소나 불소 성분이 없는 물을 좋아합니다. 그러나 우리가 흔히 먹는 일반 수돗물은 이러한 조건을 갖추고 있지 못합니다. 시중에서 파는 생수, 특히 플라스틱 용기에 담긴 물도 완전히 안전한 것은 아닙니다. 연구에 따르면 햇빛에 노출된 플라스틱 용기 안의 물은 화학반응으로 발암물질이 생성될 수 있습니다.

그러면 깨끗한 물은 어떻게 얻을 수 있을까요? 정수기를 사용하거나, 위생 검사를 거친 화학물질이 없는 광천수를 권장합니다.

24

식사습관을 바꾸십시오

식사습관의 변화는 단순한 식단 조정이 아닙니다. 음식 선호는 문화와 습관의 일부이고 삶의 중요한 부분이므로, 합리적인 변화란 '무엇을 먹느냐'뿐 아니라 '왜 먹느냐'까지 함께 돌아보는 것을 뜻합니다.

대부분 우리는 음식을 선택할 때 몸보다 순간적인 기분에 끌리며, 분노·좌절·근심·권태 같은 감정을 달래기 위해 먹곤 합니다. 이렇게 마음이 괴로울 때 얻는 위안은 잠시일 뿐, 결국 감정의 노예가 되는 위험한 습관이 됩니다.

우리는 '왜 먹는지'에 대해 경각심을 가져야 합니다. 암회복의 여정을 나서는 많은 환자들은 자신의 식사습관을 바꾸는 것이 반드시 해야 할 일이라는 것을 알면서도, 동시에 매우 달갑지 않은 태도를 보이기도 합니다.

나는 여기서 분명히 강조하고 싶습니다. 식사습관의 변화는 반드시 필요한 일이며, 진지하게 임해야 합니다. 자각을 가지고 식사하기를 원한다면 아래의 검증된 정보를 참고하십시오.

- 지방질이 많은 스낵류는 절대로 집에 두지 마십시오. 집에 있다는 것 자체가 큰 유혹이 됩니다.

- 텔레비전을 보면서 먹지 마십시오. 자신이 무엇을 얼마나 먹는지에 대해 무심해지기 쉽습니다.

- 먹는 즐거움을 느끼지 못할 정도로 급하게 먹지 마십시오. 일반적으로 뇌가 배부르다는 신호를 지각하는 데 약 20분이 걸립니다. 속도를 늦추고 천천히 드십시오.

- 식사습관을 잘 지킨 주에는 음식이 아닌 영화·연주회·새 옷 같은 보상으로 자신을 격려하십시오. 목표를 이루지 못했다면 보상을 미루고, 죄책감으로 벌하지 말고 다음 주에 다시 시도하면 됩니다.

- 매 끼니는 서두르지 말고 여유를 가지고 식탁을 차려 즐겁게 식사하십시오. 다짐이나 감사의 기도로 마음을 가다듬으면 육체뿐 아니라 정서와 정신에도 자양분이 됩니다.

정신적 욕구인 음식에 대한 갈망과, 몸이 필요로 하는 허기를 구별하십시오. 다음에 식품 광고를 보며 먹고 싶은 충동이 생길 때, 그 충동이 실제 갈망인지 허기인지 평가해보십시오.
갈망을 느낀다면 다른 일을 하십시오. 산책을 하거나 친구에게 전화를 걸거나 독서를 하면서 다른 일을 하십시오. 그리고 스스로 평가해보십시오. 당신이 느낀 것은 진정한 갈망이었습니까, 아니면 단순한 허기였습니까?
갈망이 아닌 당신의 허기를 존중하십시오. 의식적으로 생각하면서 먹도록 하십시오.

25

영양제를 섭취하십시오

가장 중요하고도 시급한 일입니다. 암진단을 받았다면 지금 당장 다음의 영양제 프로그램을 실천해야 합니다.

매일 비타민 D3를 5,000 IU 복용하십시오. 한 달에 한 번 혈액 검사를 받으십시오. 혈중 25(OH)D 수치를 55~60ng/mL로 도달시키고 그 상태를 유지할 수 있도록 비타민 D3 섭취량을 조절해야 합니다.

암진단을 받지 않았다면 예방 차원에서 매일 비타민 D3를 2,000 IU 복용하시고, 1년에 한 번 혈중 농도를 검사하여 30~40ng/mL 수준을 유지하도록 하십시오.

〈가이드 1. 비타민 D 섭취를 늘리고, 설탕 섭취를 줄이세요〉의 '비타민 D 섭취'를 꼭 정독하시기 바랍니다.

오해: 영양제는 아무런 효과가 없으며, 암치료 중에는 복용해서는 안 됩니다.

사실: 대부분의 암생존자는 비타민과 미네랄 영양제를 신뢰하며 꾸준히 복용하고 있습니다.

다음에 소개할 식이 영양제 가이드는 통곡물 위주의 식단, 지방·소금·설탕이 적은 식단, 신선한 채소와 과일 섭취 전략과 더불어 암회복재단의 영양 접근법의 핵심입니다. 이 '영양제 가이드'는 몸의 회복력을 극대화하고 면역 체계가 최상의 상태로 작동하도록 돕기 위해 고안되었습니다.

나는 사람들이 비타민과 미네랄 영양제를 꾸준히 섭취하길 권장합니다. 방대한 양의 신뢰할 수 있는 연구 결과들은, 적절한 수준의 영양제 섭취가 다양한 암의 발생을 예방할 뿐 아니라 암진단 이후 건강 회복과 치유 과정에도 큰 도움이 된다는 사실을 보여줍니다.

이상적으로는 모든 영양소를 식사를 통해 섭취하는 것이 가장 바람직합니다. 영양제가 건강한 식단을 대신할 수는 없습니다. 그러나 아무리 우수한 식단을 갖췄다 해도, 우리가 필요로 하는 모든 영양소를 충분히 공급받는 데에는 여전히 한계가 있습니다. 집약적인 농업 방식은 일부 식품의 영양 가치를 떨어뜨렸다는 것이 이미 입증되었습니다. 그 결과, 언제나 필요한 양만큼의 영양소를 섭취하기 어려운 현실에 놓이게 된 것입니다.

더불어, 일상 속에서 우리가 노출되는 수많은 화학 물질이 인체에 미치는 부정적인 영향에 대한 연구 결과가 점점 더 많아지고 있습니다. 이러한 현실은 해독 작용과 장기 보호 기능을 돕는 영양소의 필요성을 더욱 높이고 있습니다.

다음에 제시할 가이드라인에는 과학적 근거를 바탕으로 한 비타민, 미네랄, 기타 영양제에 대한 정보와 권장 섭취량이 포함되

 암선고를 받았을 때 취해야 할 50가지 필수수칙

어 있으며, 암진단을 받은 이들에게 특히 도움이 될 수 있도록 구성되어 있습니다. 암회복재단은 필수 영양소의 폭넓은 공급과 더불어 체내 흡수율과 생체 이용률을 극대화하기 위해 이 가이드라인을 개발했습니다. 전반적인 건강을 증진하고 암을 예방하고자 하는 사람에게도 이 가이드라인은 충분히 도움이 될 것입니다.

여러 연구에 따르면, 비타민과 미네랄은 각각 따로 섭취할 때보다 서로 균형 있게 조합되었을 때 더 큰 효과를 발휘합니다. 질 좋은 종합비타민·미네랄 영양제는 다양한 영양소들이 서로의 작용을 높여줄 수 있도록 적절한 수준으로 배합되어 있습니다. 하지만, 내가 섭취하는 멀티비타민의 함량이 암회복재단에서 권장하는 수준에 미치지 못한다면, 필요한 비타민과 미네랄을 개별적으로 보충해 권장량에 맞추는 것이 좋습니다.

영양제와 암에 대한 간단한 개요

모든 필수 영양소는 건강을 회복하고 유지하는 데 있어 반드시 필요합니다. 다음에 소개할 영양소들은 특히 암환자에게 도움이 되는 것으로 다양한 연구를 통해 입증되었습니다.

① 항산화제

항산화제는 모든 영양 전략의 출발점입니다. 항산화제란, 우리 몸에 과도하게 생성된 활성산소로부터 세포를 보호해주는 물질입니다. 활성산소는 반응성이 매우 강한 화학 물질로, 세포 속 DNA를 손상시킬 수 있습니다. 그리고 DNA 손상은 암 발생과 깊은 관련이 있는 것으로 알려져 있습니다.

대표적인 항산화 비타민으로는 비타민 C, 비타민 E, 그리고 비타민 A의 전구체인 베타카로틴이 있습니다. 이 세 가지는 함께 복합적으로 섭취할 때 가장 효과가 뛰어나며, 특히 활성산소로 인한 DNA 손상을 막는 데 큰 도움이 됩니다. 여기에 더해 셀레늄은 항산화 작용을 보완해주는 중요한 미네랄이며, 코엔자임 Q10은 우리 몸에서 자연적으로 생성되는 항산화 화합물로, 세포의 성장과 유지에 관여합니다. 하지만 면역 체계가 약해지면 코엔자임 Q10의 체내 생산 기능도 함께 떨어지게 됩니다. 이 다섯 가지 영양소는 암회복재단이 제시하는 영양보충 프로그램의 핵심을 이룹니다.

종종 받는 질문 중 하나는 "왜 암회복재단이 권장하는 항산화제 복용량이 정부의 일일 권장 섭취량보다 더 높은가요?"입니다. 일일 권장 섭취량은 흔히 결핍성 질환, 예를 들어 괴혈병과 같은 질환을 예방하는 데 필요한 최소 섭취 기준에 맞춰 설정됩니다. 하지만 그 수준이 반드시 최적의 건강을 유지하거나, 암을 예방하거나, 혹은 암환자의 면역 체계를 회복시키기에 충분한 양이라는 뜻은 아닙니다. 암회복재단의 권장 기준은 단순한 결핍 예방을 넘어서기 때문에, 당연히 일일 권장 섭취량보다 더 높아야 합니다.

② 카로티노이드

카로티노이드는 식물성 색소, 해조류, 특정 박테리아에서 주로 발견되는 천연 색소의 한 종류입니다. 이 성분은 항산화 작용을 하

 암선고를 받았을 때 취해야 할 50가지 필수수칙

며, 일부는 베타카로틴처럼 체내에서 비타민 A로 전환됩니다. 그 중 라이코펜은 암을 예방하고 자연 치유를 돕는 데 특히 유익한 성분입니다. 신선한 유기농 토마토는 라이코펜이 풍부하며, 흡수율을 높이기 위해서는 토마토를 살짝 익힌 뒤 으깨어 엑스트라 버진 올리브오일을 살짝 곁들여 드시는 것이 가장 좋습니다.

③ 플라보노이드

플라보노이드는 카로티노이드와 마찬가지로 강력한 항산화 작용을 하며 암을 예방하는 식물성 영양소 중 하나입니다.

④ 오메가-3 지방

세 가지 지방산 ALA(알파 리놀렌산), DHA(도코사헥사에노산), EPA(에이코사펜타에노산)은 건강한 신체를 위해 필수입니다. 특히 암환자들에게 이 지방산들은 중요합니다. 면역 기능과 호르몬 균형에 도움을 주기 때문입니다. 오메가-3를 얻을 수 있는 가장 좋은 방법은 생선이며 연어, 참치, 고등어, 정어리 등이 있습니다. 생선을 못 드시거나 안 드시는 분들은 아마씨오일이 좋습니다. 그러나, 씨앗 기름은 DHA나 EPA가 없습니다. 일부 브랜드만 DHA를 첨가합니다.

⑤ 프로바이오틱스

프로바이오틱스는 장 건강의 균형을 도와주는 유익한 박테리아가 포함된 영양제입니다. 대표적인 예로는 락토바실러스 애시도필러스가 있습니다. 암치료를 받는 과정에서는 메스꺼움이나 설사 같은 증상이 흔하게 나타납니다. 그런 증상을 줄이기 위해 장내 환경의 균형을 회복해주는 프로바이오틱스를 권해드리고 싶습니다. 장이 해독된 상태가 되면, 몸속의 독소가 더 효과적으로 배출될 수 있습니다.

치료 중 영양제 섭취

암치료 중에 영양제를 어떻게 섭취해야 할지를 두고는, 암 관련 전문가들 사이에서도 오랜 시간 동안 의견이 분분해왔습니다. 암회복재단에서는 이 주제에 관해 여러 나라의 최신 연구 결과를 면밀히 분석하고 있으며, 이를 바탕으로 권장 기준을 지속적으로 조정해오고 있습니다. 나는 반드시 주치의와 충분히 상의하신 뒤에 아래의 권장 사항을 참고하시기를 권해드리고 싶습니다.

만일 당신이 항암화학요법 치료를 받고 계시다면, 멀티비타민은 계속 복용하시되 치료 48시간 전에는 영양제 섭취를 중단하십시오.

치료 받은 후 72시간 뒤에 영양제를 다시 섭취하세요.

지속적으로 주입 치료 프로토콜을 받고 있다면, 멀티비타민은 계속 복용하되 다른 영양제는 섭취하지 마십시오.

만약 당신이 방사선 치료 또는 호르몬요법을 받고 있다면, 치료 기간 동안 멀티비타민과 추가 영양제를 계속 복용하세요.

기타 영양제 관련 문제

치료가 끝난 뒤에도 계속해서 영양제를 복용해야 할까요?

나는 그럴 필요가 분명히 있다고 믿고 있습니다. 암회복재단에서는 암진단을 받은 이력이 있는 모든 분들이 평생 동안 영양제를 복용하실 것을 권장하고 있습니다. 올바른 수준의 영양소를 꾸준히 섭취하는 것이 건강을 유지하고 회복력을 높이는 데에 매우 중요하다는 사실은 수많은 연구 결과를 통해 입증되었습니다. 평생에 걸쳐 영양제를 복용하고자 한다면, 정기적으로 영양 치료 전문가와 상담을 이어가시고, 암회복재단 웹사이트(www.cancerrecovery.org)를 통해 최신 권장 사항도 함께 확인하시길 바랍니다.

나는 "어떤 브랜드의 영양제가 가장 좋은가요"라는 질문을 자주 받습니다. 그러나 한 가지로 딱 잘라 답하기는 어렵습니다. 그래서 나는 언제나 가능한 한 품질이 가장 높은 영양제를 선택하시길 권합니다. 좋은 영양제일수록 방부제나 결합제 같은 비활성 성분이 적고, 인공 감미료와 색소도 거의 들어 있지 않습니다. 이런 급의 제품은 대체로 더 비싸지만, 그 추가 비용은 충분히 값어치가 있습니다.

일부 암환자에게는 알약을 삼키는 일이 어렵습니다. 실제로 암환자의 약 25%가 알약에 부담감을 겪습니다. 다만 몇 가지 간단한 요령으로 대부분 해결됩니다. 큰 알약은 분쇄해도 됩니다. 캡슐의 내용물을 섭취할 수 있도록 바늘로 살짝 구멍을 내도 됩니다. 라이코펜 제품은 치아에 착색이 생길 수 있으니 유의하십시오. 많은 비타민과 미네랄은 액상이나 분말 형태로도 구할 수 있습니다. 영양소의 완전한 흡수가 걱정된다면 혀 밑에서 흡수되도록 설계된 설하용 제품을 선택하십시오.

마지막으로, 나는 영양제 지침을 항상 최신으로 유지하시길 당부드립니다. 암회복재단은 3달마다 12개 국가의 최소 16개 출처를 살펴 이 중요한 주제에 관한 연구 결과를 검토합니다. 그런 다음 근거가 충분하다고 판단되면 권고안을 재검토하고 갱신합니다.

암환자를 위한 영양제 권장 사항 및 용량

오른쪽 표를 참고하십시오. 치료 중과 치료 이후 모든 암환자에게 적용되는 공통 지침입니다. 따로 밝힌 예외를 제외하고, 치료 기간 동안과 치료 종료 후 2년 동안 추가 복용을 권장합니다.

적용 범위

영양소	세부사항	일일 용량	비고
종합비타민과 미네랄	좋은 품질의 제품	라벨에 적힌 대로 복용	방부제, 결합제, 감미료가 최소한으로 들어 있는 제품
비타민 B	종합비타민과 미네랄 복합체의 일부	50-100 mg	
비타민 C	비산성 아스코브산염 형태 또는 식품에서 섭취	2,000 mg-2g	1g 이상은 반드시 식사와 함께 나누어 복용
비타민 D3	비타민 D3를 섭취 (비타민 D2아닙니다.)	5,000 IU	권장량을 달성하기 위해 종합비타민에 추가로 복용
비타민 E	종합비타민 및 미네랄 복합체의 일부	400 IU	비타민 C, 베타카로틴과 함께 복용 시 가장 효과적 주의사항: 고혈압이 있거나 와파린, 아스피린 등 항혈전제를 복용하거나, 항암화학요법 중이거나, 혈소판 수치가 낮은 경우 하루 200 IU 이상 복용 전 반드시 의사와 상담 필요. (비타민 E는 경미한 항응고 작용이 있음)
베타카로틴	종합비타민과 미네랄 복합체의 일부	25,000 IU	현재 흡연 중이거나 과거 10년 이내에 흡연한 경우 하루 2,000 IU 이상 섭취 금지
라이코펜	베타카로틴과 함께 복용할 때 최대 7mg	10-15mg	라이코펜 복용 기간에는 당근주스를 마시지 말 것
오메가-3 지방산	생선기름 또는 DHA가 포함된 아마씨유	EPA+DHA 500mg 이상 또는 1,000mg	대구 간유를 제외한 모든 생선기름을 권장. 대구 간유는 수은 오염 가능성 있어 피해야 함. 생선 알레르기 시 DHA 첨가 아마씨유 사용 가능
셀레늄	종합비타민과 미네랄 복합체의 일부	200mcg	
아연	종합비타민과 미네랄 복합체의 일부	여성:20mg 남성:40mg	
코엔자임 Q10	항암화학요법 중 심장 보호 작용	100mg	
프로바이오틱스	소화 장애(구토, 설사) 완화에 도움	라벨에 따라 1~2캡슐 섭취	최소 10억 마리의 유익균 포함. 반드시 냉장 보관
밀크시슬	치료받는 동안 간 건강을 위해 섭취	하루 200mg 씩 2회	

참고: 라벨에 별도 표기가 없는 경우에는 흡수를 높이기 위해 영양제를 음식과 함께 복용하는 것이 가장 좋습니다.

스스로 충분히 조사하시기 바랍니다. 공인된 전문 영양사에게 먼저 연락하시고, 그 사람이 암환자를 대상으로 한 치료적 영양 보충(영양제) 경험을 구체적으로 갖고 있는지 확인하십시오. 영양사가 제시한 권고안을 암회복재단의 권고 및 조사한 내용과 나란히 비교해 보시기 바랍니다. 근거가 불분명한 주장은 경계하시기 바랍니다. 그 다음, 영양제 복용은 본인이 이해하고 납득한 범위에서 스스로 결정해 주십시오.

※ 위의 내용은 미국 식품의약국의 평가를 거치지 않았습니다. 그렉 앤더슨과 암회복재단은 신뢰할 수 있는 최신 자료를 사용하기 위해 최선을 다하고 있습니다. 다만 우리가 활용한 자료의 오류에 대해서는 법적 책임을 질 수 없습니다. 제공된 정보를 해석하고 실제로 적용하는 책임은 전적으로 독자에게 있습니다. 만약 보완요법이나 대체요법으로 암치료를 병행하고자 하신다면, 반드시 의료진과 상의하여 본인의 선택을 의료진이 충분히 이해하도록 해 주십시오.

26

회복계획 속에 운동을 넣으십시오

나는 수백 명의 암생존자들 덕분에 운동은 건강 회복과 직접적인 관련이 있다는 점을 깨달았습니다. 내가 인터뷰한 사람들 대부분은 신체 활동을 계속해야 한다고 강조했습니다. 심지어는 정상적인 활동이 어려워 휠체어를 사용해야 했던 사람들조차도, 규칙적인 운동 계획을 반드시 지켜야 한다고 확고한 의지를 보였습니다.

하지만 암생존자들의 운동 목표는 일반인들과는 눈에 띄게 달랐습니다. 암생존자들의 공통된 운동 목표는 단순히 기력을 회복하고 증진하는 것이었습니다.

나는 운동으로 걷기를 선택했습니다. 처음에는 너무 쇠약해 2~3분 걷는 것도 큰 부담이었습니다. 그래서 먼저 의자에 앉아 간단한 팔 돌리기 운동을 시작했습니다. 팔을 쭉 뻗어 뒤로 돌리는 운동을 시계 방향으로 10회, 반대 방향으로 10회를 반복했습니다. 그러자 곧 힘이 나는 느낌을 받았습니다. 숨을 더 깊이 들이쉴 수 있었고, 심장 박동이 활발해졌으며, 피부색도 좋아졌습니다.

나는 운동을 시작한 지 얼마 지나지 않아 이전보다 몸이 훨씬 튼튼해진 것을 느낄 수 있었습니다. 운동의 효과가 확실히 나타나는 것 같았습니다. 그래서 다리 들어 올리기 운동을 추가로 하고 나서, 걷기 운동을 다시 일상에 포함시킬 정도로 힘이 붙었습니다. 처음에는 5분 정도 걷다가 점차 10분으로 늘렸습니다.

나는 이렇게 수개월 동안 운동 시간을 늘려갔습니다. 운동 관련 책도 읽었고, 걷기 전에 전신 스트레칭을 하고, 운동 후에는 가벼운 유연체조로 마무리했습니다. 그렇게 하면서 나는 육체적, 정신적으로 새로 태어난 듯한 느낌을 받았고, 이 둘이 결합되어 행복감도 높아졌습니다. 당신도 이와 비슷한 경험을 할 수 있습니다.

나는 그 당시에 나의 균형을 적당히 유지할 수 있는 운동을 찾았다고 믿습니다. 그때 나는 무슨 일이 있어도 하루 최소 30분은 걷기로 했고, 걷기 전에는 3분간 전신 스트레칭을 하고, 운동을 마칠 때는 5분간 팔굽혀펴기와 윗몸일으키기를 했습니다.

이것은 하루아침에 갑자기 이루어진 것이 아닙니다. 이 정도 운동량이 나에게 가장 알맞다는 결론에 이르기까지 약 2년이 걸렸습니다. 그동안 나는 여러 차례 운동 시간을 평소 35~45분보다 더 늘려 보기도 했고, 매일 한 시간씩 걷거나 역기를 들어보기도 했습니다. 그러나 옆구리가 욱신거릴 뿐, 즐겁게 지속하기에는 무리라는 사실을 깨달았습니다.

어떤 사람들은 운동을 많이 할수록 좋다고 생각합니다. 실제로 어떤 이는 암회복을 위해서는 매일 두 시간가량 격렬한 운동을 해야 한다는 글을 내게 보내온 적도 있습니다. 하지만 나는 그렇게 하라고 권하고 싶지 않습니다. 몸이 쇠약해진 상태에서 과격한 운동을 하면, 부상 위험이 커지고, 결국 녹초가 되어버려 일상 자체가 힘들어질 수 있습니다. 하루에 두세 시간씩 고강도 운동을 계속하는 것은 얻는 것보다는 잃는 것이 더 많을 수 있다고 생각합니다.

나는 많은 시간을 운동에 쏟기보다는, 당신이 즐겁게 할 수 있는 운동 한 가지를 찾기를 권합니다. 그리고 그 운동을 통해 당신 몸에 힘이 붙는다고 느낄 때까지 꾸준히 하십시오. 운동은 유연성과 기력을 키워주고, 심혈관 기능을 개선하며, 체중 감량과 혈압 저하에도 도움이 됩니다. 그러나 무엇보다도 가장 큰 장점은 정신적 이로움 입니다. 즐거움, 열정, 정신적 활력… 이것이야말로 가장 값진 보상입니다!

운동을 당신의 암회복 계획의 일부로 만드십시오. 오랫동안 운동을 하지 않았더라도, 몸이 쉽게 움직이지 못하더라도, 여러 제약을 받더라도 당신이 할 수 있는 운동은 분명 있습니다. 운동은 당신이 건강을 되찾는 데 반드시 도움이 될 것입니다.

❧ 당신이 할 수 있는 중요한 일 ❧

담당의사의 허락을 받은 뒤, 몸에 힘이 붙는다고 느낄 때까지만 운동하십시오. 그것이 운동의 유일한 목적입니다. 내일도 똑같이 이어가십시오. 힘과 지구력을 조금씩 키워 나가면서 운동시간을 서서히 늘려가십시오. 이제 변명은 그만하고 당신 스스로 주도적으로 나서야 합니다. 그러면 당신의 몸은 분명히 '건강'이라는 신호로 화답할 것입니다.

27

충분한 수면을 취하십시오

피로는 암환자들이 가장 흔히 호소하는 증상입니다.

"나는 항상 너무 피곤했습니다. 방사선 치료는 나를 완전히 지치게 만들었습니다."

유방암 회복 과정에 있던 올리비아는 말했습니다.

"나는 그냥 계속 잠만 자고 싶었어요. 하지만 해야 할 일이 너무 많아서 잠잘 시간이 없었죠."

피로는 거의 모든 암환자들이 겪는 문제입니다. 그러나 안타깝게도 많은 환자들은 이 피로를 '죽음이 자신들에게 빠르게 다가오고 있다는 신호'로 오해합니다만 절대로 그렇지 않습니다.

치료 전과 후를 비교해보면 당신은 분명히 육체적으로 다른 상태입니다. 이제 당신의 몸에서 실제로 어떤 일이 일어나고 있는지 살펴보겠습니다.

수술을 받으면 몸은 큰 상처를 입게 됩니다. 항암화학요법은 화학물질이 당신의 몸속 조직으로 들어가 생화학적 구성을 변화시킵니다. 방사선 치료는 당신의 유전자나 세포에 변화를 일으킵니

 암선고를 받았을 때 취해야 할 50가지 필수수칙

다. 이런 치료들은 당연히 충분한 휴식을 필요로 합니다. 따라서 암환자가 쉽게 피곤해지는 것은 전혀 놀랄 일이 아닙니다.

중요한 것은 '암생존자들은 휴식한다'는 사실입니다. 나는 앞서 피로감을 극복하는 데 도움이 되는 인삼을 언급한 바 있습니다. 그러나 어떤 영양제나 약물도 수면을 대신할 수는 없습니다. 당신이 건강했을 때 빠른 속도로 익숙하게 일했던 것처럼 계속 일을 한다는 것은 중대한 실수를 저지르는 것입니다. 피곤하다고 느끼는 것은 병을 가진 어느 누구에게나 있을 수 있는 정상적인 것입니다. 치료를 받는 기간에도 당신의 몸이 적응하여 회복해나가는 기회를 갖게 될 때까지는 몇 주 동안 피로를 느낄 수도 있습니다. 그러니 최대한 많이 쉬도록 하십시오.

당신이 적절한 음식을 먹고 적당한 운동을 한다면, 피로가 당신이 걱정할 만큼 심각하게 기력을 소진시키지는 않을 것입니다. 피로는 결코 당신에게 죽음이 다가온다는 신호가 아닙니다. 필요하다면 오전에도, 오후에도 낮잠을 주무십시오. 저녁 식사 전에 잠시 취하는 휴식이 어쩌면 지금의 당신에게 가장 필요한 것일지도 모릅니다. 매일 8시간 이상 수면을 취하는 것이 절대적으로 필요합니다.

조금 더 주무십시오. 당신의 건강계획표에 휴식시간을 꼭 넣으십시오. 당신의 몸을 회복하고 병을 낫게 하는 데 필요한 휴식을 충분히 취하십시오.

28

암환자 지원 모임에 적극적으로 참여하십시오

당신에게는 암환자 지원 모임이 필요합니다. 암환자 지원 모임에 정기적으로 참여하는 환자들이 그렇지 않은 환자들보다 더 오래 산다는 것은 결코 우연이 아닙니다.

현재 스탠퍼드 대학에서 진행 중인 연구는 암환자들이 지난 수십 년 간 경험을 통해서 알게된 것이 무엇인지를 확인했습니다. 상당히 진행된 유방암 환자들을 대상으로 조사한 결과를 보면, 매주 두 시간씩 환자 지원 모임에 참석한 환자들이 그렇지 않은 환자들보다 평균 여명(앞으로 더 생존하는 기간)이 두 배나 길다는 사실이 밝혀졌습니다.

이 연구를 확장한 UCLA와 런던의 킹스칼리지 대학의 연구 역시 암환자 지원 모임의 가치를 확인시켜 주었습니다. 메시지는 분명합니다. 우리는 생존을 위해 서로가 필요합니다.

지원 모임의 두 가지 주요 형태가 있습니다. 하나는 정보를 제공해주는 단체이고, 다른 하나는 심리적·사회적인 도움을 주는 단체입니다.

정보를 제공하는 모임들은 종양학의 여러 문제에 대한 기초적인 지식을 매우 다양하게 알려줍니다. 예를 들어 다양한 암치료 방법, 일반적인 부작용, 유방암 수술 이후의 물리치료요법, 인공 항문 성형술 같은 개구 수술 후의 삶, 어떻게 살아갈 것인가 하는 문제 등과 같은 주제를 다룹니다. 이런 유형의 지원 모임은 말 그대로 필요한 정보를 제공하는 것이 목적입니다.

그러나 생존에 더 중요한 것은 심리적·사회적인 면에서 도움을 주는 모임입니다. 이런 모임들은 암의 정서적·심리적·정신적 측면에 집중하며, 지지 및 표현 요법 프로그램들을 운영하기도 합니다.

병의 실체를 부정하지 않으면서도 희망적인 태도를 단단하게 해주는 모임들을 찾아보십시오. 당신은 모임에 참석했을 때 자신이 느끼는 공포와 좌절감을 자유롭게 표현할 수 있고, 다른 사람들도 같은 경험을 공유할 수 있어야 합니다.

이 과정에서 당신은 이미 암을 극복한 회원들의 이야기를 통해 교훈을 얻을 수 있으며, 동시에 당신 자신도 이제 막 암회복의 길에 들어선 사람들에게 힘이 되어 줄 수 있습니다.

암환자 지원 모임 참여가 실제로 차이를 만들까요? 여성 암생존자 가운데 가장 큰 집단은 유방암 환자들입니다. 당연히 유방암 환자들이 지원 모임에 가장 많이 참석합니다. 한 획기적인 연구에서는 이전에 설문조사와 지원 모임 활동에 참여했던 유방암 생존자 1,336명에게 초대장을 보냈습니다. 이들은 암진단을 받은 지 5년에서 10년 사이에 있던 환자들이었습니다. 육체적, 정서적, 정신적으로 우수하였습니다.

그 가운데 914명이 설문지를 작성했고, 이 중 817명이 추적조사에 응했습니다. 조사 결과는 다음과 같았습니다.

- 신체적·정서적 건강은 전반적으로 우수했으며, 기초 조사와 추적 조사 사이의 차이는 연령에 따른 자연스러운 변화 수준이었습니다.
- 에너지 수준과 사회적 기능은 변하지 않았습니다.
- 열감, 식은땀, 질 분비물, 유방 민감도는 감소했습니다.
- 질 건조와 요실금 증상은 증가했습니다.
- 배우자와의 성생활은 뚜렷하게 감소했습니다.
- 항암화학요법이나 타목시펜, 혹은 이 둘을 병행한 전신보조치료를 받은 환자들보다 치료를 받지 않은 환자들의 삶의 질이 더 높았습니다.

스탠퍼드 의과대학에서는 유방암 진단받은 여성들을 대상으로, 매주 진행되는 지원 모임의 효과를 1년간 무작위 배정하는 전향적 연구를 통해 체계적으로 평가했습니다.

이 연구에서 진행된 모임은 대화 치료의 형태였습니다. 각 모임은 암이라는 질병으로 인해 생기는 문제들, 예를 들어 가족 및 친구와의 관계 개선, 암이라는 현실 속에서도 최대한 충만하게 살아가는 방법 등에 집중했습니다. 연구진은 이러한 지원 모임에서의 대화가 치료군 환자들의 기분을 개선하고, 대처 전략과 자존감을

 암선고를 받았을 때 취해야 할 50가지 필수수칙

높이는 데 도움이 될 것이라 가정했습니다.

총 86명의 환자를 대상으로 4개월 간격으로 조사를 진행했습니다. 치료군은 '기분 상태 척도'에서 측정된 정서 장애 점수가 대조군보다 유의하게 낮았고, 스트레스 대처의 어려움이 적었으며, 공포 반응 또한 더 적었습니다.

이들 연구는 지원 모임 참여가 심리적 이점을 제공하며 삶의 질을 향상시킨다는 점을 객관적인 자료로 입증합니다.

한 가지 주의할 점은, 어떤 형태의 지원 모임이든 잠재적인 문제를 안고 있다는 것입니다. 바로 환자들의 개인적 성장을 북돋아 주기보다는 '연민의 모임'으로 변질될 수 있다는 점입니다.

물론 사람들이 자신의 문제를 털어놓고 이야기할 수 있는 자리를 마련하는 것에는 분명히 중요한 가치가 있습니다. 하지만 분별 있는 모임이라면 단순한 하소연이 아니라 치료와 관련된 이야기로 이어지고, 또 환자들에게 용기를 줄 수 있도록 운영되어야 합니다. 반대로 문제가 있는 경우라면 이를 바로잡아 줄 지도자가 반드시 필요합니다. 인터넷에서 운영되는 여러 채팅 모임들도 마찬가지입니다.

우리는 '암정복자들'이라는 지원 모임을 만들 당시부터, 건강을 추구하며 서로를 돕는 데 헌신하겠다는 다짐과 함께 하나의 원칙을 세웠습니다. 바로 모임 때마다 반드시 교훈을 얻도록 하자는 것이었습니다. 한 사람이 회복과 관련된 주제로 이끌고, 공개 토론 시간과 서로 용기를 북돋아 주는 시간을 갖도록 했습니다.

여기서 우리가 강조한 것은, 이런 지원 모임에서 얻은 교훈을 각자 자신의 치료와 회복 과정에 도움이 될 수 있도록 실제로 적용하는 일이었습니다.

우리 지원 모임은 '연민의 모임' 같은 느낌이 들게 하는 경우가 거의 없었습니다. 이는 지금까지 우리가 해온 일 중 가장 현명한 결정이었습니다.

암환자를 위한 지원 모임 또는 협회에 연락하거나 담당의사와 상의하십시오. 그리고 다양한 지원 모임에 직접 참여해, 그들이 실제로 건강을 위해 활발히 활동하는지, 아니면 단순히 '연민의 모임'에 머무르는지를 판단해 보십시오. 만약 당신이 원하는 모임을 찾지 못할 경우에는 직접 자신의 집에서 새로운 모임을 시작하는 것도 생각해 볼 수 있습니다.

이미 수천 명의 환자들이 자신과 자신이 사는 지역사회의 다른 이들에게 도움을 나누며 그런 모임을 운영해 오고 있습니다. 협회 등에 문의하여 이런 모임을 시작하는 데 필요한 요령과 정보를 얻으십시오.

다섯 번째: 마음으로 치료하십시오

개인적인 신념, 긍정적 자세, 희망에 찬 기대 등이 암회복에 도움이 될까요? 신뢰할 만한 과학적 증거는 '그렇다'고 말합니다. 그리고 그 효과는 우리가 상상하는 것보다 훨씬 큽니다.

암과 맞서 싸운다는 것은 단순히 종양을 절제하거나, 방사선으로 악성종양을 치료하거나, 혈관에 항암제를 주사하는 것 이상의 것입니다.

몸과 마음을 포함하여 자신이 가지고 있는 모든 자원을 동원해 생존의 길을 모색하는 데 이용하도록 하십시오.

기본 원리는 매우 단순합니다.

자, 공부를 계속합시다.

29

관련서적을 읽어 전문가가 되십시오

아는 것이 힘입니다. 당신 자신을 가르치십시오. 아래 책들을 구해서 공부를 시작하십시오.

※ 한글 제목이 없는 도서는 아직 국내에 번역·출판되지 않은 서적입니다.

- 『Beating Cancer with Nutrition (Revised)』(Patrick and Noreen Quillin, Tulsa: Nutrition Times, 1998. 2002. 6)

보완요법으로서 영양공급에 관한 과학적인 연구와 권장 사항 등이 수록되어 있습니다.

- 『Informed Decisions: The Complete Book of Cancer Diagnosis, Treatment, and Recovery』(American Cancer Society, New York: Viking, 2002)

인터넷에 접속할 수 없는 경우 이 책에서 전통적인 치료법에 관한 정보를 얻을 수 있습니다.

- 『The Cancer Conqueror』(Greg Anderson, Dallas: Word, 1988/ Andrews & McMeel, 1990)

이 책은 몸과 마음, 정신을 통합하는 방법에 대하여 독자들에게 나의 생각과 경험을 들려주고 격려하는 내용입니다.

- 『이완반응』(허버트 벤슨, 양병찬 옮김, 페이퍼로드, 2020, 원제 The Relaxation Response)

이완 및 명상의 개념과 기법에 관한 확실한 정보를 담고 있습니다.

- 『Minding the Body, Mending the Mind』(Joan Borysenko, Reading, MA: Addison-Wesley, 1987)

스트레스와 불확실성을 다루는 방법과 실행 가능한 해결책을 알려줍니다.

- 『Man to Man: Surviving Prostate Cancer』(Michael Korda, New York: Vintage, 1997)

최신 치료 방법에 대한 훌륭한 개정판으로 병을 앓은 당사자의 진솔한 얘기를 담고 있습니다.

- 『Choices in Healing: Integrating the Best of Conventional and Complementary Approaches to Cancer』(Michael Lerner, Cambridge, MA: MIT Press, 1996)

대체요법에 관한 훌륭한 안내서입니다.

- 『Cancer as a Turning Point』(Lawrence LeShan, New York: Plume, 1994)

암의 정서적 측면을 다룬 책으로 반성과 토론 그리고 두려움에 익숙해지는 데 도움되는 글이 실려 있습니다.

- 『Dr. Susan Love's Breast Book』(Susan M Love, Reading, MA: Addison-Wesley, 1995)

유방 건강에 관한 토론방식으로 씌어진 탁월한 저작으로 치료 방법 선택 및 예상 결과 등이 들어 있습니다.

- 『Choices: Alternatives in Cancer Treatment』 (Marion Morra and Eve Potts, New York: Avon, 1994)

암치료에 관한 포괄적인 질의 응답 방식으로 되어 있는 훌륭한 자료집입니다.

- 『사랑+의술=기적』(버니 시걸, 도서출판 이레, 2002, 원제 Love, Medicine, and Miracles)

암환자들과 지원단체 활동을 관찰한 외과의사가 쓴 자기치유에 관한 이야기입니다.

- 『칼 사이먼튼의 마음 의술』(칼 사이먼튼 외, 이영래 옮김, 살림Life, 2009, 원제 Getting Well Again)

암환자들이 심상요법 및 심리요법을 통하여 회복 대열에 동참할 수 있도록 해주는 안내서입니다.

> **당신이 할 수 있는 중요한 일**
>
> 서점이나 도서관에 가서 당신 자신을 위한 공부를 하십시오. 자신의 질병과 특히 건강의 길로 가는 방법에 관한 전문가가 되도록 하십시오.

30

회복에 대한 믿음을 가지십시오

많은 생존자들은 암을 겪으면서 암과 인생에 대한 그들의 믿음을 근본적으로 바꾸게 됩니다. 그들은 믿음이 '마음으로 치료하는 과정'의 가장 근본적인 핵심이라고 생각합니다. 또한 믿음이 자신의 회복을 위해 쏟는 노력에서 큰 비중을 차지한다고 믿습니다.

'자세'는 사람의 마음가짐이나 정신적인 습관과 관련이 있습니다. 반면 '믿음'은 이와는 조금 다릅니다. 여기서 우리가 다루고자 하는 것은 정신적 자세를 둘러싼 확실성, 즉 '확신'입니다.

암을 극복하는 데 장애가 되는 세 가지 잘못된 믿음이 있습니다.

- 첫째, 암진단은 곧 죽음을 의미한다.
- 둘째, 암치료계획은 가혹하고 그 효과도 의심스러우며, 여러 가지 불편한 일들을 포함한다.
- 셋째, 암은 단지 '운이 나빠서' 생긴 것이므로 내가 할 수 있는 일은 거의 없다.

이러한 믿음은 모두 잘못된 것입니다. 진실은 다음과 같습니다.

- 첫째, 암은 진행 정도와 상관없이 반드시 죽음을 의미하는 것은 아니다.
- 둘째, 광범위한 치료 방법들이 분명히 있고, 그 방법들에는 치료효과를 낼 수 있는 잠재력이 있다. 치료 과정에서의 어려움보다 치료를 통해 얻는 이점이 훨씬 더 크고 소중하다.
- 셋째, 대부분의 병은 단순히 '우연히' 생기는 것이 아니다. 어떤 측면에서는 암만큼 원인과 결과가 뚜렷한 병도 드물다.

이러한 사실들은 당신의 암회복 과정에 실제로 도움이 될 수 있습니다. 문제 그 자체보다 더 중요한 것은 그 문제에 어떻게 대응하느냐입니다. 당신이 직접 할 수 있는 일은 생각보다 훨씬 많습니다.

믿음은 신체에 강력한 영향을 미칩니다. 우리가 어떤 믿음을 가지고 있느냐에 따라 병을 인식하는 방식이 달라지고, 이에 대한 반응까지도 실질적으로 달라집니다. 믿음은 건강과 직결된 감정의 방향을 결정짓는 중요한 토대입니다. 요약하자면, 나 자신과 질병, 치료, 그리고 회복 과정에서의 내 역할에 대한 믿음은 결과와 떼려야 뗄 수 없을 정도로 깊이 연결되어 있습니다.

의식하든 하지 않든, 우리가 품고 있는 믿음은 결국 우리의 현실을 만들어냅니다. 이는 긍정적인 방향으로도, 부정적인 방향으로도 모두 해당됩니다. 나는 지금까지 1만 6천 명이 넘는 암생존자들을 인터뷰했는데, 그들 중에 자신이 나을 수 없다고 믿은 사람은 단 한 명도 없었습니다. 생존자들은 공통적으로 깨닫습니다. 믿음이란 결국 생각일 뿐이며, 생각은 바뀔 수 있다는 사실을 말입니다. 우리가 믿음이 차지하는 중심적인 역할을 이해하기 시작할 때, 우리는 더 이상 스스로를 제한하지 않는 믿음을 통해 진정한 자기실현을 만들어낼 수 있습니다.

믿음이 병의 회복에 영향을 미칠까요? 네, 확실히 그렇습니다.

믿음과 기대감은 암 경험을 포함해 우리 인생 전반에 걸친 실제 경험에 끊임없이 영향을 미칩니다. 예를 들어, 비 오는 날을 '우울하다'고 생각하면 실제로 그날 우울해지는 경험을 하게 됩니다.

병에 걸려 고통받는 날들에서 회복의 날에 이르기까지 길이 한없이 멀다는 것을 우리는 잘 알고 있습니다. 하지만 믿음은 바꿀 수 있고, 또 선택할 수 있다는 점은 분명합니다. 문제는 우리가 그 믿음을 의식적으로 선택하지 않는 경우가 많다는 것입니다.

암을 둘러싼 전통적인 지식이나 잘못된 믿음들은 오랫동안 우리에게 영향을 미쳐왔습니다.

아마도 우리는 부모님, 동료, 친구들로부터 주어진 믿음을 그대로 받아들였을 수도 있고, 다른 사람들의 믿음이 우리에게 옮겨져 마치 내 것인 양 착각했을 수도 있습니다. 그 믿음들은 진실일 수도 있고 아닐 수도 있으며, 도움이 되기도 하고 해가 되기도 합니다. 하지만 분명한 것은, 믿음에는 큰 힘이 있다는 사실입니다.

당신은 어떤 믿음을 선택했습니까?

우리가 가지고 있는 근본적인 믿음에 대한 자각은 우리의 환경을 개선하는 가장 극적인 방법 중 하나입니다. 만약 당신이 '암은 곧 죽음이다'라는 믿음을 가지고 있다면, 그 믿음에 도전하십시오. 무엇보다 중요한 사실은, 의사에게 '희망이 없다'는 말을 들었음에도 불구하고 모든 종류의 암에서 장기 생존자들이 분명히 존재한다는 것입니다.

당신은 어떻습니까?

❧ 당신이 할 수 있는 중요한 일 ❧

당신이 가지고 있는 믿음을 점검해 보십시오. 아래 문장을 읽고 가장 먼저 떠오르는 생각과 느낌을 빈칸에 적어 당신의 《건강과 회복일지》에 기록해 두시기 바랍니다.

1. 내 암진단에 있어서 나는

　　　　　　　　　　　　　　　라는 믿음이 있다.

2. 내 암치료에 있어서 나는

　　　　　　　　　　　　　　　라는 믿음이 있다.

3. 내 삶에 있어서 내 역할은

　　　　　　　　　　　　　　　라는 믿음이 있다.

당신이 가지고 있는 믿음이 진실과 어떻게 조화를 이루는지 분석해 보십시오. 이미 성공적으로 암회복의 길을 걷고 있는 다른 사람들과도 이야기를 나눠 보십시오. 그들이 어떤 믿음을 가지고 있는지도 알아보십시오. 그리고 오늘, 당신 스스로를 제한하고 있는 믿음을 바꾸겠다고 굳게 다짐하십시오.

31

암은 우리를 깨우는 종소리입니다

만약 당신이 대부분의 다른 암환자들과 같다면, 당신도 암을 지금까지 살아오며 맞닥뜨린 사건 중 가장 생명을 위협하는 병으로 여길지도 모릅니다.

"나는 암을 나에게 커다란 상처를 입힌, 강력하고 사악한 힘이라고 생각했습니다."

후두암과 싸우고 있는 은퇴한 음식점 주인 레이몬드는 말했습니다.

"그것은 최후의 위협이었습니다."

레이몬드가 한 말은 그의 정신적 자세를 보여주고 있습니다. 그는 암을 극도의 위협이자 해를 끼치는 악의 힘으로 여겼습니다.

하지만 몇 주간의 레이몬드와 상담을 통해 그는 암을 단순한 위협이 아니라 도전으로 받아들이게 되었습니다. 암은 그로 하여금 내적으로 성찰하게 만들었고, 자신의 인생을 다시 돌아보게 했습니다. 레이몬드는 결국 운동, 식습관, 일 그리고 정신적 생활 전반에 변화를 이루어냈습니다. 그에게 암은 마치 아침에 잠을 깨워주는 알람 소리와 같은 존재가 되었습니다.

레이몬드의 경험은 암에 대한 인식을 새롭게 한다는 것이 어떤 의미인지를 보여주는 좋은 사례입니다. 인식을 새롭게 한다는 것은 환경을 보는 시각과 그에 대한 반응 방식을 바꾸는 과정으로, 매우 긍정적인 수단이 될 수 있습니다.

호세에게 전립선암 진단은 58년 인생에서 가장 두렵고 받아드리기 힘든 사건이었습니다. 다행히 암은 초기 단계에서 발견되었고 예후도 매우 좋았지만, 그는 '암'이라는 단어 자체의 공포에 사로잡혀 자신에게 죽음이 가까워졌다고 생각했습니다.

그는 이렇게 말했습니다.

"나는 암이라는 병을 가지고 있었던 것이 아니라, 내가 곧 암 그 자체였습니다."

반면 프랭크 역시 전립선암에 걸렸지만, 그의 암은 호세보다 훨씬 많이 진행되어 뼈까지 전이된 상태였습니다. 그러나 프랭크는 호세와는 달리, 자신이 암을 가진 것이지 암이 자신을 지배하고 있는 것은 아니라는 점을 분명히 구분 지었습니다.

"나는 내 마음과 정신이 허락할 경우에만 암에 걸릴 수 있다고 믿었습니다."

이와 같은 프랭크의 정신적 자세는 바로 암에 대한 인식을 새롭게 한 예입니다. 그의 반응은 실제로 우리가 가지고 있는 내적 힘이 얼마나 중요한지를 잘 보여줍니다.

결국 중요한 것은 질병 그 자체가 아니라 질병에 대한 우리의 반응입니다. 우리가 어떻게 반응하느냐에 따라 결과는 크게 달라집니다. 암에 대한 인식을 새롭게 할 때 우리는 더욱 주도적으로 대응할 수 있습니다.

의심과 공포에 직면해서도 내면의 힘을 인식하고 길러야 합니다. 그래야 위협은 사라지고, 우리는 도전에 맞서 싸울 수 있습니다.

다행스럽게도 위 두 사람의 이야기는 행복하게 결말이 났습니다. 호세는 프랭크가 가지고 있었던 긍정적인 믿음을 받아들일 수 있었고, 덕분에 두 사람은 지금까지도 건강합니다.

당신이 할 수 있는 중요한 일

암에 대해 당신이 가지고 있는 핵심적인 믿음을 점검해 보십시오. 그다음 암에 대한 인식을 새롭게 하기 위해 다음 과정을 따라가 보십시오.

1. 당신은 암에 관한 어떤 믿음을 바꾸고 싶습니까?
2. 현재 그 믿음을 가지고 있음으로써 얻는 것은 무엇입니까?
3. 암을 긍정적인 도전으로 보기 위해 당신의 그 믿음을 어떻게 바꾸겠습니까? (가능한 한 많은 방법을 적어 보십시오)

기억하십시오. 어려움은 당신을 행동하게 만드는 계기가 됩니다. 암이라는 도전에 용기 있게 응답하십시오.

32

자신과의 대화는 긍정적으로 하십시오

우리는 아침에 잠에서 깨어나는 순간부터 밤에 잠자리에 들기까지 끊임없이 이어지는 내적 대화를 경험합니다. 암에 걸리면 이런 자신과의 대화는 공포로 가득 차 대부분 부정적으로 흐르게 되고, 이는 삶을 한층 힘들게 만듭니다.

마리온은 공포에 사로잡힌 상태로 암회복재단에 전화를 걸었습니다. 그녀의 마음은 걷잡을 수 없을 만큼 동요되어 있었고, 몇 분이 지나서야 간신히 입을 열었습니다. 나는 그녀의 말을 하나하나 받아 적었습니다. 그녀의 이야기는 그녀의 정신이 어떤 상태인지 그대로 보여주고 있습니다.

"제 몸에 암이 퍼지고 있어요. 보험도 취소될 것 같아요. 치료비를 어떻게 감당하죠? 모든 게 너무 부담스러워요. 항암화학요법은 더 두려워요. 남편은 이 상황에 어떻게 대처해야 할지 몰라요. 저는 너무 겁이 나요. 왜 이런 일이 저에게 일어난 걸까요? 꼭 필요할 때 하나님께서는 어디 계시는 거죠? 제가 할 수 있는 일이 아무것도 없어요."

그러나 마리온에게도 할 수 있는 일이 분명히 있었습니다! 그리고 당신도 할 수 있습니다. 우리의 모든 생각은 우리 스스로가 선택하는 것입니다. 두려움도 우리의 허락 없이는 우리를 지배할 수 없습니다. 우리는 똑같은 생각을 습관적으로 반복할 수는 있지만, 그 처음의 선택에 대해서는 끝까지 책임을 져야 합니다.

이제 당신이 암에 대해 품어온 생각들을 점검해 보십시오. 지금 당신이 겪고 있는 병과 삶의 모습은 결국 자신과 나누는 내면의 대화에서 비롯된 것입니다.

루아는 절망적인 삶을 살고 있었습니다. 그녀에게는 그럴 수밖에 없는 이유가 있었습니다. 어린시절에 겪은 학대, 순탄하지 못했던 첫 결혼, 말썽꾸러기 자식들, 상처뿐인 이혼, 가출한 아이, 산재 사고로 죽은 두 번째 남편, 8개월 동안 움직일 수 없게 만든 자동차 사고, 그리고 그 후 찾아온 림프종까지...

루아는 이렇게 말했습니다.

"제 마음은 언제나 불공평하고 힘들고 마치 전쟁 같은 인생에 대한 생각으로 가득 차 있었습니다."

하지만 훗날 루아는 '모든 인생 경험은 생각하기 나름'이라는 위대한 진실을 깨달았습니다. 그녀는 빠르게 변화했습니다. 그녀는 자신을 괴롭히던 문제들은 모두 과거의 일로 끝났다는 것을 받아들였습니다. 과거에 일어났던 일을 앞으로의 일과 연결 지을 필요가 없다는 사실을 알게 된 것입니다.

무엇보다 중요한 것은, 지금 이 순간 자신이 선택하는 생각과 말이 곧 자신의 미래를 만들어 간다는 사실을 깨달았다는 점입니다. 루아는 자신과의 대화를 통해 좋았던 경험이든 나빴던 경험이든 제자리를 찾도록 할 수 있었습니다. 그 후 8년이 지난 지금까지 루아는 행복하고 건강하며 온전한 삶을 살아가고 있습니다.

아래 제시된 상황을 떠올리며, 긍정적인 자기 대화로 문장을 완성해 보십시오. 당신은 다음과 같은 상황에서 스스로에게 어떤 긍정적인 교훈을 줄 수 있습니까?

상황 1 지금 당신은 자신의 질문에 대해 짜증을 내는 의사의 거만한 태도와, 또 당신에게 할당되는 제한된 진료 시간 때문에 화가 나 있습니다.
긍정적인 자신과의 대화: _______________________

상황 2 지금 시각은 새벽 3시이며, 당신은 온갖 생각과 고통에 대한 두려움, 그리고 자기연민에 사로잡혀 잠을 이루지 못하고 있습니다.
긍정적인 자신과의 대화: _______________________

상황 3 당신의 기력은 바닥입니다. 더 이상 아무것도 할 수 없다고 느끼며 지치고 용기를 잃었습니다.
긍정적인 자신과의 대화: _______________________

당신이 지금 어떤 생각을 하고 있는지 생각해 보십시오. 그 생각은 긍정적입니까, 부정적입니까? 지금 당신이 하고 있는 생각이 그대로 미래로 이어지기를 바라십니까? 깨어나십시오. 그리고 스스로 선택하십시오.

 암선고를 받았을 때 취해야 할 50가지 필수수칙

33

매일매일 긍정적인 말을 하십시오

확신에 찬 말은 생각과 믿음을 긍정적으로 드러내는 표현입니다. 이는 당신의 마음을 사로잡고 있는 마음속의 부정적인 대화를 대신합니다. 또한 당신과 당신의 주변 환경에 대한 긍정적인 경험을 굳건하게 만들어 줍니다. '확언'은 바로 의식적으로 선택한 자신과의 대화입니다.

확언은 현재형으로 말할 때 가장 강력한 힘을 발휘합니다. "오늘의 삶에 감사드립니다."라는 말은 "내 삶에 감사할 것입니다."와 같은 미래형 표현보다 훨씬 더 효과적입니다.

당신이 하는 말은 결국 두 가지 중 하나를 선택하게 합니다. 스스로를 일으켜 세우거나 아니면 쓰러뜨리거나, 자신을 치유하거나 아니면 죽이거나. 그러므로 반드시 긍정적으로 단언하십시오.

당신이 상황을 바꾸기보다는 상황에 대한 '당신의 생각'을 바꿔야 합니다. 암에 대한 당신의 생각을 바꾸는 것이 건강을 경험하는 데 있어 핵심이 될 지도 모릅니다.

우리의 내면에서는 끊임없이 대화가 이어지고 있습니다. 우리는 모든 경험을 처리하면서, 마음속 대화를 통해 사건을 해석하고 의미를 부여합니다. 긍정적인 확언은 이 내면의 대화를 이끌고 방향을 잡아주며, 그 과정을 통해 우리의 반응도 변화시켜줍니다.

확언은 우리가 원하는 결과를 담고 있는 짧은 문장일 뿐입니다. 하지만 이전의 믿음이 바뀔 수 있다는 인식과, 진심에서 우러나는 변화에 대한 열망이 함께할 때, 이 짧은 문장은 새로운 현실을 만들어내는 힘이 됩니다.

긍정적인 확언의 효과는 19세기 프랑스 약사인 에밀 쿠에(Emile Coue)가 처음 주목했습니다. 에밀 쿠에는 자신의 환자들 가운데 일부가 병에 대한 두려움이나 부정적인 이미지보다, 건강한 결과에 집중했을 때 증상이 현저히 호전되는 모습을 관찰했습니다. 에밀 쿠에는 환자들에게 다음과 같은 말을 매일 반복하도록 권했습니다.

"나는 매일매일, 모든 면에서 점점 더 나아지고 있다."

이 확언은 오늘날까지도 많은 이들에게 회복과 희망의 말로 남아 있습니다.

하지만 긍정 확언은 실제로 믿기 어려울 수 있습니다. 이것이 때로는 긍정적 사고의 효과가 제한적인 이유이기도 합니다. 지나치게 긍정적인 면만 바라보는 태도는 오히려 비현실감을 줄 수 있습니다. 예를 들어, 만약 당신 안에 '나는 나쁜 사람이고, 이 병은 마땅히 받아야 할 벌이다'라는 뿌리 깊은 믿음이 있다면, "나는 곧 나아질 것이다"라는 확언은 아무런 울림도 주지 못할 가능성이 큽니다. 이런 경우 먼저 그 밑에 깔린 믿음을 인식하고, 부정적인 생각에 맞서야만 긍정적인 확언이 비로소 효과를 발휘할 수 있습니다.

일부 의료계 사람들은 확언을 세뇌라고 치부하며 무시하기도 합니다. 사실 어느 면에서는 맞습니다. 우리는 수년 동안 "나는 나쁜 사람이다"와 같은 자기 한계의 믿음으로 스스로를 세뇌해 왔는지도 모릅니다. 그런데 "나는 하나님의 자녀이며, 하나님의 가장 좋은 것을 받을 만한 가치가 있는 사람이다"라는 제한 없는 믿음으로 그것을 바꾼다면, 처음에는 다소 인위적으로 보일지라도 의도적으로 마음을 새롭게 씻어내는 행위를 하는 것입니다.

처음에는 이렇게 인위적으로 느껴지는 것이 종종 걸림돌이 되기도 합니다. 예를 들어, CT 검사에서 암진단을 받았는데 "나는 암이 없는 사람입니다"라고 말한다면, 그것은 누가 봐도 비현실적으로 들릴 수 있습니다. 하지만 핵심은 처음부터 진심으로 믿는 것이 아니라, 그 믿음을 '사실인 것처럼' 연습해보는 데 있습니다. 우리의 마음은 기존의 한계를 뛰어넘는 새로운 믿음을 쉽게 받아들이지 못합니다. 그러나 그것이 현실이라고 상상하며 놀듯이 연습하는 일은 받아들일 수 있습니다. 그리고 이러한 이미지 놀이와 반복을 통해 그 믿음은 점차 진짜 믿음으로 자리를 잡게 됩니다.

그런 다음 행동해야 합니다. 마음속에서 새롭게 품은 믿음을 실제 행동으로 옮길 때, 그 믿음은 더 또렷해지고 더욱 강해집니다. 영적인 차원에서는 이것이 바로 '믿음으로 행하는 것'이라 할 수 있습니다. 새로운 믿음이 현실이 될 수 있다는 믿음이 마음속에 자라나면, 자연스럽게 그 믿음을 따르듯 행동하게 됩니다. 처음에는 아주 작고 실현 가능한 목표부터 하나씩 실천해 나가면 됩니다.

나는 단 하나의 강력한 확언으로 내 건강을 바꾸기 시작했습니다. 암과의 싸움이 한창일 때, 체중은 50킬로그램까지 줄었고, 침대에 누운 채로 고통을 견디기 위해 모르핀을 복용하고 있었습니다. 바로 그 시점에서 나는 이렇게 확언하기 시작했습니다.

"나는 암이 없는 건강한 사람입니다. 하나님, 감사합니다."

나는 이 확언을 말로만 하지 않고, 마음속 이미지와 함께 이어갔습니다. 분홍빛 건강한 세포들, 미소를 머금은 내 얼굴, 생기 넘치는 몸, 그리고 머리 위로 두 손을 들어 하나님께 감사드리는 나 자신의 모습을 마음속에 그렸습니다. 지금 우리 집에 오신다면, 바닷가에서 두 손을 머리 위로 올린 채 새로운 하루를 맞이하며 건강한 삶을 확언하는 내 사진을 보실 수 있을 것입니다.

나는 그 확언을 하루에도 수백 번 반복했습니다. 300번, 400번, 때로는 500번까지 말하곤 했습니다. 속삭이기도 했고, 평범한 목소리로 조용히 말하기도 했으며, 집에 아무도 없을 때는 큰 소리로 외치기도 했습니다.

나는 건강과 치유에 대한 확언을 나의 삶 안에 담아냈던 그 시간이, 내 암 여정의 흐름을 뒤바꾼 전환점이었다고 믿습니다. 확언이 내게 힘이 되었던 것처럼, 당신에게도 확언이 살아 있는 힘이 되어주기를 바랍니다. 생각이 바뀌면 건강도 바뀝니다. 우리가 날마다 하는 확언은 결국 현실이 되기 마련입니다. 병을 외면하기 위해서가 아니라, 나만의 건강한 미래를 향한 믿음에서 시작되는 확언이라면, 그 확언이야말로 나를 치유로 이끄는 예언이 되어줄 수 있습니다.

다음은 스스로의 믿음을 되돌아보고, 확언을 실천에 옮기는 네 가지 핵심 단계입니다.

1. 과거와 현실이 다름을 이해하고 받아들여주십시오.

2. 진심에서 우러나는 변화의 열망을 마음에 품으십시오.

3. 낡은 믿음을 새롭고 긍정적인 확언으로 바꾸어보십시오.

4. 그 확언에 걸맞은 긍정적인 행동으로 직접 실천하십시오.

아래의 예시들을 보고 자신의 치료 프로그램에 적용해보세요.

① 바꾸어야 할 믿음

암은 곧 죽음을 의미합니다.

비슷한 생각: 암세포는 매우 강력하다. 나는 늘 아프다. 내 몸은 약하다. 면역력이 부족하다. 아무리 애를 써도 결국 암에게 지고 말 것이다.

새롭게 세울 확언

암은 삶을 변화하라는 메시지입니다.

비슷한 확언: 암세포는 약하고 방향을 잃었습니다. 나는 건강한 몸을 지니고 있습니다. 내 몸은 점점 더 강해지고 있으며, 면역 체계가 튼튼해지고 있습니다. 나의 몸 안에는 치유를 이끄는 지혜가 깃들어 있습니다.

② 바꾸어야 할 믿음

암치료는 독하고 효과도 없습니다.

비슷한 생각: 나는 치료가 싫다. 치료만 끝나면 늘 몸이 아프다. 방사선 치료를 받으면 너무 지친다.

새롭게 세울 확언

나는 마음에서 믿음이 생기는 치료를 선택합니다.

비슷한 확언: 나는 내게 잘 맞는 치료를 선택하고 그 치료를 믿습니다. 치료로 인한 부작용은 충분히 감당할 수 있습니다. 내 안에는 치유의 에너지가 가득합니다.

③ 바꾸어야 할 믿음

나는 아무것도 할 수 없습니다.

비슷한 생각: 나는 암의 피해자다. 내게 일어나는 일을 통제할

수 없다. 생각도 감정도 내 마음대로 바꿀 수 없다. 나에게는 어떤 선택권도 없다.

새롭게 세울 확언

나는 내 암의 주도권을 쥐고 있습니다.

비슷한 확언: 내가 할 수 있는 일은 정말 많습니다. 내 인생은 내가 책임집니다. 나에게는 다양한 선택지가 있습니다. 나에겐 창의적이고 강력한 자원이 있습니다.

④ 바꾸어야 할 믿음

나는 두려움에 사로잡혀 있습니다.

비슷한 생각: 나는 무력하다. 아무 데도 빠져나갈 길이 없다. 수술이 무섭고, 항암치료와 방사선도 두렵기만 하다.

새롭게 세울 확언

나는 희망으로 충만합니다.

비슷한 확언: 나는 자신감이 있습니다. 하나님의 사랑이 내 안에 함께하고 있습니다. 나는 긍정적인 선택을 할 수 있습니다.

⑤ 바꾸어야 할 믿음

나는 기운이 하나도 없습니다.

비슷한 생각: 내게는 너무 벅차다. 나는 게으른 편이다.

새롭게 세울 확언

나는 활력 있는 사람입니다.

비슷한 확언: 내 안에는 긍정적인 에너지가 가득합니다. 기쁨과 즐거움은 나의 치유를 돕는 큰 힘이 됩니다.

⑥ 바꾸어야 할 믿음

일이 잘못될 것만 같습니다.

비슷한 생각: 나는 불행하다. 희망이 없다. 나는 치유받을 자격

이 없다.

새롭게 세울 확언
모든 것이 완벽하게 풀리고 있습니다.
비슷한 확언: 나는 지금 행복합니다. 인생은 참 좋은 것입니다.
나는 치유받을 충분한 자격이 있습니다. 지금의 나 자신을 있는
그대로 받아들입니다.

⑦ 바꾸어야 할 믿음
나는 약한 사람입니다.
비슷한 생각: 나는 감정적으로, 육체적으로, 영적으로 모두 약하
다. 나는 스스로 치유할 능력이 없다.

새롭게 세울 확언
나는 강한 사람입니다.
비슷한 확언: 내 마음은 따뜻한 힘으로 가득합니다. 나는 나 자
신을 존중합니다. 나는 끝까지 싸워낼 수 있는 투지를 지니고 있
습니다.

⑧ 바꾸어야 할 믿음
나는 하나님의 눈에 합당하지 않은 사람입니다.
비슷한 생각: 나는 가치 없는 존재다. 하나님께 받아들여질 수
없다. 나는 항상 잘못하고, 죄책감을 느끼며, 열등하고, 실패한
인생이다. 하나님은 나를 벌하시려는 분이다.

새롭게 세울 확언
하나님은 나를 깊이 사랑하십니다.
비슷한 확언: 나는 선한 사람입니다. 하나님께서 나를 창조하셨
습니다. 나는 하나님의 자녀입니다. 나는 지금 있는 그대로의 나
자신을 받아들입니다. 나는 나 자신을 존중합니다.

⑨ 바꾸어야 할 믿음

내 의사는 나를 신경 쓰지 않습니다.

비슷한 생각: 사람들은 진심으로 나에게 관심을 가지지 않는다. 의료진은 그저 자신들의 이익만을 위해 움직인다. 주치의는 나를 외면하고, 오직 진료비에만 관심이 있다.

새롭게 세울 확언

사람들은 나를 좋아하고 진심으로 돌봐주고 있습니다.

비슷한 확언: 내 주치의는 가장 선한 동기로 행동합니다. 나를 정말로 아끼고 있습니다. 그리고 나는 내 자신을 돌보고 있습니다.

⑩ 바꾸어야 할 믿음

아무것도 나아지지 않을 것 같습니다.

비슷한 생각: 아무 일도 변하지 않는다. 오히려 상황은 점점 나빠지고 있다. 나는 변할 수 없다. 내 주변 사람들도 변하지 않는다. 내가 원하는 치유는 절대 오지 않을 것이다.

새롭게 세울 확언

나는 매일, 모든 면에서 점점 더 나아지고 있습니다.

비슷한 확언: 모든 것이 더 나은 방향으로 변화하고 있습니다. 나의 치유는 순조롭게 진행되고 있습니다. 나는 내 자신이 자랑스럽습니다. 하나님께서 나를 응원하고 계십니다. 삶은 아름답습니다. 오늘 이 하루도 축복받은 날입니다. 나는 하나님의 축복을 받을 만한 사람입니다.

34

스트레스를 조절하십시오

해로운 스트레스는 정서적 과부하와 같은 것입니다. 이러한 과부하 현상은 스트레스를 일으키는 상황 때문도, 단순히 부정적인 감정 때문만도 아닙니다. 해로운 스트레스란 과부하를 스스로 인지하고 감정이 넘쳐나는 상태를 말합니다. 이는 가끔 겉으로 드러날 때도 있지만, 대부분의 경우 억눌린 채 나타나지 않습니다. 결국 스트레스 경험은 주변 상황과는 관계없이 우리의 마음속에서 만들어지는 것이며, 우리는 그 스트레스를 온전히 통제할 수 있습니다.

해로운 스트레스는 암으로 인한 신체적, 정신적 고통을 더욱 가중시킵니다. 치유에 필요한 평온한 마음을 흩뜨리고 마음을 혼란에 빠뜨려, 건강과는 반대 방향으로 작용합니다.

이러한 스트레스를 인지했을 때 당신이 할 수 있는 일이 있습니다. 바로 '이완반응'입니다. 이완반응은 하버드 의대 부교수이자 심장병 전문의인 하버트 벤슨(Herbert Benson) 박사가 처음 명명하고 설명했습니다.

이완반응이란 일상에서 겪는 다양한 스트레스, 특히 암진단으로 인한 스트레스의 악영향을 줄이는 간단하면서도 효과적인 자기 치유 명상기법입니다.

벤슨 박사는 이완반응이 환자의 정신적 믿음과 밀접하게 연결된 핵심적인 단어나 구절을 선택했을 때 훨씬 더 효과적이라는 사실을 발견했습니다. 즉, 자신에게 의미 있는 단어나 짧은 문장을 뽑아내는 것입니다.

예를 들어, 기독교인이나 가톨릭 신자라면 시편 23편의 '여호와는 나의 목자시니…' 같은 말씀을, 불교신자라면 '나무아미타불' 같은 법어를, 무신론자라면 '평화'와 같은 비종교적인 단어를 선택할 수 있습니다.

개인적으로 중요한 의미가 있는 구절을 뽑아내십시오. 벤슨 박사는 이를 '신념요소'라고 부르며, 이것이 우리의 스트레스를 더 효과적으로 다스리는 데 큰 도움을 줄 수 있다고 말합니다.

매일 자신을 새롭게 하는 일은, 우리가 가진 문제를 평온하고 고요한 마음으로 다루겠다는 결심에서 시작됩니다. 특히 믿음과 연결된 이완반응을 이끌어내게 되면 우리의 마음이 건강에 도움이 되는 방향으로 작용하도록 이끌어 줍니다.

이완반응을 일으키는 방법은 간단합니다. 다음 단계를 따라 해 보십시오.

1. 주위가 산만하지 않은 조용한 곳에 가서 편안한 자세로 앉으십시오.
2. 당신의 정신적 믿음과 깊이 연결된 핵심 단어나 짧은 구절을 하나 정합니다.
3. 눈을 감고 머리부터 발끝까지 근육의 긴장을 풀어 줍니다. 특히 대부분의 긴장이 실리는 어깨와 목의 근육을 이완시킬 수 있게 집중합니다.
4. 숨을 천천히 자연스럽게 쉬십시오. 숨을 내쉴 때마다 마음속으로 그 핵심 단어를 되뇝니다.
5. 수동적인 태도를 취하십시오. 떠오르는 잡생각은 억지로 없애려 하지 말고 조용히 흘려보낸 뒤, 다시 핵심 단어에 집중합니다.
6. 이 훈련을 하루 두 번, 한번에 10~20분 동안 하십시오.

당신의 《건강과 회복일지》에서 매일 자신의 계획을 점검해 보십시오. 당신은 스트레스 관리를 위해 하루에 두 차례 정해진 시간에 이완반응훈련을 실천했습니까? 만약 그렇지 못했다면 새로운 계획표를 세우십시오. 그리고 이완반응훈련을 반드시 지켜야 할 약속으로 존중하십시오.

35

심상 훈련을 하십시오

앞에서 설명한 이완반응의 연장선은 마음속에 그림을 그려보는 '형상화'입니다. 이것은 암에서 회복할 수 있다는 자신의 능력을 믿도록 도와주는 중요한 도구입니다. 보통은 이완반응훈련이 끝난 뒤 이어서 합니다.

형상화의 본질은 마음속으로 암과 싸우고 있는 당신의 면역 체계와 치료 과정을 그림으로 그려보는 것입니다. 즉 자신의 암이 사라지고 몸이 다시 건강을 회복하는 장면을 떠올리는 것입니다. 너무 복잡하게 만들 필요는 없습니다. 한 번 시도해 보십시오.

다음의 지침들을 생각해 해봅시다.

사실적이든 상징적이든 상관없이 머릿속에 암 덩어리를 떠올려 보십시오. 이때 실제 이미지를 원한다면 의학 서적에서 암세포 모양을 찾아볼 수도 있습니다. 그러나 대부분의 환자들은 이때 상징을 활용합니다.

나는 환자들에게 암을 모래나 진흙 덩어리 혹은 냉동실 얼음 덩어리 같은 것으로 묘사하도록 해왔습니다. 나는 내 암 덩어리를 젤

리라고 생각했습니다.

마음속에서 암을 그릴 때 가장 중요한 기준은 암 덩어리를 매우 약하고 불분명한 것으로 여기는 것입니다. 암에 힘을 부여하지 마십시오. 당신이 그리는 그림이 정확할 할 필요는 없습니다. 중요한 것은 당신이 상상하는 암의 상징에 부여하는 의미입니다. 그러니 암을 최대한 약한 것으로 상상하십시오.

만약 당신이 치료를 받고 있다면 치료를 상징화하십시오. 즉 치료란 암세포만 손상시키는 강력하고 뛰어난 효과를 지닌 것이라고 상상하고, 당신의 건강한 세포는 그대로 남아 있다고 상상하십시오.

당신의 몸에서 약해진 암세포가 자연스럽게 흘러나가 사라지는 모습을 그리십시오. 암의 크기가 줄어들고, 점점 사라지는 모습을 그리십시오. 만약 통증이 있다면 자신의 백혈구가 아픈 부위로 몰려들어 통증을 가라앉히는 모습을 떠올리십시오. 어떤 문제이든 자신이 이해할 수 있는 방식으로 그 과정을 그려 보며, 당신 몸이 스스로 치료하도록 명령을 내리십시오. 그리고 마지막에는 자신이 건강하고, 병이 없으며, 힘이 넘치는 사람이라고 여기면서 형상화를 마무리하십시오.

이 형상화 과정이 당신에게 어떤 도움을 주었습니까?

형상화 과정은 사람들에게 큰 통제감을 느끼게 해줍니다. 그래서 이 형상화 과정을 실천한 대부분의 사람들은 두려움이 줄어든다고 말합니다. 현재 진행 중인 연구에 따르면, 형상화 과정은 실제로 새로워진 희망과 관련된 호르몬 분비와 생화학적 반응을 일

 암선고를 받았을 때 취해야 할 50가지 필수수칙

으켜 우리 몸에 영향을 미칩니다. 이로 인해 일어난 몸의 화학작용에 따른 변화는 면역기능을 높이고, 나아가 몸이 치유될 수 있는 가능성을 더 크게 열어 줍니다.

과학은 형상화의 효과를 하나하나 입증하고 있습니다. 여러 연구에서 다음과 같은 결과들이 밝혀졌습니다. 형상화 훈련을 꾸준히 실천하면 아래와 같은 효과를 볼 수 있습니다.

1. 면역세포 수가 일시적으로 증가합니다.

2. 우울감이 완화됩니다.

3. 전반적인 행복감이 높아집니다.

실제로 유방암 환자를 대상으로 한 연구에서는 형상화가 면역 체계의 선행 요소인 면역글로불린 A 수치를 증가시키는 것으로 나타났습니다. 같은 환자들 사이에서 불안, 우울, 기분 변화 등 정서적인 증상들도 줄어든 것으로 보고되었습니다.

2002년, 미국 오리건 보건과학대학교에서는 1기와 2기 유방암 진단을 받은 여성 25명을 대상으로 형상화 실험이 진행되었습니다. 참가자들은 자연 살해 세포라 불리는 특정 면역세포들이 암세포를 찾아내어 파괴하고 몸 밖으로 제거하는 모습을 상상하는 형상화 과정에 참여했습니다. 첫 번째 형상화 과정은 녹음되었으며, 참가자들은 그 녹음본을 활용해 8주 동안 주 3회씩 집에서 반복 연습했습니다.

연구진은 실험이 시작되기 전, 8주간의 형상화 세션이 끝난 직후, 그리고 프로그램이 종료된 지 3개월 후의 시점을 기준으로 참가자들의 면역 기능과 정서 상태를 측정했습니다. 이 데이터를 종합한 결과, 참가자들은 우울감이 줄어들었고 자연 살해 세포의 수치는 증가한 것으로 나타났습니다. 다만, 세포 수는 증가했지만 해당 세포들의 활성이 이전과 크게 다르지는 않았습니다.

영국에서도 유방암 환자 96명을 대상으로 연구가 이루어졌습니다. 두 그룹 모두 6회에 걸친 화학요법을 포함한 일반적인 암치료를 받았으며, 이 중 한 그룹만 추가로 이완 훈련과 형상화 훈련을 병행했습니다. 그 결과, 형상화 훈련을 받은 그룹은 전통치료만 받은 그룹보다 삶의 질이 더 높았고, 자신의 감정을 보다 쉽게 표현하는 경향을 보였습니다.

2005년에 발표된 한국의 한 연구에서는 유방암 환자 60명을 두 그룹으로 나누어 실험을 진행했습니다. 한 그룹은 6개월간의 항암치료 기간 동안 점진적 이완 훈련과 형상화 훈련을 함께 받았고, 다른 그룹은 항암치료만 받았습니다. 형상화 훈련을 병행한 그룹은 메스꺼움과 구토 증상이 줄었고, 불안감과 우울감, 짜증도 덜한 것으로 나타났습니다. 치료 종료 후 6개월이 지난 시점에서도 형상화 훈련을 받은 그룹은 그렇지 않은 그룹보다 더 나은 삶의 질을 경험하고 있었습니다.

최근 이루어진 46개의 연구 분석 결과, 형상화 훈련은 스트레스, 불안, 우울 증상을 완화하는 데 효과적일 뿐 아니라, 혈압을 낮추고 통증을 줄이며 항암치료로 인한 일부 부작용을 경감하는 데에도 도움이 된다고 보고되었습니다. 또 다른 분석에서는 형상화 훈련이 불안을 줄이는 데 효과적이며, 항암치료 전에 미리 나타나는 예기성 메스꺼움과 구토를 완화하는 데에도 긍정적인 영향을 준다고 밝혔습니다. 예기성 구토는 항암제를 맞기 전부터 구토 증상이 생기는 조건반사적 현상을 말합니다.

하지만 형상화 훈련의 효과에 대해 모든 연구가 긍정적인 결과를 내놓은 것은 아닙니다. 2006년에 실시된 형상화 관련 임상시험들을 검토한 결과, 항암치료 중 불안과 심리적 안정감 개선에 효과가 있었다고 보고된 연구는 단 세 건에 불과했습니다. 또 다른 두 건의 연구에서는 형상화 훈련을 받은 그룹과 그렇지 않은 그룹 간에 유의미한 차이가 나타나지 않았습니다. 이러한 다양한 연구 결과에도 불구하고, 심상훈련은 화학요법으로 인한 부작용을 줄이는데 가장 유용한 심리적도구로 꼽힙니다.

형상화에 대한 논란도 있습니다. 많은 의료전문가들은 형상화 치료를 일종의 자기기만으로 여깁니다.

그들은 이렇게 말합니다.

"아무리 형상화를 하고 애쓴다 해도, 결국 암이 몸속에서 자라고 있다는 사실을 알게 됩니다."

이러한 말에 대해서는 이렇게 대응하시기 바랍니다.

실제로 지금 일어나고 있는 일과 당신의 마음속에서 원하는 결과를 분리하십시오. 지금 이 순간에도 암이 자라고 있을지 모르지만, 마음속에서는 암이 줄어드는 모습을 그려볼 수 있습니다. 이렇게 생각하는 것은 당신의 건강에 이롭게 작용합니다.

이것은 자기기만이 아닙니다. 오히려 자기 자신에게 내리는 지시이며, 삶의 목표를 추구하는 데 꼭 필요한 과정이기도 합니다.

처음의 현실은 우리가 원하는 결과, 우리가 가지고 있는 상상 속 모습에 미치지 못할 수 있습니다. 그러나 결국 마음속에 그리는 바로 그 모습이 당신을 그 길로 인도할 것입니다.

이 기술을 당신에게 어떻게 적용할 수 있습니까? 이완반응을 불러 일으킨 뒤, 다음 단계들을 시도해 보십시오.

1. 당신의 암세포를 약하고 불분명한 것으로 떠올리십시오.
2. 마음속으로 당신의 치료와 당신의 면역 체계가 암을 이겨내고 있다는 정신적 형상을 만드십시오.
3. 당신의 몸속 조직에서 병이 자연스럽게 제거되는 과정을 상상하십시오.
4. 암이 점점 줄어들어 사라지는 모습을 그리십시오.
5. 건강한 삶의 활력으로 넘쳐나는 자신의 모습을 상상하십시오.

❧ 당신이 할 수 있는 중요한 일 ❧

이완반응을 불러일으키십시오. 그리고 이어서 심상훈련을 하십시오. 하루에 최소 한 번은 실천하시기 바랍니다.

 암선고를 받았을 때 취해야 할 50가지 필수수칙

36

부작용을 최소화하십시오

일반적인 통념에 따르면 암치료는 효과는 별로 없으면서 부작용은 매우 심하다고 합니다. 그러나 그것을 그대로 믿지 마십시오. 이러한 통념에 대해서는 의심할 필요가 있습니다.

진실은 이렇습니다. 암치료는 날이 갈수록 그 효과가 점점 좋아지고 있으며, 병 자체만을 표적으로 삼아 건강한 세포에 미치는 영향을 최소화하는 방식으로 발전하고 있습니다. 여기에 더해 새롭게 개발된 몇 가지 신약은 부작용의 강도를 완화시켜줄 것으로 전망됩니다.

부작용과의 싸움에서 무엇보다 중요한 것은 마음의 역할입니다. 새로운 항암화학요법의 임상 시험에서 일부 환자들에게 살균 소금물인 식염수를 항암제라 속이고 투여했더니, 30%의 사람들이 머리카락이 빠졌습니다.

환자가 치료를 받는 중이나 치료 후, 또는 치료를 받으러 가는 길에 구역질을 경험하는 것은 흔한 일입니다. 하지만 같은 치료를 받더라도 환자마다 부작용이 다르게 나타납니다.

당신은 어떤 부작용을 경험하고 있습니까?

환자마다 부작용이 다르게 나타나는 현상은 사람마다 다른 생물학적인 차이에서 비롯됩니다. 이를 인정하더라도 마음은 여전히 부작용에 영향을 미칩니다. 즉 우리의 믿음이 생물학적 실체로 연결될 수 있는 것입니다.

환자로서 당신과 나는 암치료를 서로 다르게 이해할 수 있습니다.

언젠가 있었던 암회복 세미나에서 나는 한 요양소에서 관리업무를 맡고 있던 캐롤에게 그녀의 몸과 유방암, 그리고 그녀가 받고 있는 치료를 그림으로 형상화해보도록 부탁했습니다. 잠시 후 그녀는 새카맣게 타 연기가 나는 유방에 커다란 주사기로 독약을 주입하는 악마의 그림을 그려왔습니다.

같은 세미나에서 로다는 처음에 자신은 항암화학요법과 방사선요법이 너무 독성이 강해 암 자체보다도 더 위협적이라고 생각해 거부했다고 말했습니다.

나는 로다에게도 자신의 항암화학요법과 방사선 치료를 그림으로 그려보도록 부탁했습니다. 곧이어 그녀는 항암화학요법을 모든 것을 녹이는 독성의 산으로, 방사선 치료는그녀의 시력을 멀게 하는 한 줄기 광선으로 그려왔습니다.

자가진단을 해보겠습니다. 지금 하던 일을 잠시 멈추고, 책을 내려놓은 다음, 종이 한 장과 연필을 준비해주시기 바랍니다. 그런 다음 잠시 시간을 내어 아래 세 가지를 그림으로 표현해보십시오.

 암선고를 받았을 때 취해야 할 50가지 필수수칙

1. 나의 몸

2. 나의 암

3. 나의 치료

아직 그려보지 않으셨다면, 지금 바로 해보시기 바랍니다.

이제, 자신이 그린 그림을 천천히, 그리고 주의 깊게 들여다보십시오. 이 그림은 지금 이 순간, 나의 암 경험을 어떻게 인식하고 있는지를 보여줍니다. 마음이 몸에 영향을 준다고 믿는다면, 이 이미지들이 지닌 의미는 매우 깊고 중요합니다. 이 주제에 관한 더 자세한 내용은 책 뒷부분의 〈가이드 2. 몸과 마음을 치유하세요〉에 포함된 「아픔 꺼내기: 마음과 몸의 성숙」에서 확인하실 수 있습니다.

이렇게 나타나는 이미지에 함축된 의미는 매우 중요합니다. 치료에 대한 부정적인 견해는 우리가 가지고 있는 자연 치유력에 방해가 됩니다. 환자가 치료를 친구처럼 여길 때, 보다 긍정적인 인식이 치료에 유리하게 작용하기 시작합니다.

치료를 친구로 만드는 최선의 방법은 지금 이 순간 당신이 받고 있는 치료계획이야말로 가장 최선의 치료라는 사실을 자각하는 것입니다. 또한 당신이 그 치료계획을 '소유'하고 있다고 확신하는 것입니다.

당신은 운동선수들이 훈련 중 형상화 작업을 이용한다는 사실을 기억할 필요가 있습니다. 운동선수들은 형상화 작업을 통해 최선의 긍정적인 결과를 미리 계획합니다.

이완반응을 불러일으킨 후, 치료를 받으며 의자에 앉아 있거나 테이블에 누워 있는 자신의 모습을 마음속으로 그려보십시오. 그러면서 마음의 눈으로 줄어드는 자신의 암을 바라보고, 힘이 되살아나는 것을 느껴 보십시오. 형상화 치료가 끝날 무렵, 당신은 한결 기분이 좋아지고 새로워진 건강과 이전보다 커진 행복을 받을 준비가 된 듯한 기분이 들 것입니다.

치료 전이나 치료 중에 이런 훈련을 자주 하면, 당신의 몸은 실제 치료에 대해 최대한의 수용능력과 최소한의 부작용으로 반응하게 됩니다. 당신은 마치 올림픽에 출전한 운동선수처럼 먼저 자신의 마음속에서 시합하게 될 것입니다. 우리 몸은 실제 상황에서 어떻게 반응해야 하는가에 대한 메시지를 받게 됩니다.

❧ 당신이 할 수 있는 중요한 일 ❧

치료를 당신을 돕고 있는 친구처럼 여기십시오. 치료가 잘 진행되고 있다고 마음속에 그려보는 시간을 가지십시오. 또한 치료의 부작용 없이 밝고 건강한 상태로 돌아가는 자신의 모습을 마음속에 그려보십시오. 여기에 제시된 방법들은 기초적이고 근본적인 몸과 마음을 활용하는 원칙들입니다. 마음으로 치료하는 것에는 훨씬 더 많은 방법들이 있습니다. 당신은 더 많은 책을 읽고, 여러 세미나나 워크숍에 참가하거나, 자신에게 맞는 지침을 활용해 훈련을 계속할 수 있습니다. 우선 관계 기관이나 협회에 문의하는 것부터 시작하십시오.

여섯 번째: 자신의 삶에 대한 새로운 시각을 가지십시오

암에 걸린 경험으로부터 무엇을 얻는다고 말하기는 어렵습니다.
암진단 자체가 무섭고, 치료를 위해 수많은 결정을 내려야 하며,
치료로 인한 부작용을 관리해야 하는 등 여러 가지 문제가 있기
때문입니다. 이런 상황에서 어떻게 암이 좋은 일에 이용될 수 있을
까요?
암을 이겨낸 수천 명의 생존자들은, 암투병 과정에서 직접적으로
나타나는 현실적이고 지속적인 변화에 대해서 이야기합니다.
그 변화는 당신에게도 분명 일어날 수 있습니다. 나 역시 그것을
진심으로 바랍니다.

37

암이 가져다준 교훈을 이해하십시오

당신이 암에 대한 인식을 새롭게 한 지금, 당신은 암을 위협이라기보다 하나의 도전으로 보기 시작했습니다. 이제는 이 단계에서 한 발자국 더 나아가야 할 시점입니다.

당신 자신의 독특한 도전에 대해 함께 정의를 내려보도록 합시다.

병에 대한 도전은 개인의 성장을 위한 일깨움이자 기회입니다. 진정한 치유와 영원한 건강은 이렇게 암에 대한 인식을 새롭게 하는 데 있습니다.

암을 당신의 삶에 변화를 주라는 하나의 교훈이라고 생각하십니까? 그렇다면 받아들이십시오. 나는 이미 음식섭취, 운동, 라이프 스타일 등 육체적인 측면에서 여러 가지 변화를 줄 것을 권해왔습니다.

그 외에 더 있을까요?

많은 생존자들은 암이 개인적인 변신을 위한 하나님의 부름이라고 생각합니다. 이는 육체적인 건강 습관의 차원을 넘어, 자신의 태도와 이미지 면에서의 변신까지 요구합니다.

현명한 환자들은 암에 걸린 경험을 전환점으로 삼습니다. 그 계기로 사람들과의 관계를 더 돈독히 하고, 자신의 소질을 키우며, 정신적 성장을 추구합니다. 그러면서 예전의 비효율적이고 제한된 방식을 더 건강하고 효과적인 방식으로 바꿉니다.

나는 우리 모두가 이러한 태도로 암에 대응해야 할 개인적 책임을 갖고 있다고 생각합니다. 이러한 대응은 우리의 능력 안에 있습니다.

그렇지만 나의 주장에 항의하는 환자들도 있습니다.

"당신은 내가 마치 일부러 암을 유발시켰다고 하는 것 같군요."

그렇지 않습니다! 누가 의도적으로 자신을 심각한 질병 속으로 내몰겠습니까? 그보다는 이런 신상의 변화를 잠재적인 힘을 얻는 시기로 여기십시오.

병이 주는 메시지를 비난, 자기 파괴, 혹은 죄책감으로 받아들이지 마십시오. 또한 혹시 우리가 자신의 병을 유발한 데 책임이 있다면, 당연히 자신의 건강을 책임져야 한다는 식으로 이해하지 마십시오.

병이 주는 교훈을 진지하게 얻고자 하는 많은 환자들은, 흔히 자신의 육체적·정서적·정신적 건강 상태와 암 사이의 연관성을 발견합니다. 더 중요한 점은, 내가 면담한 많은 생존자들은 자신의 치유가 시작된 시점을 기존의 신념과 행동을 바꾸기로 결심한 그때로 잡고 있다는 사실입니다. 그들은 암에 담긴 숨은 교훈을 곰곰이 생각하고, 삶을 변화시키는 대응 방법을 선택했습니다.

나는 우리 모두가 암에 대해 이러한 방식으로 대응하는 것이 바로 개인의 책임이라고 믿습니다. 또한 이러한 대응은 당신의 능력으로 가능한 일입니다.

이제 자신에게 다음의 질문을 던지면서 시작하십시오.

• 진단받기 1~2년 전에 심한 스트레스를 주는 사건이나 변화가 있었는가?

살면서 우리가 어찌할 수 없는 불상사에 대해 잘 생각해보십시오. 배우자나 자식의 죽음, 실직, 금전 문제 등은 확실히 해당됩니다. 또한 어떤 일에 크게 낙심하거나 낯설고 조직적인 환경에 적응하기 위해 늘 긴장해왔던 경우, 현재 중요한 개인적 인간관계에서의 불화와 같은 내적 스트레스도 포함됩니다. 대부분의 환자들은 암이 발병하기 전, 자신의 인생에서 하나 이상의 스트레스를 찾아낼 수 있습니다.

• 이러한 환경에 대한 나의 정서적 반응은 어떤 것이었는가?

상실감으로 슬퍼하게 된 당신은 자신의 감정을 숨김없이 드러내어 결국 희망에 찬 태도를 가졌습니까? 아니면 계속 침울한 상태에 빠져 있습니까?

이것은 암 발병에 대한 당신의 관여 정도를 알 수 있는 척도가 됩니다. 여기서 '관여'란 비난이 아닙니다. '관여'란 단순히 스트레스를 유발했을지도 모르는 환경에 당신이 어떻게 반응했는지를 뜻합니다.

당신은 다른 사람들의 욕구를 자신의 욕구보다 우선시했습니까? 당신 자신을 상실감 속에 슬퍼하도록 그냥 내버려두었습니까? 아니면 꿋꿋하게 참고 견디며 아무런 감정을 드러내지 않으려 했습니까? 또한 이렇게 스트레스가 심한 시기에 다른 사람들에게 도움을 청하는 것을 자신에게 허용했습니까? 자신의 감정적 자기치료는 얼마나 효과적이었습니까?

많은 생존자들은 이런 질문들을 자세히 검토하며 중요한 깨달음을 얻습니다.

• 스트레스와 상실감에 대한 나의 반응은 어떻게 변할까?

대응방법에 관해서 다른 대안이 있습니까? 해로운 환경과 인간관계를 당신의 삶에서 제거할 수 있습니까? 만약 그럴 수 없다면, 우선 당신의 정서적 욕구를 존중하면서도 어떻게 그것들과 균형을 유지 할 수 있을까요?

먼저 자신의 진정한 욕구에 대해 정의해보십시오. 이는 건강을 위한 노력에서 매우 중요합니다. 또한 다른 사람들이 어떻게 말하고 생각하는지와 관계없이, 자신의 욕구를 채우기 위해 건설적이고 고무적인 방법을 찾는 것은 매우 바람직합니다. 당신 스스로 그렇게 할 수 있도록 허용하십시오.

당신의 《건강과 회복일지》에 아래 문장을 적고 빈칸을 채워 완성하십시오.

- 첫 진단이나 재발되기 1~2년 전에 발생하여 많은 스트레스를 받은 사건(들)에는 ______________________가(이) 있다.
- 그렇게 많은 스트레스를 받은 사건들에 대해 내가 보인 세가지 주된 정서적 반응은 ________________ 등이었다.
- 나는 ____________ 했더라면 그러한 환경을 바꿀 수 있었을 것이다.
- 나는 ____________ 했더라면 나의 정서적 반응을 바꿀 수 있었을 것이다.

목록 작성이 끝나면 오늘의 건강을 위한 작업은 이쯤에서 중지하십시오. 그리고 위에서 제기된 중요한 문제들이 담겨 있는 함축된 의미를 깊이 생각해보십시오. 조용히 곱씹어 본 후, 자신의 대응 방식을 바꾸고 싶어질 것입니다.

38

지금 이 순간을 사십시오

암으로 진단받은 많은 사람들은 과거나 미래 속에서 살아감으로써 자신의 삶을 불필요하게 오염시킵니다.

나는 그보다, 당신이 매우 값진 현재의 시간 동안 건강하게 사는 것을 목표로 두기를 권합니다.

당신은 늘 같은 말을 되풀이해 왔습니다.

"내가 만약 이러이러한 일들을 하지 않았더라면…"

"담배를 피우지 않았더라면…"

"내 자신에게 좀 더 신경 썼더라면…"

"만약에…, 만약에…, 만약에…." 라는 식의 혼잣말을 얼마나 많이 해왔습니까?

이와 같이 우리는 과거를 후회하면서 우리에게 주어진 순간을 잃어버리고, 스스로를 궁지에 몰아넣습니다.

어떤 때는 미래에 대한 두려움에 사로잡히기도 합니다.

"만약 이러이러한 일들이 일어나면 어떻게 하지?"

"암이 전이되면 어떻게 하지?"

“항암화학요법이 실패하면 어떻게 하지?”

“만약…하면 어떻게 하지, 만약…?”

여기서도 우리는 미래에 일어날지도 모르는 일들에 마음을 빼앗겨 현재의 순간을 잃어버리고 있습니다.

여기에 대한 정답은 ‘현재 순간을 살라’는 것입니다. 지금을 이 시간을 사십시오. 오늘을 사십시오. 바로 이 순간을 최대한 살도록 하십시오.

지나간 과거를 아무리 후회해도 역사는 바뀌지 않고, 다가올 일을 아무리 걱정해도 우리의 삶은 1분도 늘어나지 않습니다. 두려움과 걱정은 지금을 누리는 힘을 약하게 하여 결국 현재의 시간을 갉아먹습니다. 그러나 건강과 행복은 오직 육체 조건에만 달려 있지 않습니다. 비록 암을 앓고 있어도 내게는 바로 지금 이 순간의 삶이 있습니다. 이 시간을 감사히 여기고, 지금 이 순간을 충실히 사십시오. 그것이 건강으로 가는 가장 큰 비결입니다.

건강은 우리 시간의 질과 많은 관련이 있습니다. 그것은 바로 ‘지금 이 순간’에 관한 것입니다. 당신이 육체적으로 좋아질 때까지 충실한 삶을 사는 것을 늦추지 마십시오. 지금이 바로 그때입니다. 지금이 바로 당신의 시간입니다.

비호지킨성 림프종 환자인 브렌다는 다음과 같이 말했습니다.

“나는 근심에 사로잡혀 있었습니다. 암이라는 병 때문만이 아니라 내 삶의 전부에 대해서 말이죠. 부모님이 이혼하고 나자, 나는 엄마의 정신건강이 걱정되었습니다. 또 출장이 잦았던 아버지가 탄 비행기가 사고 나지 않을까 걱정을 많이 했었죠. 그리고 여전히 내 머리를 짓누르고 있는 학자금 융자 문제는 몇 년 동안 갚지 못해 걱정하고 있고, 또한 나는 왜 남자친구와의 관계를 유지하지 못할까? 나는 구제불능의 인생 낙오자인가? 이 모든 문제도 모자라 거기다가 병까지 걸리고… 나는 도대체 어떻게 될 것인가? 이런 고민들을 매일 했습니다."

코윈은 56세에 결장암 진단을 받았습니다.

"내가 암선고를 받았을 때는, 사출성형 사업이 실패한 지 2년 후의 일이었죠. 그 2년 동안 나는 줄곧 '사업이 실패하지 않도록 무언가 다르게 했었어야 했는데'라는 자책만 했습니다. 새로운 생산라인에 그렇게까지 많은 비중을 두지만 않았더라도… 나는 왜 경기 후퇴를 알지 못했을까? 어째서 나는 회사의 가장 큰 고객에게 외상거래를 그렇게 많이 늘려주었을까? 근무시간 단축을 발표하고 감원을 좀 더 빨리 했어야 했는데…… 은행 사람들 말을 왜 안 들었을까? 이 빚을 어떻게 다 갚지? 가족들이 고통받지 않았으면…… 인생은 불공평하다고 계속 생각했습니다."

브렌다와 코윈은 공통의 문제를 안고 있습니다. 브렌다는 '아직 오지 않은 미래'의 걱정으로 지금의 평화를 잃고 있고, 코윈은 '이미 지나간 과거'의 자책에 매여 에너지를 소모하고 있습니다. 진정한 건강의 기회는 오직 현재에 있습니다. 코윈은 과거에서, 브렌다는 미래에서 벗어나 바로 지금 여기에서 할 수 있는 일로 생각의 초점을 돌려야 합니다.

당신은 어떻습니까?

위와 같은 사고의 전환이 필요합니까?

건강이 무엇인지 제대로 이해하려면 과거는 결코 미래와 같지 않다는 사실을 받아들이셔야 합니다. 현실 속에서 충실히 살 때, 건강의 길을 가로막는 마음의 굴레에서 한결 자유로워집니다. 과거는 이미 끝났습니다. 당신이 후회와 가책, 반박을 붙잡아 두지 않는 한 그것들은 당신을 해치지 못합니다. 미래도 같습니다. 공포와 분노, 죄책감으로 스스로 만들어내지 않는다면, 미래 또한 당신을 해치지 못합니다.

당신의 삶을 변화시키는 힘을 가지고 있는 유일한 시간은 바로 현재의 순간입니다.

지금 현재 당신이 암에 걸려 있다고 해서, 다음 해에도 역시 암에 걸려 있을 것이라고 확실하게 단정할 수는 없습니다. 이 진실을 이해하십시오. 당신의 미래를 바꿀 수 있는 힘은 바로 지금 이 순간 당신에게 있습니다. 그 힘을 발휘하십시오. 바로 지금 말입니다.

🙤 당신이 할 수 있는 중요한 일 🙦

날마다 당신을 과거에 묶어놓고 있는 생각과 판단을 그만두십시오. 당신의 건강한 미래 창조에 걸림돌이 되는 어떠한 두려움도 버리십시오. 오늘 바로 이 순간, 당신에게 즐거움과 만족감, 행복을 가져다주는 하나의 행동을 찾아내십시오. 지금 하십시오. 이런 순간들이 무한히 주어지는 것이 아니라는 사실을 알아야 합니다. 자신이 그렇게 하려고 노력할 때만 얻을 수 있습니다. 바로 여기, 현재 이 순간에서 자신의 건강을 찾도록 하십시오.

 암선고를 받았을 때 취해야 할 50가지 필수수칙

39

즐거운 놀이는 당신을 건강하게 합니다

당신은 지난 한 주 동안 놀이하는 데 얼마나 많은 시간을 보냈습니까?

만약 당신이 '전혀 없었다'라고 대답한다면, 당신은 보통 사람들 중의 한 명입니다. 그것은 매우 불행한 일입니다.

많은 사람들은 어른에게 놀이가 필요하다는 말에 선뜻 고개를 끄덕이지 못합니다. 성인은 놀지 않는다는 통념도 여전합니다. 그러나 이런 생각에 도전하십시오. 놀이는 건강을 찾는 과정의 한 부분입니다. 인간에게는 놀이 본능이 있으나, 어른이 되면서 지위와 책임을 이유로 스스로 억누를 뿐입니다. 그 본능을 존중하고, 하루 생활 계획표에 놀이 시간을 꼭 넣으십시오. 그리고 놀이 시간을 일이나 가족만큼, 때로는 그보다 우선해서 하십시오.

가끔 우리는 놀이가 아닌 것을 놀이로 착각하기도 합니다.

다발성 골수암 진단을 받은 에드는 회사의 남성 4부 합창단에서 하는 노래를 놀이로 여겼지만, 곧 그것이 경연대회 우승을 하기 위한 경쟁의 압박으로 변해 있었다는 사실을 깨달았습니다. 그는

합창단을 떠나 연 만들기를 시작했습니다. 대회가 있더라도, 이번
엔 오롯이 좋아서 하는 일이었기에 압박을 느끼지 않았습니다. 놀
이의 본질은 결과가 아니라, 내가 좋아서 몰입하는 그 마음입니다.

당신의 삶을 분석해보십시오. 너무 피곤해서 놀지 못하는 경우
는 거의 없습니다. 당신이 피곤하다고 느낀다는 것은 놀이가 더욱
필요하다는 신호입니다. 놀이를 하면 우리 몸 속의 에너지가 비축
됩니다. 그것은 건강에 큰 도움이 됩니다.

아래에 있는 10가지의 비경쟁적 놀이 활동에 대해서 생각해보
시기 바랍니다.

1	동네 산책하기	6 시 쓰기
2	연 날리기	7 해변 산책하기
3	수영하기	8 노래 부르기
4	자전거 타기	9 음악 듣기
5	그림 그리기	10 경치좋은 길 걷기

⟶ 당신이 할 수 있는 중요한 일 ⟵

자신의 놀이 목록을 만들어서 《건강과 회복일지》에 적어두십시
오. 이제 책 읽기를 중단하십시오. 지금 당장 이 책을 치우고 30
분 동안 재미있게 놀아보십시오. 지금 당장 하십시오. 건강에 대
한 공부는 놀이를 마친 후 계속하면 됩니다.

 암선고를 받았을 때 취해야 할 50가지 필수수칙

40

웃음은 체내에서 하는 조깅입니다

노먼 카슨스(Norman Cousins)는 우리 몸을 치유하는 과정에서 마음의 역할을 이해하는 데 큰 공헌을 한 사람입니다. 하지만 사람들은 웃음에 대해 그가 얼마만큼 강조했는지를 잘 기억하지 못합니다.

1981년에 쓴 그의 책 『웃음의 치유력』(노먼 카슨스, 양역관 옮김, 스마트비즈니스, 2007)에서는 웃음을 '체내에서 하는 조깅'이라고 표현했습니다. 이후 웃음이나 작은 미소조차 긍정적인 생화학적 반응을 일으킨다는 사실이 과학적으로 확인되었습니다.

얼굴 표정을 밝게 하십시오. 그러면 머지않아 당신의 건강도 좋아질 것입니다. 즐거운 이야기를 듣거나 재미있는 영화를 본 후에 당신이 얼마나 편안함을 느끼는지 확인해보십시오. 그것은 매우 중요한 경험입니다.

잭은 전이성 전립선암 진단을 받은 뉴욕의 한 투자은행 간부입니다. 그는 웨스트체스트 카운티에 멋진 집을 가지고 있었으며 투자은행 업계에선 성공한 사람이었습니다.

그는 말했습니다.

"나는 곧 죽을 것이라고 생각했습니다. 암은 지금까지 내가 맞닥뜨린 일 중 가장 심각한 위협이었습니다."

그는 맨하탄의 한 병원에서 방사선 치료를 받던 중 그곳에서 델마를 알게 되었습니다. 나이 지긋한 신사인 델마는 우스갯소리를 잘했고 얼굴에는 항상 웃음이 가득했습니다. 그 역시 7년 전 전립선암으로 잭이 받고 있는 치료를 성공적으로 마친 뒤, 지금은 그 병원에서 일주일에 3일씩 자원봉사를 하고 있었습니다. 델마는 이렇게 말했습니다.

"내가 하는 일은 궁전의 어릿광대 노릇이라오."

대부분의 사람들은 진지함을 중요한 미덕으로 여깁니다. 웃거나 낄낄거리는 것은 유치한 행동이라서 어른에게 어울리지 않는다고 생각하는 경향이 있습니다. 물론 잭도 한때는 이런 생각에 동의한 적이 있었습니다.

"투자은행 일은 진지하게 해야 하는 업무이므로, 상대방에게 진지하게 받아들여지려면 저부터 진지해져야 합니다."

다 쓸데없는 소리입니다. 당신의 삶에서 '어른이란 이유로 웃음이 어울리지 않는다'는 것은 없습니다. 병에 걸렸더라도, 명랑한 마음으로 건강을 추구하는 것은 잘못된 일이 아닙니다. 자신의 미소를 어색하게 생각하지 마십시오. 가끔씩 당신 마음속에 숨어 있는 어린아이와 같은 천진난만함을 꺼내보십시오. 당신의 기운차고 활력 넘치는 생명력을 느끼도록 하십시오. 당신의 아이들이나 손자들과 함께 노는 것을 즐기십시오. 자신의 심각함과 진지함을

     암선고를 받았을 때 취해야 할 50가지 필수수칙

웃음으로 날려보내십시오.

잭이 그때를 회상하며 말했습니다.

"델마는 내게 삶에 대해 많은 것을 가르쳐주었습니다. 그 덕분에 나는 쓸데없는 진지함을 버릴 수 있었고, 그러자 곧 건강해지기 시작했습니다."

지금 당장 자신이 가장 좋아하는 코미디 드라마나 영화 한 편을 준비하십시오. 좋아하는 시트콤을 보십시오. 코미디 동호회에 나가거나 코미디 영화를 보러 가십시오. 그리고 마음껏 웃으면서 몸에 좋은 화학물질과 호르몬이 분비되도록 하십시오. 이것이 병을 치유하는 데 도움이 됩니다.

41
치료에 도움이 되는 인간관계를 만드십시오

우리는 살아가면서 자신이 아닌 다른 사람, 즉 배우자나 친구, 연인, 어린이, 친척, 직장 상사, 동료, 종업원 등 수 많은 사람들과 서로 영향을 주고받으며 살아갑니다. 어찌 보면 우리의 삶은 전적으로 인간관계에 집중되는 것 같기도 하며, 또한 이런 중요한 사람들과 어떻게 지내느냐에 따라 삶의 질이 결정되기도 합니다. 그러므로 인간관계가 원만하지 않으면 심한 불화와 고통을 가져오기도 합니다. 인간관계는 좋든 싫든 우리의 인생 경험, 심지어는 투병 경험에서도 매우 중요한 역할을 합니다.

암생존자들은 자신에게 필요한 자양분과도 같은 인간관계에 시간과 열정을 기울입니다. 하지만 자신에게 해가 되는 관계는 중단합니다.

패트리샤는 한 지원 모임에서 인간관계가 자신의 건강에 미치는 영향에 관해 이야기했습니다.

"나는 바로 집을 떠나야만 했습니다. 무엇보다도 두 아이를 두고 떠나는 것이 가장 힘들었죠. 하지만 그 당시에는 그렇게 하는 것이 내 건강에 필요했기 때문에 어쩔 수 없었어요. 그 후 거의 석 달 동안 가족과 떨어져 지냈어요.”

패트리샤는 대학을 다니던 중 결혼했습니다. 그녀는 남편의 공부를 뒷바라지하기 위해 중도에 자신의 공부를 포기하고 취직했습니다. 그녀의 남편도 그녀가 그렇게 해주길 은근히 바라는 것 같았습니다. 그녀는 남편이 치과대학을 졸업하기 전에 첫 아이를 가지리라는 기대를 했습니다.

“남편은 항상 나를 비난했습니다. 나는 남편의 공격으로부터 스스로를 보호하기 위해 맞고함을 치면서 남편이 날 실망시켰던 때를 들먹이곤 했어요. 그러면 또 남편은 내 결점을 줄줄이 늘어놓으며 반격했고요. 악순환의 연속이었죠. 결국 나는 그 지긋지긋한 곳을 나와버렸죠.”

이렇게 어긋난 결혼생활이 그녀가 자궁경부암에 걸린 데 영향을 주었을까요? 나는 그렇다고 믿습니다. 해로운 스트레스는 우리 몸의 저항력을 떨어뜨립니다.

사랑을 찾던 그녀는 혼외 관계에 빠졌지만, 죄책감이 그녀를 짓눌렀고 결국 그것은 우울증으로 이어졌습니다. 패트리샤는 자신의 신체적 이상이 결혼생활에서의 불화와 관련이 있음을 믿게 되었습니다. 마침내 그녀는 자신의 암치료 계획이 시작된 후, 남편과의 관계를 곰곰이 돌아보기 시작했습니다.

패트리샤는 남편과의 관계를 지키고자 결혼 상담을 받았고, 그 과정에서 남편의 말에 자신이 어떻게 반응해 왔는지 알아차리며 더 적절한 대응을 선택하는 법을 배웠습니다. 지금 두 사람은 관계

개선에 힘쓰고 있고, 패트리샤는 암에서 벗어났습니다. 관계는 때로 나를 비추는 거울입니다. 직장 동료와의 다툼이든, 아이의 고집스러움에 대한 판단이든, 먼저 내면의 갈등이 말과 행동으로 번지지 않도록 나 자신을 살피십시오.

나 자신에 대한 인식은 인간관계 전반을 움직이는 강력한 힘입니다. 영적인 차원에서 보더라도 핵심은 마음의 방향입니다. 마음이 사랑과 기쁨, 평화로 향하면 정신적 안녕은 자연스럽게 따라옵니다. 이를 위해서는 내면의 동기를 진심으로 들여다보아야 합니다. 이런 내면 탐구가 우리에게 주어진 진정한 영향력의 핵심이며, 관계를 평가할 때도 먼저 자신을 진실하게 바라보는 일이 출발점입니다. 다른 사람을 바꾸는 길은 결국 나를 먼저 바꾸는 데서 시작됩니다.

모든 인간관계에서 따뜻한 격려자가 되어보시기 바랍니다. 내가 내보낸 것은 반드시 나에게 되돌아온다는 사실을 기억하십시오. 사랑과 기쁨, 평화를 흘려보내는 것만으로도 관계는 달라지고, 그 과정은 나의 치유를 도와줍니다. 바로 이것이, 내가 가진 진정한 힘의 지점입니다.

인간관계가 치유되면 몸도 함께 치유될 수 있다고 생각하십니까? 나는 개인적인 경험을 근거로 했을 때, 이 둘은 동반자 관계라고 믿습니다.

과거에 일어난 일 때문에 자신과 다른 사람들에게 끼치는 피해를 멈출 때, 비로소 우리는 전인적인 건강을 가진 삶의 길로 자유롭게 나아갈 수 있습니다. 이렇게 하는 것은 보다 신속하게 건강을 되찾는 데 도움이 됩니다.

1. 지금까지 살아오면서 당신에게 가장 중요한 인간관계 10가지를 적어보십시오.
2. 당신의 《건강과 회복일지》에 1부터 10까지 번호를 매기고, 그 사람들의 이름을 적어보십시오. 당신은 지금까지 살아오면서 이 사람들이 가장 중요한 사람들이라는 사실을 알고 있었습니까?
3. 관계를 중단해야 할 사람 옆에는 별표를 하십시오.
4. 관계개선이 필요한 사람이 있습니까? 그 사람에게도 표시를 하십시오.
5. 각각의 관계를 개선하기 위해 당신이 바꿀 수 있는 한 가지 일은 무엇입니까?

매주 이 대목을 찾아보십시오. 그리고 계속 새롭게 수정하십시오. 모든 인간관계에서의 갈등은 이제 끝났다고 선언하십시오. 지금 이 순간부터는 기쁨과 평화 속에 살아가고 있다고 선언하십시오. 이 일이 당신의 건강을 얻는 데 있어 얼마나 중요한지를 곰곰이 생각해보십시오.

42

'왜?'라는 질문을 뛰어넘으십시오

암환자들이 "왜 내게 이런 일이 일어났을까?"하고 묻는 것은 피할 수 없는 당연한 질문입니다.

'왜'라는 질문의 문제는 우리가 제시되는 답을 잘 믿지 못한다는 것에 있습니다. 우리는 그 답변에 저항하고 받아들이려 하지 않습니다.

어떤 사람들은 암에 걸리게 된 것이 생활 습관 때문이라고 생각합니다.

"그는 담배를 피웠습니다."

이 말은 일부 사람들에게는 해당될 수도 있지만, 정밀조사를 해보면 모든 암환자나 흡연자들에게 다 해당되는 말은 아닙니다.

또 어떤 이들은 원인을 환경적인 것이라고 말합니다.

"우리는 지구를 오염시켰습니다. 그러니 우리 모두 병에 걸릴 것입니다."

과연 이 말만으로 모든 경우를 설명할 수 있을까요? 동일한 발암물질에 노출되었는데도 건강한 사람들이 남아 있는 이유는 무엇일까요?

종교는 '왜 나에게?'라는 질문에 해답을 주려고 합니다. 한 목사님으로부터 들은 말이 있습니다. 하나님은 죄를 벌하거나 막기 위해, 또는 환자의 병을 낫게 하여 영원히 이롭게 하기 위해, 하나님을 믿지 않는 자들을 하나님께 인도하기 위해, 그리고 환자와 그 가족에게 복종의 의미를 깨닫게 하기 위해 암을 이용한다는 것입니다.

하지만 나는 그 설명을 그대로 믿기 어렵습니다.

'왜?'라는 질문은 부정적이고 비난적인 태도를 내포하기도 합니다. 또한 '왜?'라고 되묻는 것은 무력하고 희망이 없을 때 내는 다른 표현이기도 합니다.

어떤 사람은 남을 비난하고, 어떤 사람은 생활환경을 탓합니다. 어떤 이들은 부모를 원망하기도 하고, 어떤 사람은 의사나 신을 탓합니다. 하지만 이렇게 다른 사람이나 사물, 환경을 비난하는 일은 당신에게 아무런 도움이 되지 않습니다. 나는 당신이 자신의 병을 인정하지 않으면서 쉽게 책임을 돌릴 대상을 만드는 행위일 뿐이라고 생각합니다.

우리가 '왜?'라고 묻는 것을 멈추고 '무엇을 향하여 나아가는가?' 또는 '무엇을 이루려 하는가?' 같은 질문을 던져보십시오. 즉, '이 경험을 어떻게 하면 내 자신과 다른 사람들, 더 나아가 세상에 도움이 되도록 활용할 수 있을까?'라고 스스로에게 물어보십시오.

그렇게 질문을 바꿀 때 비로소 당신은 전인적 건강으로 가는 새로운 길에 들어서게 됩니다.

나는 수천명의 암생존자들을 인터뷰하고 조사해왔습니다. 암생존자들은 "하나님은 아직 저를 버리지 않으셨습니다."라고 말합니다. 당신도 이 암생존자들처럼 말할 수 있나요? "왜 나일까요?"라는 질문 대신에 "이 병을 어떻게 최선으로 활용해볼까요?"라고 물어보세요. 이 물음이 당신의 마음 깊은 곳에 차지하도록 해보세요. "왜 내가 암에 걸렸을까?"라는 질문을 뛰어넘을 수 있을 겁니다.

✦ 당신이 할 수 있는 중요한 일 ✦

당신의 《건강과 회복일지》에 새로운 페이지를 마련하고 이렇게 적어 보십시오.
"어떻게 하면 암을 겪은 내 경험을 유익하게 만들 수 있을까?"
암이라는 병이 자신과 다른 사람들에게 육체적·정서적·정신적으로 어떤 도움이 될 수 있다고 믿는지 적어보십시오. 당신의 깨달음이 깊어질수록 이 페이지에 계속 새로운 내용을 덧붙여 나가길 바랍니다.

     암선고를 받았을 때 취해야 할 50가지 필수수칙

43

자기수련에 힘쓰십시오

당신이 건강한 삶을 살고 싶다면 병에 걸리기 전에 가졌던 가치관과 생활 방식을 개선할 필요가 있습니다. 당신은 건강을 위한 실천이 언제나 수월하고 편한 것만은 아니라는 사실을 절실하게 느낄 것입니다. 예를 들어, 춥고 비 오는 아침에는 침대에서 쉬고 싶어 운동을 잊어버리기 쉽습니다. 또, 영양가 있는 점심을 직접 준비하기보다는 근처 패스트푸드점에서 음식을 사 먹는 게 훨씬 간단하게 느껴질 수도 있습니다. 이처럼 아무리 건강을 향한 의지가 강해도 실제 행동으로 옮기는 과정에서는 쉽게 의지가 꺾여버리는 경우가 많습니다.

건강을 위한 자기수련은 생각과 행동, 의지와 실천을 함께 요구합니다. 이 원칙은 이제 막 구운 초코칩 쿠키를 먹고 싶을 때, 어둡고 추운 새벽에 운동하러 나가야 할 때, 용서하기 힘든 사람을 대할 때도 똑같이 적용되어야 합니다.

당신의 건강을 이루는 핵심은 요란하지 않으면서도 건전한 자기수련에 있습니다. 중요한 것은 '우리가 건강을 선택할 수 있느냐

없느냐'가 아니라, '건강을 선택할 것인가 말 것인가'입니다.

자기수련은 삶의 두 자산, 자기 존중과 자유로움으로 이어집니다. 말과 행동, 의지와 실천이 하나가 될 때 흔들림 없는 일관성이 생기고, 지금 하는 일이 육체적·정서적·정신적으로 내게 가장 이롭다는 확신이 자리 잡습니다. 이런 태도 속에서 내면의 힘이 자라고, 스스로가 중요한 일을 실제로 해내는 훈련이 나를 망상과 강박, 자기연민에서 벗어나게 합니다. 이것이 원칙 중심의 삶에 뿌리를 내리게 하는 조용하지만 강한 확신이며, 건강한 삶으로 나아가게 하는 자유입니다.

나는 아침에 일어나면 제일 먼저 운동복을 입고 러닝화를 신습니다. 나는 오랫동안 나 자신을 운동으로 단련해 왔습니다.

식이요법도 나를 건강하게 훈련시키는 방법이었습니다. 옛날에는 단 음식을, 특히 케이크와 파이 같은 단 음식을 좋아했지만 오늘날에는 특정 음식에 집착하는 것을 스스로 용납하지 않습니다. 나를 위해 더 좋은 영양을 섭취하는 것이 중요하기 때문입니다. 당신도 식이요법을 실천하길 바랍니다.

바쁜 일정 속에서도 명상은 충분히 할 수 있습니다. 나는 하루 두 번 시간을 내어 호흡을 고르고 마음을 정리합니다. 이 조용한 시간은 일상을 균형 있게 만들고 삶을 더 또렷이 보게 하며, 삶의 목적과 놀이의 균형을 지키고 인간관계에 활력을 더하고 정신적 욕구를 존중하는 데까지 이어집니다. 내 삶의 여러 중요한 영역에서 잠재능력을 깨우려면, 이렇게 작은 시간을 꾸준히 수련으로 지켜내는 일이 필요합니다.

 암선고를 받았을 때 취해야 할 50가지 필수수칙

언젠가 샌디에이고에서 열린 한 워크샵에 함께 참여했던 마뉴엘이라는 기술자가 있었습니다. 그는 큰 체격을 가졌고 신장암을 앓고 있었습니다. 그는 제 말에 이렇게 항의했습니다.

"그러나 당신은 스스로의 원칙에 갇혀 살고 있습니다."

나는 대답했습니다.

"당신 말이 맞습니다. 하지만 당신도 역시 습관에 갇혀 있습니다."

결국 중요한 문제는 우리가 살아가면서 어떤 습관을 선택하느냐 입니다. 좋은 방향, 즉 건강에 도움이 되는 습관을 선택해 자신을 단련하십시오. 그 결과, 당신은 자신을 존중하는 마음과 자유로움을 얻게 될 것입니다.

❧ 당신이 할 수 있는 중요한 일 ❧

자신의 말과 행동, 그리고 자신의 행동과 의지를 하나로 일치시키도록 하십시오.

식이요법이나 운동처럼 한 가지 주제를 정해 오늘의 초점으로 삼으십시오. 그리고 다음 날에는 다른 주제를 선택하고, 그다음 날에는 또 다른 주제를 선택해 실천해 보십시오.

그 과정에서 자신을 존중하는 마음이 점점 커지는 기분을 느껴보고 스스로 축하하십시오. 그리고 이러한 수련이 선물해 주는 자신만의 힘과 자유를 마음껏 누려보십시오.

44

자신의 감정을 통제하십시오

당신은 주로 어떤 방식으로 감정을 표현합니까? 당신은 실제로 느끼는 감정을 밖으로 표출하지 않으려 끊임없이 억누르고 있습니까? 아니면 지나치게 감정이 풍부해져서 적절하지 못한 분노를 폭발시키고 과잉반응을 하곤 하나요? 이것도 저것도 아니면, 자신의 의식 속으로 들어오는 감정을 받아들이지 않고 부정하려고만 합니까?

이 책을 충실히 읽어왔다면 당신은 이제 감정이 건강 관리에서 매우 중요한 역할을 한다는 것을 알 것 입니다.

나는 두 가지 감정 유형에 주목합니다. 그것은 부인하고 회피하려는 '공포'와 억압되거나 지나치게 표출되는 '적개심'입니다. 여기서 우리가 추구해야 할 목표는 감정적 반응을 관찰하는 데 능숙해지고 적절한 반응을 선택하는 능력을 기르는 것입니다.

우리 모두는 인간이기에 자신이 느끼는 어떤 감정이든 받아들일 수 있습니다. 동시에 우리는 감정에 쉽게 휘둘리기도 합니다. 한순간에는 화를 내다가 이내 풀이 죽고, 기분이 좋아 웃다가도 금

 암선고를 받았을 때 취해야 할 50가지 필수수칙

세 무엇을 잃을까 두려워합니다.

나는 이제까지 분노, 우울, 행복, 공포, 이 네 가지 기본적인 감정을 반복해서 경험하는 사람들을 계속 보아왔습니다. 성내고, 슬퍼하고, 기뻐하고, 두려워하는 것, 우리는 이 네 가지 모두를 받아들일 수 있습니다.

어떤 감정을 경험한 후에 그 감정을 받아들일 수 있는지를 판단하는 것은 일부에 불과합니다. 이러한 여러 가지 감정을 건강에 도움이 되는 방향으로 끌고 나가는 것은 전혀 다른 문제입니다. 우리가 흔히 겪게 되는 문제도 여기서 비롯됩니다.

건강을 증진시키는 감정 처리과정은 '①재검토하기, ②해방시키기, ③새롭게 하기'라는 세 단계로 요약할 수 있습니다.

먼저, ①감정을 재검토 하십시오.

우리가 흔히 저지르는 가장 큰 실수는 감정을 덮어 두거나 무조건 쏟아내는 데 지나친 비중을 두는 것입니다. 먼저 관찰하십시오. 다시 들여다보고 이해하려 한다면 이미 절반은 풀린 셈입니다.

그다음 ②감정을 해방시키십시오. 분노, 슬픔, 공포를 내려놓되, 자연스럽게 떠오르는 감정은 있는 그대로 인정하십시오. 그것은 당신의 감정이며, 당신이 그 주인입니다. 수줍거나 예민하게, 혹은 모호하게 굴지 말고 비적대적인 방법으로 감정을 놓아주십시오. 그리고 이렇게 말해 보십시오.

"좀 당황스럽긴 해도, 이건 어디까지나 나의 감정일 뿐이야. 이제 다 끝났어. 내 삶은 계속되는 거야."

③감정을 새롭게 하십시오. 이렇게 생각하거나 말해 보십시오.

"내가 감정을 선택하는 것이지, 감정이 나를 지배하는 건 아니야."

당신이 바꾸십시오. 당신은 의식적이고 자각적인 태도로, 좀 더 생산적이면서 애정이 담긴, 더욱 정신적이면서도 성숙한 대응방법을 선택할 수 있습니다.

이 감정 처리과정을 실천하면 효과는 매우 큽니다. 나 역시 감정적인 도전을 받을 때, 가장 격렬한 감정 중 하나인 분노를 효과적으로 조절합니다.

내가 어떤 일에 대해 느끼는 부정적인 감정, 즉 분노는 대체로 오래가지 않습니다. 나는 나의 정서조절능력이 최고 성능을 발휘할 때 이렇게 재검토합니다.

"내게 분노가 있었지. 그래! 그게 내 속을 썩이기 시작했어."

그리고는 곧 분노를 해방시킵니다.

"그렇게 말하지 마십시오. 그 말은 저를 화나게 합니다."

이렇게 말함으로써, 악의 없이 분노를 해방시키는 것입니다.

문제는 스스로를 새롭게 하지 못하고 끓어오르는 분노를 사랑이나 최소한의 동정심으로 전환하지 못할 때 생깁니다. 그렇게 분노가 반응을 좌우하도록 내버려두면, 해소되지 않은 집착과 적대감이 쌓여 가면을 쓴 만성적 분노로 이어집니다. 건강한 삶을 위해서는 부정적인 감정에 더 이상 집착하지 마십시오. 감정을 재검토하고, 해방시키고, 정직하게 새롭게 할 때 비로소 우리는 감정의 주인이 됩니다.

'새롭게 한다'는 것은 매우 간단한 일입니다. 나의 경우, 실제로

 암선고를 받았을 때 취해야 할 50가지 필수수칙

내 감정을 일으키는 것에 집중할 때 일어납니다. 이렇게 얻은 더 큰 깨달음의 힘은 매우 강력합니다. 만약 내가 사건 자체만 생각한다면, 나는 그 감정을 유발하는 사람이든, 사건이든, 조건이든 그것들을 두려운 마음으로 바라보고 있었음을 종종 깨닫습니다. 결국 나는 나 자신, 나의 재산, 나의 자존심이 공격당하는 것을 두려워했던 것입니다.

이것은 우리 삶의 전반에 영향을 미치는 중요한 발견입니다. 바로 우리 안의 공포입니다. 그렇지만 공포 역시 우리의 통제 안에 있습니다. 이제 우리는 그 공포를 재검토하고 해방시킨 뒤, 이렇게 표현 할 수 있습니다.

"저는 이런 진단이 두렵습니다."라든지, "선생님, 그런 예후를 보니 마음이 편치 않습니다."

그렇게 한 뒤에야 우리는 감정을 초월해 새롭게 할 수 있습니다. 우리는 보다 더 강력한 의식과 생산적인 감정을 선택해야 합니다.

"나는 희망을 가지는 방향을 선택했습니다."

이는 우리가 스스로의 감정을 정확하게 인식하는 것이 매우 중요한 이유입니다. 우리의 감정을 건드리는 상황을 단순히 지켜만 보는 것으로도 우리는 안좋은 감정에 휩싸였다는 것을 알게 됩니다.

우리의 감정 유형을 정확히 인식하고 감정을 일으키는 상황을 자세히 관찰해보면, 우리를 둘러싸고 있는 공포에 기초한 인식을 다시 한번 생각해 볼 수 있게 됩니다. 이제 우리는 공포를 인식하는 대신 희망의 관점에서, 또는 희망이 아니면 최소한 동정심의 관점에서 상황을 이해할 수 있습니다.

이런 태도는 분한 마음을 즉시 누그러뜨리고, 기적과도 같은 새로운 감정 반응을 일으켜 우리의 치유를 돕습니다.

당신 자신의 감정 유형을 자세히 관찰하는 것을 우선으로 하십시오. 재검토하고, 해방시키고, 새롭게 하십시오. 이것이 감정적으로 건강해지는 비결입니다.

❧ 당신이 할 수 있는 중요한 일 ❧

다음 주까지 객관적인 관찰자가 되십시오. 당황스러운 사건이 발생하면 그것을 당신의 《건강과 회복일지》에 기록하십시오. 그리고 다음 세 가지 범주 중 하나로 자신의 감정적 반응을 적어보십시오.

첫째는 부정 — "나는 어떠한 문제가 있었다는 것을 부정했다."
둘째는 억압 — "나는 그 망할 놈의 자식에게 진심으로 꺼져버리라고 말하고 싶었으나 내 감정을 억눌렀다."
셋째는 과잉반응 — "나는 거의 미칠 지경이 되어 사건 전반에 어울리지 않는 과잉반응을 보였다."

그런 다음 세 가지 사항을 실천하십시오.
재검토하고, 해방시키고, 새롭게 하십시오.
그러면 당신은 자신의 삶에 대한 감정적 태도를 숙련된 관찰자로 볼 수 있게 될 것입니다. 한때 자동적이던 반응과 감정은 이제 당신의 통제하에 놓일 것입니다. 이 모든 과정을 거친 뒤에, 당신은 새로운 차원의 건강을 얻게 될 것입니다.

     암선고를 받았을 때 취해야 할 50가지 필수수칙

일곱 번째: 최선의 노력을 다하는 사람들을 위하여

만약 당신이 지금까지 이 책에 나와 있는 여러 단계를 실천해왔다면, 당신은 이미 암에 대한 긍정적으로 대응하는 길에 훌륭하게 들어선 것입니다.

암을 이기고 살아남은 많은 사람들은 여기서 더 나아가, 그들 삶의 모든 영역에서 한층 더 높은 수준의 건강에 이르게 됩니다.

"나는 그것을 선물이라고 생각합니다."

가수이자 배우인 올리비아 뉴튼존이 유방암과 싸웠던 경험을 두고 한 말입니다.

"이상하게 들린다는 건 알아요. 하지만 그런 경험이 없었다면 아마 제 활동분야에서 성공하지 못했을 겁니다."

이것은 당신의 경험이 될 수도 있습니다. 그러니 부디 당신도 이 여정에 전심전력을 기울이기를 촉구합니다.

암투병 속에서 선물을 찾아보세요. 암이 분명 당신에게 주는 선물이 있을 겁니다. 나와 함께 그것을 계속 찾아봅시다.

45

마음의 눈을 통하여 인생을 보십시오

당신은 자신의 인생에서 무엇을 보고 있습니까?

질병에 시달리는 몸, 꺾여버린 꿈, 두려움 속에 절망하고 있는 가족의 모습만 보입니까? 아니면, 마음과 정신이 병들었다 하더라도, 받아들일 준비가 되어 있다면 지금 이 순간에도 여전히 소중하고 특별한 순간들을 볼 수 있습니까? 암의 고통 속에서도 당신의 삶을 감싸고 있는 아름다움과 은총, 그리고 완전함을 볼 수 있습니까?

40세에 가장인 피터는 췌장암 진단을 받았습니다. 하지만 그는 절망하지 않고 자신의 목숨을 연장하기 위해 힘겨운 자신과의 싸움에 최선을 다했습니다. 그의 용기 있는 노력은 많은 사람들에게 깊은 감동을 주었습니다.

피터는 나와의 긴 전화 상담 중에 이렇게 말했습니다.

"어제 저녁 저는 드디어 정신적인 면이 조금은 이해되기 시작한 것 같습니다. 온 가족이 함께 저녁을 먹고 있었습니다. 그런데 그때 저는 뭔가 다른 것을 보았습니다. 그 느낌은 진심으로 저를 감동시켰습니다."

"무슨 뜻입니까?"

내가 물었습니다.

"글쎄요…… 전에는 저녁식사를 할 때 닭고기, 샐러드, 으깬 감자 등 항상 눈으로 볼 수 있는 겉으로 나타나 있는 사물들만 보였습니다. 늘 피곤해 보이는 아내를 보면 언제나 일정에 쫓기는 것 같아 몹시 걱정스러웠습니다. 그리고 학교에서 일어난 일들을 이야기하는 아이들…… 그러한 것들이 제 눈에 보이던 전부였죠. 그런데 어제 저녁은 달랐습니다. 어제 저녁 저는 이 모든 것들을 마음으로부터 볼 수 있었습니다."

피터는 애써 감정을 억누르며 계속 말을 이었습니다.

"식탁을 둘러보니 지금까지 와는 전혀 다른 것들이 보이기 시작했습니다. 처음으로 우리 가족의 몸과 마음, 영혼이 함께 모여 음식을 나누고 서로에게 자양분을 주는 그 소중한 순간이 보였던 겁니다. 거기에는 단순히 '먹는다'는 행위 이상의 것이 있었습니다. 우리 가족은 서로 돕고, 사랑하고, 보살피기 위해 모여 있었던 것입니다."

피터는 그 특별했던 순간을 마음속으로 되새기느라 잠시 말을 멈췄다가 다시 말했습니다.

"그때 아이들과 제 아내가 서로 말다툼을 했습니다. 예전 같았으면 화가 머리끝까지 났을 겁니다. 하지만 그날은 달랐습니다. 다른 시각으로 본 것이지요. 그들의 말다툼은 나를 참기 힘들게 만드는 소음이 아니라, 마치 '네가 걱정돼서 그래' 하고 말하는 듯한 서로에 대한 자연스러운 애정 표현으로 보였습니다."

피터는 바로 '마음의 눈'을 통하여 모든 것을 보고 있었던 것입니다. 마음의 눈으로 본다는 것은 우리로 하여금 좋지 않은 환경 속에서도 삶의 단순하고 쉽게 얻을 수 있는 것들의 가치를 발견하는 것입니다.

마음속으로 다짐해보십시오. 이제는 부족한 것, 잘못된 것에 머무르지 않기로 말입니다. 지금 이 순간 내게 있는 것들, 온전한 것들에 마음을 모아보십시오. 우리에게는 이미 많은 것이 있습니다.

이러한 깨달음은 우리에게 질병과 인생을 전혀 다른 방식으로 경험하게 합니다. 이런 자각을 기꺼이 받아들이십시오. 매일매일, 아니 바로 지금 이 순간에도 기적 같은 순간들이 있습니다. 당신은 반드시 그것을 볼 수 있어야 합니다.

오늘밤, 아니면 다음 번에 가족이나 친구들과 함께 할 때 이 새로운 빛 속에서 새로운 인생을 느껴보십시오. 그리고 당신 자신에게 물어보십시오.
"이 사람들은 내게 진정 어떤 의미가 있는 존재들인가?" 이 물음은 어떤 좋은 약보다도 당신의 건강에 더욱 도움이 될 수 있을 것입니다.

46

자신의 정신적 성장을 소중히 하십시오

많은 사람들이 암을 이겨내는 것을 곧 "이 환자는 임상적으로 암이 없습니다."라는 의사의 보고와 동일시합니다. 나 역시 사람들의 그런 소망을 이해하고 공감합니다. 그리고 사실 나의 진료기록도 내가 암을 극복했음을 보여주고 있습니다.

당신도 그렇게 되기를 바랍니다. 하지만 그것이 암을 극복하는 여정에서 가장 중요한 부분은 아닙니다.

자, 주의 깊게 읽어보시기 바랍니다. 다음에 드리는 말을 마음속 깊이 새겨보십시오. 마음과 정신을 열어 보일 줄 아는 사람에게 암과의 여정은 단순한 신체적 치유를 넘어 정신적 성장의 길로 발전할 수 있습니다. 진정으로 암을 이겨낸다는 것은 바로 개인의 정신적 성장을 가꾸어 나가는 데서 실현되는 것입니다.

어떤 사람들은 이렇게 말합니다.

"나는 치료에 만족합니다. 내 삶을 예전처럼 되돌려놓기만 하면 됩니다."

그것만으로 만족하지 마십시오. 모든 것이 다시 예전과 같이 되돌아가는 것을 바라지 마십시오. 암을 겪은 뒤의 삶은 결코 모든 것이 이전과 같을 수 없습니다. 당신은 새롭고 이전보다 더 나은 삶을 원하게 될 것이며, 그 삶은 정신적으로 새로운 걸음마를 떼는 것과 같은 방식으로 다가올 것입니다.

이제까지 당신은 암으로 인해 헤아릴 수 없을 만큼 많은 고통을 겪어왔습니다. 그러나 그 고통이 당신을 어떤 사람으로 만들어 낼지는 전적으로 당신에게 달려 있습니다.

암으로 인한 고통 역시 우리의 내적 태도를 변화시키는 데 활용될 수 있습니다. 다시 말해, 개인의 정신적 성장을 목표로 삼을 때 암이라는 경험은 이전과는 전혀 다른 사람으로 변화하는 데 도움이 됩니다. 암은 우리의 태도를 새롭게 하고, 정신을 온화하게 하며, 삶을 변화시킵니다.

우리가 진정으로 추구하는 것은 개인의 내면적 성장입니다. 당신 안에는 이미 온전함의 씨앗이 심겨져 있습니다. 그 씨앗을 믿고 행동에 옮길 수 있느냐는 오롯이 당신의 몫입니다.

내면의 성장은 당신의 치유 여정이 자연스럽게 이끄는 다음 걸음입니다. 과정은 그리 복잡하지 않습니다. 다시 건강을 되찾기 위해 할 수 있는 모든 것을 해보기로 결심하십시오. 치료에 대한 이해, 식습관 개선, 매일의 운동, 긍정적인 믿음과 태도의 실천, 그리고 가장 소중한 관계들을 돌보는 데 시간과 에너지를 기울이십시오.

그런 다음 자연스럽게 감사, 용서, 조건없는 사랑 등을 경험하고 발전시켜나갈 것입니다. 이것이 행복한 정신적 성장입니다.

당신은 먼저 자신의 내면세계를 변화시켜야 합니다. 그러면 그 변화는 자연히 당신의 외부세계에도 반영될 것입니다. 이것이야말로 강력한 치료법입니다.

정신적 성장의 길을 걷고 있는 사람들과 함께 하십시오. 정신적인 비전을 가진 사람들과 어울릴 때, 당신 자신의 변화도 더욱 빨라질 수 있습니다. 또한 역사 속의 위대한 정신적 스승들에게서 영감을 얻으십시오.

그리고 마지막으로, 기도하십시오. 조용히 자신이 믿는 신의 말씀에 진실한 마음으로 귀 기울이십시오. 구걸하거나 간청하지는 마십시오. 그냥 '당신의 뜻이 이루어지기를' 기도하십시오. 그 다음 귀 기울여 들으십시오. 그리고 행동하십시오. 단, 신의 무한한 가능성에 당신 자신의 조건을 붙여 제한하지 마십시오. 신과 함께라면 모든 것이 가능하다는 사실을 기억하십시오.

❧ 당신이 할 수 있는 중요한 일 ❧

당신의 《건강과 회복일지》에 삶 속에서 생생하게 이루고 싶은 정신적 특성 한 가지를 적으십시오. 그리고 오늘은 그 특성을 한 시간만 온 마음을 다해 실천하는 것으로 시작하십시오. 그 시간을 점차 늘리십시오.

이 정신적 특성을 당신의 중심 목표로 삼으십시오. 몸과 마음에 귀 기울 이십시오. 실제로 실천할 기회는 매 순간 드러낼 것입니다. 그 기회를 놓치지 말고 잡으십시오.

47

항상 용서하는 마음을 가지십시오

당신은 자신이 가진 모든 에너지가 치료에 자유롭게 쓰이기를 원합니까? 그렇다면 용서하십시오. 마음을 너그럽게 가지십시오.

용서는 건강을 위한 노력 중에서도 큰 보상을 안겨줍니다. 인간관계가 지닌 치유력에 대한 새로운 깨달음과, 우리의 다양한 감정에 대한 깊은 이해를 통합하여, 치료에 필요한 마음의 평정을 가져다 줍니다.

용서는 위대한 약속입니다. 용서는 우리를 구원해 줍니다.

나는 용서가 단순한 행동을 넘어 사고의 방식이 되고 삶의 방식이 될 때, 건강을 지탱하는 가장 강력한 심리적·정신적 핵심이 된다고 믿습니다.

용서는 하나의 기술과도 같습니다. 용서는 우리의 생각과 인식을 바꾸고, 독성을 지닌 해로운 감정을 동정심이나 사랑 같은 치유적인 감정으로 바꿔줍니다.

용서는 우리의 초점을 두려움에서 사랑으로 전환하게 하고, 바꿀 수 있는 것은 바꾸며, 바꿀 수 없는 것들과는 화해할 수 있도록 도와줍니다. 이는 마음의 눈을 통하여 인생을 보는데 필요한, 한 차원 높은 치유의 조건입니다.

용서를 배우고 실행할 기회는 어디에나 있습니다. 우리를 괴롭히고 견디기 힘들게 만드는 사람들을 통해서 조차, 우리는 용서의 교훈을 배울 수 있습니다. 무엇보다 중요한 것은 자기 자신을 용서하는 것입니다. 자기 용서의 책임을 받아들일 때 비로소 더 깊은 용서의 길을 배울 수 있습니다.

솔직해집시다. 우리는 자신에 대해 많은 불평을 가지고 있고, 이를 쉽게 떨쳐내지 못합니다. 그리고 자신을 향해 가혹한 판단을 내리곤 합니다. "난 어리석어. 게다가 뚱뚱하고 못 생겼어." 같은 자기비난을 끊임없이 늘어놓습니다. 자기비난을 모두 내려놓으십시오. 가장 좋은 방법은 자기 자신을 용서하는 것입니다. 지금부터는 자신을 용서하십시오.

너그러워 지십시오. 나는 많은 암환자들이 자신을 쓸모없는 사람으로 생각한다는 것을 알고 있습니다. 하지만 그것은 잘못된 생각이며 건강에 치명적인 믿음입니다. 당신은 지금까지 그다지 만족스럽지 못한 삶을 살아 왔을지도 모릅니다. 그러나 그렇다고 자신을 곧 쓸모없는 사람이라고 단정지어서는 안 됩니다. 그런 생각을 버리십시오.

한 젊은 싱글맘이 털어놓았습니다.

"나는 약물에 중독됐었고 매춘도 했어요. 그리고 이제는 암이에요. 솔직히 나는 이 병이 당연하다고 생각해요. 하나님이 나를 벌하시는 거라고요."

나는 대답했습니다.

"아니에요. 전혀 그렇지 않아요. 그런 생각은 놓아버리세요. 그런 생각들은 당신을 병 속에 가둬두려는 족쇄일 뿐이에요. 자신을 용서하세요. 다른 사람들도 용서하세요. 하나님께 용서를 구하세요. 전부 놓아버리세요."

나아가, 당신이 다른 사람을 바라보는 방식 또한 혼란스러운 감정을 만들어 낼 수 있습니다. 다른 사람을 판단하는 일은 쉽습니다. 하지만 잘못된 판단은 인간관계의 바탕을 갈가리 찢고, 원한의 불꽃을 당길 수 있습니다. 이때 암이라는 질병은, 우리가 이러한 잘못된 판단을 넘어 수용과 용서의 차이를 배우고 실천할 수 있는 기회가 되기도 합니다.

나는 여러분께 '수용'을 연습해보시기를 간곡히 권해드립니다.

전이성 전립선암 진단을 받은 한 남성이 내게 찾아와 아들에 관한 이야기를 들려주었습니다.

그의 아들은 동성애자였고, 두 사람 사이에는 오랜 시간 깊은 갈등이 있었습니다. 말다툼과 비난, 그리고 상처 주는 말들이 오갔습니다. 아들은 대학에 들어가면서 집을 떠났고, 그 이후로 집에 돌아오지 않았습니다. 6년이 넘는 시간 동안 거의 연락도 하지 않았고, 그 일은 그에게 큰 짐이 되었습니다. 그러던 중 그는 암 진단을 받았습니다. 그 남성은 이렇게 말했습니다.

"제가 다시 건강해지려면 용서와 화해가 중요하다는 걸 저도 알고 있었어요. 그래서 마침내 저는 아들에게 전화했고 만나자고 했어요. 만나자마자 저는 아들의 삶의 방식에 대해 얘기하지 않기로

     암선고를 받았을 때 취해야 할 50가지 필수수칙

아들과 약속했어요. 저는 저의 건강과 아들의 삶 모두 하나님에게
맡겼어요."

용서하십시오. 놓아주십시오. 흘려보내십시오.

이 모든 것의 해답은 용서에 있습니다. 우리 인간은 모두 불완
전한 존재이므로, 우리의 잠재능력에 미치지 못하는 행동을 보일
때가 많습니다. 이때 용서는 우리가 불완전함을 인정하지 않고도
무조건적으로 수용할 수 있게 해줍니다.

당신은 이미, 인생에서 모든 것이 기대에 미칠 수 없다는 사실
을 알고 있을 것입니다. 그렇지만 우리는 수용을 통해 평화를 얻을
수 있습니다. 즉, 우리 자신을 용서하고 다른 사람들을 용서하는
것이 수용의 핵심입니다.

용서를 하나의 습관으로 만들도록 합시다. 용서에는 두 가지 경
우가 있습니다.

첫 번째는 대단히 명백한 경우입니다. 어떤 일이 일어나 누군가
가 상처를 받거나, 우리가 누군가에게서 공격을 받았다고 느끼는
상황이 생깁니다. 그때 그 행동은 용서가 필요합니다.

이때 우리가 "나는 나 자신이______ 한 것을 용서한다" 또는
"나는 _____가 _____ 한 것을 용서한다."라고 말할 수 있을 때,
이때 우리는 용서의 길에 들어선 것입니다.

용서의 두 번째 단계는 이미 일어난 일에 대한 인식을 새롭게
하는 것입니다. 어떤 일이 일어난 것은 사실입니다. 그러나 진짜
문제는 그 일을 판단하기 시작할 때 생깁니다. 그 순간 우리는 자
신이나 타인을 나쁘다, 상처를 준다, 비열하다, 어리석다 등의 말

로 단정 짓습니다. 그 사건이 우리의 기대에 맞지 않았기 때문에 불쾌하게 받아들이는 것입니다. 심지어 그 일에 관련된 사람들까지 비난하기도 합니다.

그렇다면 대안은 무엇일까요? 그것은 바로 수용, 즉 받아들이는 것입니다. 먼저 자신을 받아들이고 다른 사람들을 받아들이십시오. 그리고 사건은 언제나 일어나기 마련이라는 사실을 받아들이십시오. 인생은 종종 우리의 빛나는 이상과는 다르게 진행됩니다. 용서하고 받아들이십시오. 이렇게 하는 것이 살아가는 데 훨씬 편안한 방법입니다.

죽음에 가까이 있는 사람들이나, 자신이 그렇다고 믿는 사람들은, 용서가 병을 치유한다는 사실을 자주 깨닫습니다. 이때 원한, 다툼, 깊은 정신적 고통 등은 갑자기 대수롭지 않게 여겨집니다. 나는 그들의 마음을 이해할 수 있습니다. 나 스스로도 이러한 교훈을 깨달았고, 지금도 수천 명의 환자들과 이러한 이야기를 나누고 있습니다.

난소암으로 투병 중이었던 마릴린은 그녀의 부모님이 찾아왔을 때 무척 불안하고 마음이 편하지 않았습니다. 마릴린과 어머니는 좋지 않은 관계를 회복시키기 위해 많은 노력을 해보았으나 좀처럼 나아지지 않았습니다.

오래전부터 두 사람 사이에는 끊임없는 공격과 방어가 반복되었습니다. 문제는 단순히 아이 보기, 요리, 가사, 종교 등의 세세한 일 때문만이 아니었습니다. 그녀의 어머니는 좀 더 보수적인 딸을 원했고, 마릴린은 좀 더 의식이 깬, 분별 있는 어머니를 원했기 때

　　　　　암선고를 받았을 때 취해야 할 50가지 필수수칙

문입니다.

마릴린은 이렇게 말했습니다.

"저는 거의 미칠 지경이었습니다. 지난번에 엄마가 찾아왔을 때는 엄마를 쫓아내려고까지 했지요. 그런데 그때 문득 스쳐 지나간 생각이 있었습니다. 하나님은 나와 다르게 엄마를 평가하실 거라는 생각을 한 거죠. 여태까지 나는 다른 사람들에게 엄마와 사이좋게 지내기를 원한다고 말해왔지만, 내 주관적인 생각으로만 엄마의 행동을 판단하고 매도한다면, 어떻게 엄마와 화해하기를 바랄 수 있겠어요? 그래서 나는 엄마를 이해하기로 했습니다. 무조건 나만 옳다는 생각을 버리고, 엄마의 입장에서 나를 바라보기로 말입니다. 어느 날 오후 나는 스스로 다짐했습니다. '객관적인 시각으로 엄마의 입장에 서서, 암에 걸린 딸을 바라보자'고 말입니다. 그 순간부터 상황과 관계가 바뀌기 시작했습니다. 내가 엄마를 많이 받아들일수록 엄마는 나를 더 많이 받아들여주었습니다. 아주 친한 친구가 되려면 한참 멀었지만, 이제 엄마와 나 사이에는 조금씩 유대감이 싹트고 있습니다."

혹시 당신 마음속에도 분노와 원망이 깊이 자리하고 있습니까? 그렇다면 지금 이 순간, 용서를 선택하십시오. 용서는 단순한 미덕이 아니라, 삶을 새롭게 하는 강력한 치유의 힘입니다. 많은 사람들이 용서를 실천한 뒤에 건강이 회복되고, 마음이 가벼워지며, 삶이 한층 더 풍요로워졌다고 고백합니다.

그런데 생의 마지막 순간에 기꺼이 용서하려 한다면, 왜 좀 더 일찍 하지 않는 것일까요? 지금 당장 말입니다.

그렇다면 우리는 얼마나 자주 용서해야 할까요?

항상 하십시오. 과거에 받은 상처나 실수의 기억을 현재 이 순간까지 끌어들이지 마십시오.

과거의 그 어떤 일도 우리의 현재를 오염시킬 정도로 중요하지 않습니다. 용서하십시오. 판단하는 마음을 털어버리고, 훌륭한 본보기가 되도록 하십시오. 당신은 그럴 만한 자격이 있습니다. 그렇게만 한다면, 당신 자신의 삶을 영원히 바꿀 수 있을 것입니다.

당신이 할 수 있는 중요한 일

과거에 당신이 받은 상처나 남의 잘못 중 한 가지를 선정하고, 그것과 관련된 모든 이들을 용서하십시오. 그리고 그 사람의 이름을 부르며, "당신을 완전히 용서합니다. 당신에게 가장 좋은 일이 이루어지기를 바랍니다."라고 큰 소리로 말하십시오.

진심으로 용서함으로써 용서가 가진 따뜻한 온기를 느껴보십시오. 그것은 곧 자유이며 건강입니다.

매일 한 사람씩 용서하십시오.

 암선고를 받았을 때 취해야 할 50가지 필수수칙

48

감사의 마음을 표현하십시오

건강에 해로운 온갖 종류의 병을 일으키는 정신적 습관이 무엇일까요?

그것은 바로 감사할 줄 모르는 마음입니다. 즉, 우리가 누리는 모든 축복을 제대로 인식하지 못해 감사하는 마음이 없는 것입니다.

당신은 오늘 감사하는 마음을 얼마나 표현했습니까? 우리 모두는 삶에서 감사해야 할 많은 축복을 받고 있지만, 대부분의 사람들은 그것을 제대로 보지 못합니다. 감사하는 마음을 의식적으로 실천하는 것이 치유과정에서 핵심이 될 수 있는데도 말입니다.

당신이 암에 걸려 힘든 치료를 받는 중이더라도, 눈앞이 막막하고 암담한 시간 속에 있더라도, 당신이 가진 모든 것에 감사하십시오. 자신의 삶, 가족, 친구들, 경이로운 자연의 아름다움, 신의 존재 등 모든 것을 감사하십시오.

나는 왜 감사의 치유력에 대해 이렇게까지 강하게 믿고 있을까요? 감사는 암환자들의 삶을 가장 빠르고 강력하게 변화시킨 단

하나의 행동이었기 때문입니다. 수천 명의 암생존자들은 감사가 몸의 생리적 반응과 깊이 연결되어 있다고 확신하고 있습니다. 감사하면 몸이 반응합니다. 나 역시 그렇게 믿습니다.

감사하십시오. 더 깊은 감사의 태도를 기르고 싶으시다면, 자신을 이 땅 위를 잠시 다녀가는 손님으로 여기시기를 권합니다. 현재 당신이 가진 모든 것은 온전히 당신의 소유가 아니라, 삶의 주인으로부터 자비롭고 은혜로운 선물로 주어진 것입니다. 당신께는 이 세상에 머무르는 동안 가족과 친구, 집과 이동수단, 음식과 여가, 일과 봉사 같은 귀한 선물들을 누릴 수 있는 특권이 있습니다. 그리고 어떤 상태이든 간에 건강 또한 그 선물들 가운데 하나입니다.

온몸이 암덩어리로 가득 차 있어 수술도 할 수 없다는 진단을 받은 질은 네브래스카의 조그마한 시골 병원 침대에 거의 죽은 사람처럼 누워 있었습니다. 절망과 자기연민에 빠져 있던 그녀는 그 무엇에도 감사해야 할 필요성을 깨닫지 못했습니다.

"나는 이혼했습니다. 아이들은 성장해서 다른 곳에서 살았고요. 장래성이 없는 내 직업도 지긋지긋했습니다. 내 인생은 그야말로 비참함 그 자체였죠. 그러던 어느 날 밤, 나는 문득 병실 창 밖을 내다보았습니다. 순간 내 눈에는 수많은 별들로 가득 찬 어둠 속의 깊은 하늘이 보였습니다. 나는 병실 불을 끄고 몇 시간 동안이나 하염없이 밤하늘을 바라보았습니다. 그러고 있는 동안 갑자기 많은 의문들이 떠오르기 시작했습니다. '이 거대한 우주란 무엇인가? 그 속에서 나의 위치는 어떤 것인가? 나는 왜 병들었는가?' 내 모든 궁금증이 다 풀리지는 않았지만, 확실한 건 내가 전과는 분명

 암선고를 받았을 때 취해야 할 50가지 필수수칙

다른 시각을 가지게 되었다는 것입니다. 나는 그때부터 감사하게 되었습니다."

질은 계속해서 말했습니다.

"나라는 존재가 이 거대하고 멋진 세상의 한 부분이 된 것만으로도 감사했습니다. 나는 오십 평생을 살아오면서 아주 많은 일들을 경험할 수 있었다는 사실을 새삼 깨달았습니다. 내 속에서 두 명의 생명을 탄생시킨 그 경이로웠던 순간! 그것이 기적이 아니고 무엇이겠습니까! 나는 강한 뿌리의식을 느끼게 해주는 이 아름다운 시골에 살고 있다는 사실에 감사했습니다. 또한 동생과 나눈 깊은 형제간의 사랑, 그녀의 사랑에도 감사했습니다. 창가에서 보낸 그날 밤은 문제를 보는 전체 시각을 바꾸어 놓았습니다."

질의 경우와 같이 감사하는 마음을 가질 때, 우리는 참된 건강을 얻을 수 있습니다. 하지만 암회복으로 가는 길에 놓인 수많은 장애물은 우리로 하여금 피하게 하고, 감사할 줄 모르며, 자기연민에 빠져 타성에 젖은 생활을 하도록 부추깁니다.

우리는 진료약속과 치료, 불안과 절망, 공포와 통증 등으로 인한 시달림을 너무 많이 받다 보니 자연히 자신의 시각을 잃어버립니다. 암 극복으로 가는 길을 여기저기 웅덩이가 패인 멀고 굽이진 길로 보게 됩니다. 이런 것들만 생각한다면 감사해야 할 일이 전혀 없다고 판단하게 되고, 이는 곧 잘못된 자기 파괴적인 생각으로 이어집니다.

매일 이렇게 소리 내어 말해보십시오.

"나는 지금 나에게 주어진 모든 것에 깊이 감사드립니다. 지금

이 숨결조차 감사합니다."

감사의 마음을 온전히 드러내십시오. 감사는 질병으로 힘든 삶 속에서 안 좋았던 경험들을 다르게 변화시킵니다. 감사는 마음의 눈으로 세상을 바라볼 수 있도록 해줍니다. 부탁드립니다. 일상의 소모적인 것으로 보이는 경험들을 초월하여 삶의 경이로움을 보십시오. 이 짧은 시간, 이 자리에서 잠시 머무는 손님임을 깨달으십시오.

감사하는 마음을 가지십시오. 감사하는 마음이 당신의 병을 낫게 합니다.

⌇⌇ 당신이 할 수 있는 중요한 일 ⌇⌇

당신의 《건강과 회복일지》에 또 다른 한 면을 채울 시간입니다.
아래 문장을 완성해보세요.
"나는 지금 ______________ 덕분에 진심으로 행복하고 감사한 마음을 느낍니다."
매일 매시간 마다 감사의 마음을 표현해보십시오.

49

조건 없는 사랑을 베푸십시오

사랑하는 마음은 당신의 병을 치유합니다. 우리는 가끔씩 육체적 질병의 나락이나 정서적 두려움의 고뇌 속에 파묻혀 길을 잃고 헤매며, 어찌할 바를 몰라 할 때가 있습니다. 하지만 사랑을 선택할 기회는 언제든 옵니다. 그리고 이 선택은 확실히 치료 효과가 있습니다.

우리는 지금 이 순간 사랑을 선택할 수 있습니다. 그리고 다음 순간, 또 그 다음 순간에도 주위 환경에 관계없이 항상 선택권을 갖습니다.

나는 '사랑'이라는 말보다 '사랑하는 중'이라는 말을 더 좋아합니다. 사랑은 행동으로 옮겨질 때까지는 아무런 힘을 발휘하지 못합니다. 행동으로 옮겨져야만 사랑이라고 말할 수 있습니다.

이 관점을 마음에 새기십시오. 우리에게 큰 타격을 주는 암을 둘러싼 공포는 사랑의 부재에서 비롯됩니다. 그 공포는 빛이 없는 어둠과 같습니다. 어둠은 소리를 지른다고 걷히지 않습니다. 불을 밝혀야 합니다.

공포도 마찬가지입니다. 공포와 절대로 싸우지 말고 사랑하는 것으로 바꾸십시오. 사랑하는 느낌만으로 대충 살아가라고 권하는 것이 아닙니다. 이것은 뜻 깊은 근본적인 요구사항입니다.

사랑한다는 것은 겉치레를 넘어서는 일입니다. 사랑하는 행위는 영웅적일 만큼 큰 용기이지만, 그 대가나 인정, 보상을 구하거나 기대해서는 안 됩니다. 조건 없는 사랑은 요란한 결정보다 작고 구체적인 선택들의 연속에서 드러납니다.

"이 사람에 대해 내가 어떻게 대응해야 할까?"

"긍정적인 면에 어떻게 집중할까?"

"운동이 어떻게 나의 총체적 행복에 도움이 될까?"

"어떻게 하면 다른 사람을 행복하게 해줄 수 있을까?"

"어떻게 하면 내 자신을 가장 사랑할 수 있을까?"

암이라는 현실만 바라보면, 사랑하는 마음을 가로막는 절망이 쉽게 고개를 듭니다. 그럼에도 우리는 지금 이 순간 사랑을 선택할 수 있습니다.

암의 여정에는 이러한 순간이 많이 있습니다. 그래도 우리는 사랑할 수 있습니다. 그 행동의 결과는 항상 새로운 희망을 느끼게 하며, 이것은 곧 몸과 마음, 정신에 대해 생화학적으로 강한 '살아 있는' 신호로 이어집니다.

사랑하는 것은 자신을 먼저 사랑하는 것부터 시작됩니다. 당신은 오직 자신의 감정적·정신적 힘으로부터만 건강의 힘을 기대할 수 있습니다. 자신을 사랑하는 것은 생명력의 원천입니다.

당신이 가진 위대한 가치를 인정하십시오. 당신이 암에 걸렸다고 해서 당신의 가치까지 손상된 것은 아닙니다. 많은 환자들에게 자신을 사랑하는 것은 진정한 회복으로 가는 출발점입니다.

사랑하십시오. 당신이 받은 사랑을 다른 사람에게도 나누어 보십시오. 사랑하는 마음을 품으면 당신의 병은 나아질 것입니다. 사랑은 치유의 시작이자 끝입니다. 사랑은 괴로움을 잠재우는 위로의 약이며, 암과 싸우는 유일하고 진정한 '마법의 탄환'이며, 악성 종양에 맞서는 가장 강력한 백신입니다.

우리의 가장 큰 적은 암이라는 병이 아니라 절망입니다.

'조건 없는 사랑'이 가장 좋은 약입니다.

☙ 당신이 할 수 있는 중요한 일 ❧

이제 당신이 결심할 시간입니다.
다음 한 시간 동안 조건 없는 사랑을 실천하겠다고 결심하십시오.
그리고 그 다음 시간도, 또 그 다음 시간도 계속하십시오.
그러면 당신은 진정한 치유가 어떤 것인지를 알게 될 것입니다.
그것은 단순한 치료보다 훨씬 더 위대한 것임을 깨닫게 될 것입니다.

50

이 작은 희망을 함께 나누십시오

지금까지 많은 시간을 들여 이 책을 읽어온 당신은, 이 책에 나오는 방법 중 최소한 몇 가지는 따라 해보았을 것입니다. 그러면서 자신의 건강 회복을 위해 할 수 있는 일이 아주 많다는 사실을 깨달았을 것입니다. 당신의 선택과 행동은 당신의 건강에 엄청난 차이를 가져옵니다. 당신은 이제 의료진의 협력과 더불어 치유의 길로 들어섰습니다.

아직도 많은 사람들은 이 강력한 효능을 지닌 진리에 대해 잘 모르고 있습니다. 설사 알고 있다 하더라도, 실용적인 지식이 아닌 여러 가지 원칙들만 막연하게 알고 있는 경우가 많습니다. 그들은 더 알아야만 합니다.

암을 진단받은 다른 사람들과 함께 희망을 나누십시오. 이 책에 나와 있는 견해들에 대해 서로 이야기를 나누십시오. 그리고 서로를 격려 하십시오. 당신이 우선적으로 해야 할 일은 다른 사람과 함께 건강의 길을 걷는 것입니다. 이는 남을 돕는 동시에 자신도 돕는 이중의 효과를 가져옵니다.

 암선고를 받았을 때 취해야 할 50가지 필수수칙

3장

암 여정을 위한
필수 가이드

비타민 D 섭취를 늘리고, 설탕 섭취를 줄이세요

비타민 D 섭취

피부암을 제외한 주요 암의 발병률을 살펴보면, 현재 추세대로라면 남성은 2명 중 1명, 여성은 3명 중 1명이 생애 동안 한 번은 암진단을 받을 것으로 예측됩니다. 여성에게 가장 흔한 암은 유방암이고, 남성에게 가장 흔한 암은 전립선암입니다.

하지만 분명히 희망이 있습니다. 뛰어난 연구들이 유방암의 약 80%를 예방할 수 있다는 사실을 보여주고 있습니다. 관찰 연구에서는 전립선암 또한 상당 부분 예방이 가능하다는 가능성을 시사합니다. 그리고 신뢰할 만한 과학적 연구들은 이 외에도 다양한 암들을 예방할 수 있다는 잠재력을 비추고 있습니다. 여기서 중요한 것은 '예방'이라는 점입니다. 조기 발견이나 조기 치료가 아니라, 애초에 발생하지 않도록 막을 수 있다는 것입니다. 그 핵심은 비타민 D입니다.

혹시 영양제 분야에 관심을 가져오셨다면 이미 아시겠지만, 나는 법적으로 다음과 같은 고지를 드려야 합니다. 지금 말씀드리는

내용은 미국 식품의약국의 평가를 받은 바 없으며, 비타민 D 영양
제는 어떠한 질병의 진단, 치료, 치유, 예방을 위한 것이 아닙니다.
그러나 나로서는 이렇게 말씀드리고 싶습니다. 반드시 스스로 자
료를 찾아보시고, 직접 판단하시기 바랍니다. 이제부터는 확인된
사실들을 알려드리겠습니다.

기본적인 이해

모든 것은 우리 몸이 비타민 D를 스스로 만들어내는 능력에서
출발합니다.

피부에서 자연스럽게 생성되는 비타민 D3, 즉 콜레칼시페롤은
모든 이가 반드시 알아야 할 핵심 정보입니다. 이 사실은 인간의
건강 전반에 지대한 영향을 미칩니다.

사실 비타민 D는 엄밀히 말해 비타민이 아니라 호르몬에 가깝
습니다. 우리 몸의 약 2천 개, 즉 전체 유전자의 약 10%와 상호작
용을 하기 때문입니다. 풍부한 연구들은 비타민 D 결핍이 최소 14
가지 이상의 암, 특히 유방암과 전립선암 및 다양한 질환의 병리적
원인과 깊이 연결되어 있음을 보여주고 있습니다.

꼭 기억해주십시오. 비타민 D는 누구에게나 꼭 필요한 물질이
지만, 대부분의 사람들은 비타민 D를 충분히 섭취하지 못하고 있
습니다. 비타민 D 부족이 건강에 영향을 미치고 있는 것입니다.

과학적 연구 결과

2005년부터 미국에서는 암이 85세 미만 인구의 가장 주요한

사망 원인이 되었습니다. 현재 미국에서는 전체 사망자 중 거의 4분의 1이 암으로 인해 목숨을 잃고 있으며, 전 세계적으로도 암은 단일 원인으로는 가장 흔한 사망 요인이 되었습니다. 하지만 과학적 연구들은 암으로 인한 사망의 약 4분의 3가량은 예방 가능하다는 사실을 보여줍니다. 예를 들어, 2010년에만 발생한 암 사망자 중 3분의 2는 흡연, 비만, 운동 부족, 영양 결핍 등 생활습관 요인과 관련되어 있었기에 충분히 예방될 수 있었습니다.

여기서 주목해야 할 것이 바로 비타민 D입니다. 신뢰할 만한 과학적 연구들에 따르면, 체내 비타민 D 수치가 적정 수준일 경우 암세포의 비정상적인 분열과 전이를 억제하고, 종양 주변의 혈관 생성을 줄이며, 종양 성장에 영향을 주는 단백질들을 조절하는 데 도움이 됩니다. 또한 비타민 D는 면역 체계가 암세포를 효과적으로 공격할 수 있도록 돕고, 여러 항암제의 치료 효과를 더욱 높여주는 역할도 합니다.

미국 네브래스카에 위치한 크레이튼 의과대학에서 진행된 탁월한 연구 결과에 따르면, 비타민 D와 칼슘을 함께 보충하면 유방암 발병 위험을 무려 77%나 줄일 수 있다고 합니다. 이 연구는 비타민 D가 유방암을 예방하는 데 있어 지금까지 알려진 어떤 암 치료제보다도 탁월한 효과를 가진 가장 강력한 예방법임을 입증하는 근거를 제시합니다.

이 연구는 네브래스카 동부 농촌 지역에 거주하는 건강한 폐경기 이후 여성 1,179명을 무작위로 선정해 4년에 걸쳐 진행되었습니다. 이들 중 일부는 칼슘만을 섭취하였고, 또 다른 그룹은 중년

성인을 위한 미국 정부의 권장 섭취량의 거의 세 배에 달하는 비타민 D3와 칼슘을 함께 복용하였습니다. 그 결과 비타민 D를 섭취하지 않은 여성들에 비해, 비타민 D를 섭취한 그룹은 암 발생 위험이 60% 이상 뚜렷하게 감소했습니다.

이 연구는 2000년부터 2005년까지 5년간 진행되었고, 2010년 6월 8일 《미국임상영양학저널》 온라인판에 발표되었습니다. 연구 책임자이자 의과대학 교수인 조안 라페(Joan Lappe) 박사는 다음과 같이 전했습니다.

"이번 연구 결과는 매우 고무적입니다. 그동안 많은 비타민 D 연구자들이 오랫동안 추측만 해오던 사실을 이번 임상시험을 통해 드디어 입증할 수 있었습니다. 비타민 D는 암은 물론, 다른 수많은 질환과 싸우는 데 있어서도 매우 중요한 도구입니다."

연구에 참여한 1,179명의 여성은 모두 55세 이상으로, 연구에 참여하기 최소 10년 전부터 암진단을 받은 이력이 없었습니다. 이들은 무작위로 세 그룹으로 나뉘어 매일 각각 1,400~1,500mg의 칼슘과 1,100 IU의 비타민 D, 그리고 플라시보 알약을 복용하도록 지정되었습니다. 이번 연구는 미국 국립보건원의 지원을 받아 수행되었습니다.

4년 동안 연구가 진행되는 동안, 칼슘과 비타민 D3를 함께 복용한 그룹은 플라시보 알약을 복용한 그룹보다 암 발병 위험이 60%

나 낮게 나타났습니다. 연구진은 일부 참여자가 연구 시작 당시 미진단 암을 가지고 있었을 가능성을 고려해 첫 해의 데이터를 제외하고 마지막 3년간의 결과를 따로 분석했습니다. 그러자 더욱 놀라운 결과가 나왔습니다. 칼슘과 비타민 D3를 함께 복용한 그룹은 무려 77%까지 암 발병 위험이 줄어들었던 것입니다

이처럼 놀라운 결과는, 많은 영양학자들이 '상대적으로 낮다'고 평가하는 비타민 D 섭취량으로 이루어진 것입니다. 햇빛에 노출되어 체내에서 자연적으로 생성되는 비타민 D는 전혀 고려되지 않았으며, 사용된 칼슘 보충제 역시 최고 품질은 아니었습니다. 실험에 사용된 것은 칼슘 탄산염이었고, 보다 흡수가 뛰어난 칼슘 말레이트나 칼슘 아스파르테는 아니었습니다.

이 획기적인 연구 외에도, 비타민 D가 특히 유방암과 전립선암 예방에 효과적이라는 추가 연구들이 이어지고 있습니다. 다수의 연구들은 유방암 사망률과 비타민 D 수치 사이에 뚜렷한 역상관 관계가 있음을 밝혔습니다. 체내 비타민 D 수치가 낮을수록 암으로 인한 사망률이 높고, 수치가 높을수록 사망률이 낮다는 것입니다. 현재까지 1,900건이 넘는 과학 연구들이 비타민 D 결핍과 다양한 암의 연관성을 보여주고 있습니다.

하지만 학계는 여전히 이러한 결과에 대해 매우 소극적으로, 지나치게 느리게 반응하고 있습니다. 그래서 지금, 나의 간절한 마음으로 여러분께 말씀드립니다. 부디 이 증거들을 직접 살펴보시고 스스로 판단해주시기 바랍니다. 이 연구들을 검토하실 때, 비타민 D 분야의 권위 있는 전문가들이 밝힌 의견도 꼭 함께 고려해주시

기 바랍니다.

세드릭 가를랜드(Cedric Garland) 박사는 캘리포니아대학교 샌디에이고 캠퍼스의 가정 및 예방의학과, 암 예방·관리 프로그램의 겸임 교수입니다. 그는 이렇게 말합니다. "유방암은 비타민 D 결핍과 매우 밀접하게 연결된 질병입니다. 여성의 비타민 D 수치를 과학자들이 '자연스러운 혈중 농도'라 간주하는 수준까지 끌어올린다면, 유방암의 발병 위험은 사실상 사라질 수 있습니다."

『건강 솔루션 비타민 D』(비타민 D 정보센터 역, 전성수 감수, 푸른솔, 2014)의 저자이며 의학박사인 마이클 홀릭(Michael F. Holick) 박사는 이렇게 말합니다.

"체내 비타민 D 수치를 영양제를 통해 높이는 것만으로도 암을 예방할 수 있는 놀라운 기회를 얻을 수 있습니다. 이미 1941년부터, 고위도 지역에 거주하는 사람들이 암으로 사망할 위험이 더 높다는 사실이 관찰되었습니다. 1980년대에는 고위도 지역에 거주하면서 비타민 D 결핍 위험이 높을 경우, 결장암, 직장암, 전립선암, 유방암, 난소암의 발병 및 사망 위험이 증가한다는 연구 결과가 나왔습니다. 보다 최근의 연구에서는 비타민 D 결핍이 백혈병, 식도암, 췌장암을 비롯한 여러 암들의 발병 위험을 높이는 것과 연관되어 있다는 사실이 밝혀졌습니다. 미국 여성 건강 이니셔티브(Women's Health Initiative)에서는 칼슘과 비타민 D가 대장암 발병에 미치는 영향을 분석했습니다. 8년 동안 추적한 결과, 비타민 D가 결핍된 여성은 대장암에 걸릴 위험이 무려 253%나 더 높다는 사실이 드러났습니다."

캘리포니아대학교 리버사이드 캠퍼스에서 생화학 및 생의학 교수로 재직 중인 앤서니 노만(Anthony Norman) 박사는 이렇게 말합니다.

"대부분의 과학자들은 현재 권장되고 있는 비타민 D의 일일 섭취량(200~600 IU)이 충분하지 않다고 보고 있습니다. 과학자들 사이에서는 성인 대부분에게 필요한 비타민 D 섭취량을 하루 2,000~4,000 IU 수준으로 높여야 한다는 데 널리 의견이 일치하고 있습니다."

뉴욕 버펄로에 있는 로즈웰 파크 암 연구소의 종양내과 전문의 트레이시 오코너(Tracey O'Connor) 박사는 현재 자신이 진료하는 모든 환자에게 비타민 D 영양제를 복용하도록 권하고 있다고 밝혔습니다. 비타민 D는 지나치게 고용량으로 섭취하지 않는 이상 위험성이 거의 없기 때문에, 이미 건강한 사람에게는 질병을 예방하는 데 도움이 되고, 질병을 앓고 있는 이들에게도 회복에 기여할 수 있습니다. 특히 심신이 약화된 중증 질환자들에게서 비타민 D 결핍이 가장 심하게 나타나는 것으로 확인되어, 결핍과 질병 발생 사이에 분명한 연관성이 존재함을 보여줍니다. 오코너 박사는 "유방암 환자 가운데 약 80%가 비타민 D 결핍 상태에 있습니다"라고 말합니다.

비타민 D, 정부가 외면한 치유의 기회

캐나다 정부와 미국 정부가 의학연구소에 비타민 D 권장 기준에 대한 검토를 의뢰했을 때, 암회복재단을 비롯한 여러 비타민 D

　　암선고를 받았을 때 취해야 할 50가지 필수수칙

전문가들은 획기적인 전환점이 마련될 수 있으리라 기대했습니다. 그리고 3년에 걸친 연구 끝에, 의학연구소 산하 식품영양위원회는 2010년 11월 30일, 미국과 캐나다 국민을 위한 비타민 D 및 칼슘의 식이섭취기준을 13년 만에 개정했다는 보고서를 발표했습니다.

12명 이상의 패널로 구성된 위원회는, 대부분의 미국인과 캐나다인들이 건강을 유지하기 위해 하루 600 IU의 비타민 D면 충분하며, 71세 이상은 하루 800 IU까지 필요할 수 있다고 권고했습니다.

식품영양위원회는 보도자료를 통해, 약 1,000편에 이르는 학술 논문과 과학자들의 증언을 검토했다고 밝혔습니다. 위원회는 비타민 D가 암, 심혈관 질환, 자가면역 질환, 당뇨병 등 주요 건강 문제에 미치는 영향을 다룬 여러 연구 결과가 서로 상충되거나 일관되지 않다고 보았습니다. 그 결과, 기존의 권장 섭취량을 초과하는 비타민 D 섭취가 필요하다는 확고한 증거는 없다고 결론 내렸습니다.

이 보고서는 암을 예방하기 위한 일에 헌신해온 수많은 이들에게 큰 실망을 안겨주었습니다. 이에 암회복재단은 성명을 통해 다음과 같이 입장을 밝혔습니다. "과학적 연구에 따르면 현재 유럽계 미국인의 약 70%, 아프리카계 미국인의 무려 97%가 비타민 D 결핍 상태에 놓여 있습니다. 그리고 이 비타민 D 결핍이 14가지 암, 특히 유방암과 전립선암에 직접적으로 연관되어 있다는 사실은 이미 압도적인 수준의 증거로 뒷받침되고 있습니다."

의학연구소의 보고서는 비타민 D 수치를 충분히 유지하기 위해 훨씬 더 높은 용량의 비타민 D가 필요하다는 연구 결과들을 외면했습니다. 이 입장을 뒷받침하는 신뢰할 만한 연구들도 분명히 존재합니다. 하지만 의학연구소의 권고안에 참여한 패널 중 비타민 D 연구 경험이 있는 사람은 극히 적었습니다. 더 안타까운 사실은, 이 보고서가 세드릭 가랜드, 마이클 홀릭, 앤서니 노먼과 같은 세계적인 비타민 D 전문가들의 주요 연구 결과를 아예 배제했다는 점입니다.

비타민 D 전문가이자 비타민 D 협회 대표인 존 카넬(John Cannell) 박사는, 아기와 임산부가 같은 양의 비타민 D를 필요로 한다는 의학연구소의 권고가 전혀 설득력이 없다고 지적했습니다. 그는 자신이 속한 단체가 의학연구소에, 비타민 D와 건강에 관한 14명의 전문가 의견을 공개하라고 지속적으로 요청해왔다고 밝혔습니다.

암회복재단은 존 카넬 박사와 함께 의학연구소 소장 하비 파인버그(Harvey V. Fineberg) 박사에게 저명한 과학자들의 증언을 포함해달라는 온라인 청원서를 제출했습니다. 이후 나 또한 정식으로 정보공개 요청을 제출했지만, 안타깝게도 아직까지 아무런 응답을 받지 못했습니다.

이후 발표된 성명에서 식품 및 영양위원회는 "확고한" 근거가 없는 상태에서 비타민 D를 고용량으로 섭취하도록 권장하는 것은 위험할 수 있다고 밝혔습니다. 그러면서, 비타민 E의 사례를 예로 들며 비타민 D도 과량 섭취 시 독성 문제가 발생할 수 있다고 덧붙였습니다.

   암선고를 받았을 때 취해야 할 50가지 필수수칙

그런 주장은 어떤 이들에게는 그럴듯하게 들릴지도 모릅니다. 하지만 한여름 가장 햇볕이 강한 시간대에 얼굴과 팔을 15분에서 20분 정도 햇볕에 노출하면, 몸 안에서는 10,000 IU 이상의 비타민 D가 생성되는 것으로 알려져 있습니다. 그리고 이렇게 자연스럽게 생성된 양에서는 독성 문제가 전혀 발생하지 않습니다.

우리 몸이 햇빛을 비타민 D로 전환하는 능력은 거주하는 지역의 위도와 타고난 체질에 따라 달라집니다. 피부색이 어두운 사람일수록 비타민 D를 생성하는 데 더 많은 시간이 필요합니다. 특히 북위 36도 이상의 지역에 사는 사람들은 겨울철에는 태양의 각도 때문에 자연적인 방법으로 비타민 D를 충분히 얻기 어렵습니다.

이 연구들은 극단적으로 회의적인 일부 과학자들을 제외하고는 거의 모두에게 설득력을 지닌다고 할 수 있습니다. 그 중 대표적인 사례는 다음과 같습니다.

- 햇빛은 피부에서 비타민 D3의 생성을 유도하고, 이 성분은 간과 신장을 거치며 호르몬 형태로 활성화됩니다. 이렇게 활성화된 비타민 D는 '세포 분화'를 촉진하는데, 이는 본질적으로 암의 진행과는 반대되는 작용입니다.
- 비타민 D3는 실험동물에서 악성 흑색종, 유방암, 백혈병, 유선 종양의 성장을 반복적으로 억제하는 것으로 나타났습니다.
- 합성된 비타민 D 유사 분자 역시 실험동물에서 유방암에 해당하는

암을 예방하는 데 효과를 보였습니다.

• 비타민 D3는 암세포가 몸속으로 퍼지는 데 필요한 새로운 혈관의 생성을 억제하는 것으로 밝혀졌습니다.

수십 년 전부터, 비타민 D가 풍부한 음식을 충분히 섭취하지 않는 50세 이상의 여성은 유방암에 걸릴 위험이 더 높다는 연구 결과들이 알려져 있었습니다. 세드릭 가랜드 박사의 형이자 캘리포니아 대학교 샌디에이고 캠퍼스에서 함께 비타민 D 연구를 했던 프랭크 가랜드(Frank C. Garland) 박사는, 지방이 많은 생선이 비타민 D를 풍부하게 함유하고 있어 특히 강력한 항암 효과를 지닌다고 강조했습니다.

런던대학교 세인트조지 캠퍼스(구 세인트조지 병원 의과대학)는 유방 조직 내에서 비타민 D가 국소적으로 생성될 경우 유방암 위험이 줄어든다는 사실을 밝혔습니다. 유방 조직 내 비타민 D 수치가 낮은 여성은 그렇지 않은 여성에 비해 유방암에 걸릴 위험이 무려 354%나 더 높았다고 합니다. 이 연구에서는 여성들이 유방 부위를 햇볕에 직접 노출시켜 국소적인 비타민 D 생성을 촉진하는 방법도 고려해볼 수 있다고 제안했습니다.

미국 매사추세츠주 보스턴에 있는 하버드 공중보건대학의 영양학 및 역학 교수인 에드워드 지오반누치(Edward Giovannucci) 박사도 암회복재단의 권고에 지지를 표하며 다음과 같은 의견을 남겼습니다.

"대부분의 사람들은 일반적인 식단만으로는 충분한 비타민 D

를 섭취하지 못하며, 과도한 햇볕 노출로 인한 부작용의 우려도 있어 비타민 D 영양제를 통해 도움을 받을 수 있습니다. 특히 노년층, 피부색이 짙은 사람들, 비만인 사람들, 햇볕을 기피하는 사람들은 비타민 D 결핍의 위험이 높은 집단으로 꼽힙니다. 이러한 고위험군에 해당하는 경우에는 혈중 비타민 D 수치를 적정 수준인 30~40ng/mL로 유지하기 위해 하루 3,000~4,000 IU 수준의 보충이 필요할 수 있습니다. 이는 현재까지 밝혀진 지식을 바탕으로 한 의견입니다."

캐나다 몬트리올에 위치한 맥길대학교 생리학 및 의학과의 존 화이트(John H. White) 박사 역시 이에 동의했습니다.

"비타민 D는 뼈의 구조적 건강을 유지하는 데 필수적인 영양소일 뿐만 아니라, 여러 암의 발생 위험을 낮추고 심혈관 건강을 증진시키며, 면역 반응을 자극하는 데도 중요한 역할을 한다는 명확하고 설득력 있는 증거들이 축적되고 있습니다."

캐나다 서스캐처원 대학교의 영양학 및 식이요법 교수인 수잔 위트닝(Susan J. Whiting) 박사도 의견을 보탰습니다.

"섭취량에 대한 연구에 따르면 대부분의 사람들은 하루 200 IU 이상 비타민 D를 섭취하기 어렵다고 합니다. 시중에 유통되는 식품의 선택 폭이 제한적이고, 함유량도 충분하지 않기 때문입니다. 결국 거의 모든 사람들이 영양제를 복용해야 할 필요가 있습니다. 많은 양을 복용하는 것만이 위험한 것이 아니라, 충분히 섭취하지 않는 것도 그 자체로 위험하다는 점을 분명히 인식하셔야 합니다."

미국 샌프란시스코에 위치한 햇빛·영양·건강연구센터의 윌리엄 그랜드(William B. Grant) 박사도 이렇게 지적했습니다.

"비타민 D가 다양한 질병의 발병 위험에 영향을 미친다는 방대한 연구 결과들이 존재함에도 불구하고, 의학연구소는 어째서 이렇게 낮은 기준을 제시한 것일까요? 위원회는 1,000건 이상의 연구와 보고서를 충분히 검토했다고 주장했지만, 정작 국립의학도서관에서 운영하는 의학·생명과학 분야 학술 논문 검색 데이터베이스(www.pubmed.gov)에 등재된 4만 9천여 편의 비타민 D 관련 논문은 무시했습니다."

이 모든 연구 결과를 종합해보면, 비타민 D는 암을 예방하고 억제하는 유전자와 단백질의 발현을 조절하는 데 핵심적인 역할을 한다고 할 수 있습니다. 건강과 삶의 질을 좌우하는 중요한 생물학적 기능에 비타민 D가 영향을 미친다는 강력한 증거는, 이제 정부와 의료계, 그리고 건강을 바라는 모든 개인이 더 이상 비타민 D를 외면해서는 안 된다는 점을 분명히 보여줍니다.

이미 여러 연구를 통해 비타민 D가 암치료에도 효과가 있다는 사실이 입증되었습니다. 암세포는 대규모 분화가 일어나기 전까지 비타민 D 수용체를 유지하기 때문에, 이 비타민 호르몬의 항암효과에 민감하게 반응하게 됩니다.

연어, 참치, 생선기름과 같이 비타민 D가 풍부한 식품이나 비타민 D 영양제는 암세포를 단기적인 위협에서 장기적으로 조절 가능한 상태로 전환시키는 데 도움을 줄 수 있습니다. 만약 어떤 세포가 이미 악성으로 변해버린 경우에도, 활성화된 비타민 D는 다

 암선고를 받았을 때 취해야 할 50가지 필수수칙

른 단백질들과 함께 작용하여 비정상 세포를 스스로 죽게 하는 세 포자살, 즉 아포토시스과정을 유도할 수 있습니다.

비타민 D는 암을 예방하는 데만 쓰일 수 있을까요? 더 반가운 소식도 있습니다. 비타민 D의 섭취량을 늘리는 것이 고혈압, 섬유 근육통, 당뇨병, 다발성 경화증, 류마티스 관절염을 비롯한 여러 질환의 예방과 치료에 효과가 있다는 연구들이 꾸준히 늘어나고 있습니다.

비타민 D에 비판적인 일부 사람들은 과다 복용 시 혈중 비타민 D 수치가 독성 수준에 이를 수 있다는 가능성을 제기합니다. 비타 민 D 독성의 증상으로는 식욕부진, 방향 감각 상실, 탈수, 피로, 체 중 감소, 근력 저하, 구토 등이 있습니다. 실제 한 연구에서는 비타 민 D3를 500,000 IU 단일 용량으로 주사했을 때 이러한 증상이 나타났다고 보고된 바 있습니다. 한 번에 500,000 IU를 투여하는 것은 상식적으로도 과도한 수준이며, 분명히 독성을 유발할 수 있 습니다. 그러나 수많은 연구에서 하루 10,000 IU 정도의 섭취는 안전하다는 결과가 확인되었습니다. 실제로 비타민 D 중독은 매 우 드문 일입니다.

앞서 언급한 바와 같이, 여름철에 햇볕이 가장 강한 시간대에 얼굴과 팔을 15분에서 20분 정도 햇볕에 노출시키면 피부에서 약 10,000 IU의 비타민 D가 생성됩니다. 하지만 대부분의 사람들은 매일 그 정도로 햇볕을 쬐지 못합니다. 특히 겨울철의 북반구나 남 반구 지역에서는 태양 고도각의 영향으로 비타민 D 생성이 더욱 어렵습니다. 건강한 성인이나 청소년이 충분한 햇볕을 꾸준히 받지 못하는 경우, 하루에 최소 2,000 IU의 비타민 D 영양제를 섭취하는 것이 바람직하다는 연구 결과가 있습니다.

비타민 D는 D2보다는 D3 형태로 보충하는 것이 중요합니다. D2는 곰팡이와 식물성 물질을 방사선에 쬐어 만든 합성 비타민으로, 대부분의 의사들이 처방하는 형태입니다. 하지만 이 D2는 우리 몸이 햇빛에 반응해 자연적으로 생성하는 비타민 D와는 다릅니다. 최근 '코크란 데이터베이스'에서 약 10만 명이 참여한 50개의 무작위 통제 실험을 분석한 결과, D3를 섭취한 사람들에게서는 질병 위험이 줄어든 반면, D2를 섭취한 사람들은 오히려 상대적인 위험이 증가한 것으로 나타났습니다.

추가 연구에 따르면, 비타민 D3는 혈중 비타민 D 수치를 높이고 유지하는 데 있어 D2보다 약 90% 더 강력한 효과를 보입니다. 또한 D3는 D2보다 2배에서 3배 더 많은 양을 체내에 저장할 수 있으며, 활성 형태로도 훨씬 더 빠르게 전환됩니다.

비타민 D에 있어 가장 핵심적인 요소는 혈청 내 비타민 D 수치입니다. 이 수치는 이상적으로는 50~70ng/mL 사이로 유지되어야 합니다. 비타민 D3 보충을 지금부터 시작해보시기를 권합니다. 다음 진료를 받으실 때, 혈중 비타민 D 수치를 검사해달라고 요청해보십시오. 검사 결과에 따라 비타민 D 보충 용량을 조절하시는 것이 좋습니다.

이 모든 사실이 의미하는 바는 무엇일까요? 바로 결정을 내려야 한다는 뜻입니다. 그러나 분명한 것은, 수백 건의 연구 결과가 같은 방향을 가리키고 있다는 점입니다. 현재 북미 지역, 특히 로스앤젤

　　　　　암선고를 받았을 때 취해야 할 50가지 필수수칙

레스에서 조지아주 애틀랜타까지를 잇는 북위 36도 위에 거주하는 대부분의 사람들은 비타민 D가 결핍된 상태입니다. 이러한 결핍은 유방암, 전립선암을 비롯해 난소암, 췌장암, 두경부암 등 다양한 질병과 명확한 연관성이 있다는 사실이 밝혀졌습니다.

나는 지난 25년 넘게 이 일을 해왔습니다. 처음에는 통합 암치료 프로그램에서 영양과 운동의 중요성에 대한 우리의 직관적인 주장을 뒷받침해줄 과학적 근거가 부족했습니다. 하지만 지금은 상황이 다릅니다. 특히 비타민 D 보충에 대한 증거는 실로 압도적입니다. 그럼에도 이러한 과학적 사실들은 지금 정부 기관들에 의해 외면받고 있습니다. 이것은 몹시 실망스럽고, 결코 용납할 수 없는 일입니다.

이제 스스로 결정을 내려야 할 때입니다. 나는 건강한 성인을 위한 비타민 D 보충 권장량으로 하루 2,000 IU, 암진단을 받은 분들께는 하루 5,000 IU를 권합니다. 이 책의 〈25. 영양제를 섭취하십시오〉에서 더 자세한 내용을 참고하실 수 있습니다.

비타민 D 보충을 통해 지금 이 순간에도 유방암의 약 80%, 전립선암의 절반 이상을 예방할 수 있습니다. 이것은 조기 발견이나 조기 개입이 아니라 실질적인 예방입니다. 또한 비타민 D는 암치료의 효과를 높이는 데 있어서도 분명한 도움을 줍니다.

이 모든 주장은 결코 가볍지 않습니다. 하지만 나는 비타민 D가 이 약속을 실제로 실현해내리라 믿고 있습니다. 그리고 비타민 D는 앞으로 암의 예방과 치료 방식을 근본적으로 바꿔놓을 것이라 나는 확신하고 있습니다.

암과 설탕

Q: 암세포는 설탕을 먹이로 삼나요?

A: 네, 간접적으로 그렇습니다.

Q: 설탕이 암을 유발할 수 있는 다른 건강 문제를 일으키나요?

A: 분명히 그렇습니다.

Q: 설탕 섭취를 줄여야 할까요?

A: 반드시 줄이셔야 합니다.

흔히들 칼로리는 모두 같다고 생각하시지만, 실제로는 그렇지 않습니다. 설탕도 칼로리를 포함하고 있지만, 그것은 영양이 전혀 없는 공허한 칼로리일 뿐입니다. 설탕은 독성이 있을 뿐 아니라 중독성까지 있습니다.

지난달, 나는 아내와 함께 암 관련 자선단체가 주최한 파티에 참석한 적이 있습니다. 그 자리에는 항암 치료를 마친 지 일곱 달 된 유방암 환자 마리아도 참석해 있었습니다. 내가 레드와인을 한 잔 들고 있을 때, 마리아가 다가와 자신을 소개했습니다.

"전 술은 안 마셔요. 알코올이 곧장 설탕으로 바뀌어서 암세포를 먹여 살리잖아요."

마리아의 말은 옳았지만, 나는 그녀가 마시고 있던 음료를 보고 미소를 지으며 물었어요.

"그건 뭐예요?"

마리아가 대답했지요.

"커피요."

　　　　　　　　　　암선고를 받았을 때 취해야 할 50가지 필수수칙

커피의 연한 갈색빛을 보고 나는 다시 물었어요.

"커피에 뭐 타셨어요?"

마리아는 얼굴을 붉히며 대답했어요.

"크림이랑… 설탕이요."

암 연구 분야에는 지금까지 충분히 주목받지 못했던 특별한 영역이 하나 있습니다. 바로 '암 대사' 연구입니다. 이 분야는 세포 생리학과 영양학을 아우르며, 암세포가 어떻게 생존하는지를 깊이 탐구하는 학문입니다. 현재까지 이 연구가 밝혀낸 중요한 사실 하나는, 암세포는 살아남기 위해 특별한 종류의 영양분을 더많이 필요로 한다는 점입니다. 그리고 그 영양분 중 가장 대표적인 것이 바로 포도당입니다. 포도당은 암세포가 가장 선호하는 연료입니다.

사실 우리는 '암 대사'에 대해 수십 년 전부터 알고 있었습니다. 1931년, 노벨 생리의학상은 독일의 의학자 오토 바르부르크(Otto H. Warburg) 박사에게 수여되었는데, 그는 암세포가 건강한 세포와는 근본적으로 다른 대사 과정을 갖고 있다는 사실을 세계 최초로 밝혀낸 인물이었습니다. 바르부르크는 암의 주요 원인은 발암물질이 아니라, 정상 세포의 호흡 작용에서 산소가 사라지고 그 자리를 '설탕 발효'가 대신하게 되는 것이라고 주장했습니다. 그는 포도당, 자당, 과당이 과도하게 작용하면 정상 세포의 산소 공급을 방해하고 결국 면역 기능을 떨어뜨린다는 생리학적 모델을 제시했습니다.

당시 바르부르크의 주장은 너무 단순하다는 이유로 암 연구계에서 큰 비판을 받았습니다. 그러나 거의 90년이 흐른 지금, 그의 통찰에 다시금 주목이 쏠리고 있고 '암 대사'와 '대사 증후군'에 관한 연구가 본격적으로 이루어지고 있습니다. 최근의 중요한 발견 중 하나는, 혈당 수치를 최적의 범위로 유지하면 면역 기능이 실제로 강화된다는 사실입니다.

하지만 혈당 수치를 조절하는 일은 결코 간단하지 않습니다. 특히 가공 식품과 육류, 첨가 지방, 숨어 있는 당분, 고도로 정제된 곡물과 시리얼이 주를 이루고, 신선한 채소와 과일, 통곡물이 거의 포함되지 않은 서구식 식단을 따르는 사람이라면 더욱 그렇습니다. 지금 우리는 이와 같은 식단을 지속적으로 섭취하는 사람들에게 '서양 질병'이라고 불리는 만성 질환이 높은 비율로 발생한다는 부정할 수 없는 증거를 갖고 있습니다. 여기에는 비만, 제2형 당뇨병, 다양한 심혈관 질환, 그리고 유방암, 전립선암, 대장암과 같은 흔한 암들이 포함됩니다.

지금까지 축적된 과학적 증거는 압도적입니다. 이제 영양학 분야에서는 서구식 식단과 질병 사이의 연관성에 대해 논쟁하는 것이 아니라, 그런 식단 속에서 어떤 특정 영양소가 어떤 질병의 원인이 되는지를 밝혀내는 데 초점이 맞춰지고 있습니다. 원인은 포화지방일까요? 트랜스지방일까요? 정제 탄수화물일 수도 있고, 섬유질 부족이나 오메가 지방산의 결핍일 수도 있습니다. 이런 논의는 일부에게는 흥미롭고 중요한 주제입니다. 그러나 어떤 영양소가 문제의 핵심이든, 우리 모두는 이미 알고 있습니다. 지금 우리의 식생활에는 분명한 문제가 있다는 사실을 말입니다.

     암선고를 받았을 때 취해야 할 50가지 필수수칙

나는 식단과 암의 연관성을 주제로 거의 30년에 걸쳐 저널리스트로서 조사와 연구를 이어오면서, 서구 식단에서 문제의 영양소는 설탕, 보다 정확히는 과도한 설탕 섭취라고 믿게 되었습니다.

여기서 말하는 '당'이란, 우리가 흔히 커피에 넣거나 아침 시리얼 위에 뿌리는 정제된 백색 설탕만을 의미하지 않습니다. 여기에 더해 '옥수수당'(corn sugar)이라고도 불리는 고과당 옥수수 시럽 역시 포함됩니다. 이번 장에서 '당'이란 사탕수수든 사탕무든, 흰색이든 갈색이든 간에 자당(sucrose)과 과당(fructose)을 모두 아우르는 개념입니다. 이 점을 분명히 이해하는 것이 중요합니다. 특히 고과당 옥수수 시럽은, 지금 이 순간에도 우리 식탁에 오르는 수천 가지 가공식품 속에 숨어 들어 있습니다.

우리가 준비된 소비자가 되려면, 설탕은 우리의 식품 공급 전반에 널리 퍼져 있다는 사실을 이해해야 합니다. 상자나 병, 혹은 캔에 담긴 가공식품이라면 대부분 설탕이 들어 있다고 보아야 합니다. 그리고 설탕은 단순히 비어 있는 열량일 뿐 아니라, 지나치게 섭취하면 건강에 치명적인 해를 끼친다는 과학적 증거가 넘쳐납니다. 사실 나는 이제 설탕을 담배와 술처럼 우리를 서서히 죽음으로 이끄는 존재로 보아야 한다고 믿습니다. 이는 사회와 정부 차원의 대응이 필요한 인위적 유행병입니다.

약 30년 전부터 고과당 옥수수 시럽이 탄산음료 속 설탕을 대체하기 시작했습니다. 당시만 해도 정제 설탕은 이미 의심스러운 영양소로 인식되기 시작했습니다. 식품업계는 고과당 옥수수 시럽을 더 건강한 대안으로 포장해 내놓았고, 곧 수많은 가공식품에 널리 쓰이게 되었습니다. 하지만 그것은 결코 건강한 선택이 아니었습니다.

조금 더 기술적으로 말씀드리자면, 정제 설탕, 즉 자당은 탄수화물의 한 종류인 포도당 한 분자와 과당 한 분자가 결합된 구조로 되어 있습니다. 두 성분의 비율은 정확히 반반입니다. 이 가운데 과당은 포도당보다 단맛이 거의 두 배 정도 강합니다. 바로 이 과당 분자가, 감자나 빵처럼 소화 과정에서 오직 포도당으로만 분해되는 다른 탄수화물 식품들과 정제 설탕을 구별되게 만듭니다. 핵심은, 어떤 물질에 과당이 많이 포함될수록 그만큼 더 달콤하다는 사실입니다.

고과당 옥수수 시럽은 정제 설탕보다 더 달콤합니다. 주로 가공식품에 사용되는데, 약 55%가 과당이고 45%가 포도당으로 이루어져 있습니다. 이 추가된 과당은 결국 우리의 소화기관에서 처리되며, 혈당 수치에 직접적인 영향을 미치고 결국에는 면역 기능에도 손상을 줍니다.

2009년 캘리포니아 대학교 샌프란시스코 캠퍼스의 소아 내분비학 교수인 로버트 러스티그(Robert H. Lustig) 박사는 '설탕, 그 쓴 진실(Sugar: The Bitter Truth)'이라는 제목으로 강연을 진행했습니다. 이 강연에서 그는 설탕이 우리 몸에 끼치는 해로운 영향을 설명하며, 특히 과당의 과다 섭취와 식이섬유의 부족이 인슐린에 영향을 미쳐 비만 유행의 핵심 원인이 된다고 주장했습니다. 이 강연 영상은 유튜브에 공개되었고, 90분이라는 긴 분량임에도 2,545만 회가 넘는 조회 수를 기록하며 큰 반향을 일으켰습니다.

 암선고를 받았을 때 취해야 할 50가지 필수수칙

2011년, 과학 저널리스트 게리 타우브(Gary Taubes)는 뉴욕 타임즈 매거진에 '설탕은 독인가?(Is Sugar Toxic?)'라는 제목의 기사를 기고했습니다. 이 글은 러스티그 박사의 강연 내용을 중심으로 분석하며 다음과 같은 주장을 담고 있습니다.

"만약 러스티그 박사의 말이 맞는다면, 지난 30년간 미국에서 비만과 당뇨병 환자가 급증한 주된 원인은 바로 설탕의 과도한 섭취 때문입니다. 그러나 그의 주장은 그보다 더 많은 의미를 담고 있습니다. 즉, 설탕은 서구 생활 방식과 관련된 만성 질환들, 예를 들어 심장병, 고혈압, 그리고 흔한 여러 암들의 주요 식이 원인일 가능성이 높다는 뜻입니다."

설탕이 빈 칼로리라는 이야기는, 잘 알지 못하는 사람들조차 한 번쯤은 들어보았을 것입니다.

하지만 러스티그 박사와 타우브는 단순한 '빈 칼로리' 경고 수준을 훨씬 넘어서고 있습니다. 이들은 설탕, 특히 설탕 속의 과당이 인체 내에서 어떤 방식으로 대사되어, 과량 섭취 시 어떻게 독성과 해로움으로 작용하는지를 명확히 보여줍니다. 핵심적인 차이는 이렇습니다. 포도당은 우리 몸의 모든 세포에서 처리되지만, 설탕과 고과당 옥수수 시럽 속의 과당은 간에서 처리됩니다. 간은 면역 체계에서 핵심적인 역할을 하는 기관이기 때문에, 이 지점에서 심각한 문제가 발생하며, 암과의 직접적인 연관성도 여기에서 비롯됩니다.

옥수수정제협회가 운영하는 웹사이트(www.corn.org)에서는 다음과 같은 주장을 펼치고 있습니다.

"연구 결과에 따르면 고과당 옥수수 시럽은 안전하며, 일반적인 감미료인 설탕이나 꿀과 다를 바 없습니다. 이 세 가지 감미료는 영양학적으로 모두 동일합니다."

또한 이렇게 덧붙입니다.

"각 당 성분이 서로 다른 대사 경로를 거친다 해도, 이는 별다른 의미가 없습니다. 인체는 당의 출처와 상관없이 칼로리 감미료로부터 동일한 당 혼합물을 받아들입니다."

하지만 나는 그 주장에 동의하지 않습니다. 2005년《암 연구》학술지에 발표된 한 연구는, 서로 다른 당이 각기 다른 대사 경로를 통해 처리되는 방식이 암 발생에 '매우 중요한' 영향을 미친다고 밝혔습니다. 이 연구에서는 췌장암을 대상으로 실험을 진행했으며, 암세포가 과당을 매우 빠르게 대사하여 증식 속도를 높인다는 사실을 밝혀냈습니다. 연구진은 과당이 세포 분열 과정에서 특별한 역할을 하며, 이로 인해 암세포의 성장과 전이가 촉진된다는 점을 분명히 기록했습니다.

수십 년 동안의 실험실 연구를 통해 우리는 과당이 간에 충분한 양으로 도달하면 대부분이 지방으로 전환된다는 사실을 확실히 알게 되었습니다. 이로 인해 인슐린 저항성이 생기고, 이는 현재 비만의 주요 원인 중 하나로 여겨지고 있습니다. 물론 인슐린 저항성은 당뇨병, 심장 질환, 그리고 여러 종류의 암과도 깊은 관련이 있습니다. 즉, 설탕을 과도하게 섭취함으로써 간에 지방이 축적된다는 사실이 핵심입니다. 우리 몸은 다량의 숨겨진 과당을 제대로 대사하지 못하게 되며, 그 결과 인슐린 저항성이 생기는 것입니다.

흥미로운 점은 이 메커니즘이 80년 전 오토 바르부르크가 발견하고 설명한 이론과 정확히 일치한다는 점입니다.

세계보건기구의 광범위한 영양 연구 결과로 비만, 당뇨병, 암 사이에 관련성이 있음이 입증되었습니다. 즉, 비만이고 당뇨병이 있는 사람의 경우 암진단을 받을 확률이 그렇지 않은 사람보다 통계적으로 더 높습니다. 이러한 발견은 사실 예전에 설탕이 풍부한 서양의 식단을 관측했던 결과와 평행합니다. 문제는 이 현상이 상당히 심각하다는 점입니다. 북미에서는 암으로 인한 사망률이 연령 보정을 고려하더라도 증가하고 있습니다. 예를 들어, 55세 여성의 수가 늘고 있음에도 불구하고, 55세 여성 한 명이 유방암으로 사망할 확률이 오히려 높아지고 있다는 의미입니다.

인슐린 저항성이 생긴 뒤 암진단으로 이어지는 생리학적 메커니즘은 무엇일까요? 많은 내분비학자들은 인슐린 저항성이 시작되면, 우리 몸이 췌장에 더 많은 인슐린을 분비하라는 신호를 보낸다고 설명합니다. 그리고 이 인슐린은 '인슐린 유사 성장 인자'라고 불리는 관련 호르몬과 함께 종양의 성장을 실제로 촉진합니다. 점점 더 많은 연구들이, 많은 전암성 세포들이 인슐린의 신호 없이 혈당을 흡수하지 않으면 악성으로 전이되지 않는다는 사실을 보여주고 있습니다. 이러한 생리 작용이 바로 "설탕이 암을 먹여 살린다"는 오래된 표현의 근거입니다. 그리고 40년 동안의 논쟁 끝에, 이 표현이 사실임을 입증하는 증거들이 계속 쌓이고 있습니다.

설탕과 암의 연관성에 대해 더 말씀드리고 싶습니다. 과학적으로 검증된 사실들을 간단히 정리하면 다음과 같습니다.

악성 종양이 설탕을 대사하면 젖산을 생성합니다. 이 과정에서 두 가지 중요한 현상이 일어납니다.

첫째, 젖산이 간으로 이동하면서 체내 pH 수치를 더욱 산성으로 만듭니다. 이 젖산은 암환자에게 흔히 나타나는 극심한 피로를 유발하는 주요 요인일 가능성이 높습니다.

둘째, 간 내 지방 축적과 젖산이 동시에 존재하면 에너지 대사가 매우 비효율적으로 이루어집니다. 그 결과, 암환자들은 음식에서 충분한 영양을 거의 흡수하지 못하고, 이는 결국 심각한 영양실조와 '소모 증후군'으로 이어지게 됩니다.

설탕과 암의 또 다른 연관성은 단순 탄수화물 대사 과정에서 드러납니다. 예를 들어, 빵을 만들 때 사용되는 정제 밀가루는 전형적인 사례입니다. '흰빵'은 소화 과정에서 포도당과 자당으로 분해되며, 이는 간에 큰 부담을 줄 뿐만 아니라, 과학적으로도 백혈구, 특히 중성구라 불리는 면역 세포의 암세포 제거 능력을 떨어뜨리는 것으로 나타났습니다.

결국 이 모든 과정은 하나의 악순환으로 이어집니다. 나는 모든 형태의 설탕이 건강에 해롭다는 결론에 도달하게 되었습니다. 특히 간 기능에 해를 끼친다는 점에서, 모든 설탕은 방식과 강도에는

 암선고를 받았을 때 취해야 할 50가지 필수수칙

차이가 있더라도 암을 촉진하게 됩니다. 그리고 그중에서도 가장 해로운 것은 단연 과당입니다.

이 흐름을 꼭 기억해두시기 바랍니다.

설탕 섭취 → 간 기능 저하 → 면역 기능 저하 → 암 발생 위험 증가

이 말이 의미하는 바를 꼭 새겨두시기 바랍니다. 나는 가능하다면 설탕, 특히 고과당 옥수수 시럽은 절대 섭취하지 않겠습니다. 설탕 섭취를 철저히 줄이는 일은 누구나 실천할 수 있는 일이며, 그것만으로도 암 발병 위험을 현저히 낮추고 생존 가능성을 크게 높일 수 있다고 나는 믿습니다. 부디 나와 같은 선택을 해주시기를 간절히 바랍니다.

암전문의들이 흔히 말하는 조언과는 달리, 무엇이든 마음대로 먹어서는 안 됩니다. 식단에 대한 현명한 선택은 암을 예방하고 생존율을 높이는 데 결정적인 역할을 합니다. 믿으셔야 합니다. 식단은 매우 중요합니다. 특히 설탕 섭취만큼은 반드시 줄이셔야 합니다.

가이드 2

몸과 마음을 치유하세요

아픔 꺼내기: 마음과 몸의 성숙

나는 1985년에 외과 의사로부터 "앞으로 한 달 정도밖에 살지 못할 것 같다"는 말을 들었습니다. 그 무렵 버니 시겔(Bernie Siegel) 박사의 『사랑+의술=기적』(황보석 옮김, 도서출판 이레, 2002, 원제 Love, Medicine, and Miracles)이라는 책이 막 출간되었고, 언론의 큰 주목을 받았습니다. 나는 곧 그 책을 손에 넣어 탐독하기 시작했습니다.

버니 시겔 박사는 외과 의사로서의 경험을 통해, 특히 암환자들 가운데 긍정적인 결과를 기대하는 환자들이 쉽게 체념한 환자들보다 더 나은 경과를 보인다는 사실을 깨달았습니다. 이에 그는 아내 보비와 함께 '탁월한 암환자들'이라는 암환자 지원 모임을 만들고, 이곳에서 마음과 몸을 활용한 치유 기법들을 중심으로 한 지지 모임을 열었습니다. '탁월한 암환자들'에서는 여러 가지 명상법을 가르쳤고 마음과 몸이 서로 협력하여 건강에 긍정적 영향을 미친다는 개념이 강조되었습니다. 버니 시겔 박사는 그의 저서와 강연을 통해 암과 치유에 있어 마음과 몸의 연결을 대중에게 널리 알렸습니다.

버니 시겔보다 앞서 허버트 벤슨(Herbert Benson) 박사와 로렌스 레샨(Lawrence LeShan) 박사가 있었으며, 두 사람은 마음과 몸의 연결에 대한 이해에 중요한 공헌을 남겼습니다. 그러나 현대의 심리사회적 종양학에서 가장 두드러진 선구자는 칼 사이먼튼 박사(Carl Simonton)였습니다. 그는 오리건 의과대학에서 의학 교육을 받은 뒤 3년간 방사선 종양학 수련을 마쳤습니다. 그 시기에 암환자 치료를 위한 정서적 지원 모델을 개발했으며, 트래비스 공군기지 방사선 종양학과 과장으로 재직하면서 이 모델을 처음으로 실행에 옮겼습니다. 사이먼튼 박사의 연구는 암치료에서 체계적인 정서적 개입으로는 최초의 시도였고, 1973년 미 외과총감실의 승인을 받았습니다. 그는 개인의 마음 상태가 암 생존에 영향을 줄 수 있다는 개념을 처음으로 도입하고 실제 치료에 적용한 선구자였습니다.

이 생각은 당시로서는 혁명적이었습니다. 암환자들은 열광적으로 환영했지만, 의학계는 사이먼튼 박사의 연구를 강하게 비판했습니다. 종양 의사들은 마음과 감정이 암의 발생이나 회복에 어떤 역할을 한다는 생각 자체를 조롱했습니다. 미국 암학회는 사이먼튼의 모델을 '위험하고 입증되지 않은 방법'이라 낙인찍으며 이른바 블랙리스트에 올렸고, 이 불명예스러운 평가는 1990년대까지도 그를 따라다녔습니다.

사이먼튼 암 프로그램은 10 가지 핵심 원리에 기초해 세워졌습니다. 사이먼튼 박사는 다음과 같이 설명했습니다.

1. 우리의 감정은 건강과 질병(암을 포함한)에서의 회복에 큰 영향을 줍니다. 감정은 면역 체계와 다른 치유 체계를 움직이는 강력한 원동력입니다.

2. 우리의 믿음과 태도는 감정에 영향을 주며, 그 결과 우리의 건강과 치유 체계에도 영향을 줍니다.

3. 우리는 자신의 믿음과 태도에 충분히 영향을 줄 수 있습니다. 따라서 우리는 감정을 형성할 수 있고, 그로 인해 건강에도 깊은 영향을 미칠 수 있습니다.

4. 믿음, 태도, 감정을 변화시키는 방법들은 이 프로그램에서 제시하는 다양한 접근을 통해 쉽게 배우고 익힐 수 있습니다.

5. 모든 인간은 육체적, 정신적, 사회적, 그리고 영적·철학적 존재로서 기능합니다. 따라서 치유의 폭넓은 맥락 속에서 이 모든 측면이 다루어져야 하며, 특히 환자와 그 가족, 공동체, 문화의 필요에 집중해야 합니다.

6. 건강의 핵심은 조화입니다. 곧 육체적, 정신적, 영적·철학적 측면 사이의 균형입니다. 이는 자기 자신과의 관계, 가족, 친구, 공동체, 나아가 지구와 우주와의 관계까지 확장됩니다.

7. 우리는 건강과 조화를 향해 나아가도록 돕는 고유한(유전적, 본능적) 성향과 능력을 지니고 있습니다. 이 능력은 육체적·정신적·영적·사회적 차원에서 작용합니다.

8. 이러한 능력들은 이 프로그램에서 제시하는 다양한 기법과

 암선고를 받았을 때 취해야 할 50가지 필수수칙

방법을 통해 의미 있게 발전시키고 실행할 수 있습니다.

9. 이 능력들이 발전할수록 다른 기술을 배우듯 숙련도가 높아지고, 그 결과 더 큰 조화와 삶의 질 향상이 이루어지며, 이는 건강 상태에 중요한 영향을 줍니다.

10. 또한 이러한 기술과 통찰은 우리가 죽음을 대하는 방식을 바꾸어 두려움과 고통을 줄여주고, 오히려 오늘을 건강하고 충만하게 살아갈 에너지를 더 많이 얻게 해줍니다.

마음과 몸을 위한 새로운 접근법

많은 선구적 시도들은 불완전하거나 심지어 위험한 경우도 있었습니다. 그러나 사이먼튼 박사의 연구는 달랐습니다. 그의 연구는 세월의 검증을 견뎌냈고, 지금은 '질병 표상(illness representations)'이라 불리는 새롭고 급성장하는 건강 심리학 분야에서 다시 확인되고 있습니다. 이러한 새로운 통찰과 이해는 마음과 몸의 의학에 혁명을 일으키고 있습니다.

'질병 표상'이란 환자가 자신의 증상이나 질병에 대해 갖는 믿음과 기대, 그리고 그것이 실제로 증상과 질병의 경험과 결과에 어떤 영향을 미치는지를 의미합니다. 이 개념은 예시를 통해 설명하는 것이 가장 이해하기 쉽습니다.

건강한 사람이 몸이 조금 쑤시고 콧물이 나기 시작했다고 가정해 봅니다. 이 사람은 곧 그 증상을 감기의 초기 증상으로 인식하고 '일반 감기'라는 이름을 붙입니다. 감기는 보통 일주일에서 열흘 정도면 나아지는 일시적인 질환이라고 믿고 있기 때문에, 이 이름과 함께 자연스럽게 일정 기간이라는 '시간선'이 그려집니다. 이처럼 '감기'라는 초기 이름은 그 증상과 뒤따를 수 있는 질병이 그리 위협적이지 않다는 믿음을 불러옵니다. 그래서 감기로 인한 '결과'는 심각하지 않다고 여기게 됩니다.

이 사람은 또 이렇게 생각할 수도 있습니다. "이거 어디서 옮은 건지 알아. 회사에서 해리가 이틀 동안 계속 기침하고 재채기를 하더라고. 아마 그때 감염된 거야." 이렇게 해서 이 감기의 '원인'이 특정됩니다. 그러면 자연히 감기를 어떻게 관리해야 할지에 대한 개인적인 믿음이 따라옵니다. "그래, 물을 많이 마시고 푹 쉬고, 하루에 두 번은 따뜻한 치킨 수프를 먹자." 이처럼 이 사람은 '일반 감기'에 대한 자신의 '치료법'을 가지고 있는 것입니다.

이러한 인지적 과정에는 그에 상응하는 감정적 반응이 함께 나타납니다. 감기와 같은 경우에는 감정이 미묘하거나 거의 드러나지 않을 수도 있지만, 감정 자체는 분명 존재합니다. 많은 사람들에게 감기에 대한 감정적 반응은 '이런, 아마 일을 쉬어야 하겠지. 그러면 동료들이 프로젝트 마감을 더 힘들게 맞춰야 할 텐데' 하는 짜증이나, '이게 혹시 더 큰 병의 전조는 아닐까' 하는 걱정으로 나타날 수 있습니다. 이렇게 개인이 갖는 믿음에 따라 생기는 감정 반응을 '질병 일관성(illness coherence)'이라고 부릅니다.

암은 이와는 전혀 다른 종류의 믿음과 감정적 반응을 불러옵니다. 예를 들어 한 여성이 가슴에 이상한 덩어리를 발견했다고 해 봅시다. 수많은 여성에게 가장 먼저 떠오르는 병은 유방암입니다. '이상한 덩어리 = 유방암'이라는 믿음은 깊이 뿌리내려 있고, 이는 흔히 복합적인 개인적, 문화적 신념의 연결고리를 촉발합니다. 여기에 따라붙는 강한 감정들과 함께 엮이는 생각들은 이렇습니다. '우리 집은 유방암 가족력이 있어'(원인), '이제 수술과 두려운 항암 치료를 받아야겠지'(치료), '유방암은 매우 심각하고 생명까지 위협할 수 있어'(결과), '앞으로 1~2년 동안 치료와 불확실성을 견뎌야 할 거야'(시간), '나는 죽을 수도 있어'(질병 일관성). 그래서 암을 흔히 '감정적 인지(hot cognition)'라고 부르는 이유를 쉽게 이해할 수 있습니다.

현재 여러 연구자들이 '질병 표상'을 보다 깊이 이해하려는 연구에 몰두하고 있습니다. 그중에서도 선구자로 손꼽히는 인물은 뉴저지 주 럿거스 대학교 심리학과 산하 건강신념 및 행동연구센터 소장인 하워드 레벤탈(Howard Leventhal) 박사입니다. 레벤탈 박사와 그의 연구팀은 마음이 건강과 치유에 어떤 역할을 하는지에 대한 새로운 지평을 열었습니다. 그리고 사이먼튼 박사의 견해와 마찬가지로, 우리의 감정은 건강과 회복 가능성에 매우 큰 영향을 미친다는 사실이 이 연구의 핵심으로 자리 잡고 있습니다.

레벤탈 박사 연구팀이 발견한 가장 기본적인 사실 중 하나는, 환자들이 자신이 질병과 치료에 대해 어떤 방식으로 개인적인 믿음을 형성하고 유지하는지를 완전히 인식하지 못하고 있다는 점입니다. 특히 암의 경우, 환자들이 일반적으로 가지고 있는 믿음은 회복과 치유, 그리고 건강 유지에 부정적인 영향을 주는 경향이 있습니다.

나는 암이 곧 죽음을 의미한다고 믿는 사고방식이 매우 널리 퍼져 있다는 사실을 일하면서 자주 마주쳐왔습니다. 수없이 많은 환자들이 그 생각이 해롭다는 점을 알면서도 자신의 믿음을 굳게 붙들고 있는 모습을 보았습니다. 수만 명의 암환자들이 이렇게 말합니다. "그래, 나는 싸울 거야. 살아남기 위해 뭐든 해볼 거야. 그런데 결국엔 내 암이 나를 죽일지도 몰라."

약 3년 전, 전립선암을 앓고 있던 한 남성이 내 사무실을 찾았습니다. 그는 수술과 호르몬요법을 통해 암을 잘 통제하고 있었고, 요실금과 발기부전 같은 부작용은 있었지만 추적 검사에서는 암의 흔적이 보이지 않았습니다. 나는 좀 더 긍정적인 관점을 심어주고 싶어 이렇게 말했습니다. "오마르, 우리 함께 축하해요. 당신은 생존자입니다!" 그러나 그의 대답은 다른 결말을 암시했습니다. 그는 이렇게 말했습니다. "있잖아요, 그렉. 지금은 괜찮지만 이런 암은 결국 사람을 데려가죠." 우리는 그의 믿음을 함께 살펴보았지만, 변화에는 한계가 있었습니다. 나는 그가 진단을 받은 지 약 4년 뒤, 그의 장례식에서 추모사를 전했습니다.

1, 2장의 믿음에 대해 이야기한 부분에서도 밝힌 것처럼, 암은 결코 죽음과 같지 않습니다. 암을 죽음으로 연결 짓는 사고방식은 매우 해롭고 독성 있는 질병 인식입니다. 진심으로 회복되기를, 그리고 건강을 유지하기를 바라는 환자라면 이런 해로운 인식을 반드시 바꿔야 합니다.

사이먼튼 박사는 환자들에게 자신의 암과 치료를 그림으로 표현해보라고 요청한 최초의 의사 중 한 사람이었습니다. 그는 환자에게 크레파스와 종이를 건네며 이렇게 말했습니다. "당신의 암과 그 치료를 그려보세요." 이 활동의 목적은, 환자가 치유 과정에 어떤 믿음을 가지고 임하고 있는지를 스스로 더 깊이 이해하도록 돕는 데 있었습니다. 예를 들어, 어떤 환자가 자신의 병을 거대한 바위산처럼 그리고, 치료는 손에 든 작은 삽 하나로 표현했다면, 그는 자연스럽게 그 이미지에 담긴 믿음의 내용을 들여다보도록 안내받았습니다. 결국 치료에 대한 이미지가 질병에 대한 이미지만큼 강력해질 수 있도록 돕는 것이 목표였습니다. 이 기법은 지금도 우리 프로그램 안에서 다양한 방식으로 활용되고 있습니다.

전통적인 몸과 마음을 다스리는 기법들도 분명 그 나름의 자리가 있습니다. 초월명상과, 종교적 색채를 덜어낸 이완반응 기법은 스트레스를 줄이는 데 분명한 도움이 됩니다. 이러한 기법들은 혈압을 낮추고, 평소에는 의식하지 못하는 중요한 신체 기능들을 변화시키는 데에도 효과가 있습니다. 바이오피드백이나 마음챙김 명상 또한 유사한 결과를 보여줍니다.

하지만 신체 생리학적 변화에 있어 가장 뚜렷한 효과를 보여주는 것은 '질병 표상' 개념입니다. 이것이야말로 몸과 마음을 연결하는 이해의 새로운 최전선이라 할 수 있습니다.

믿음에서 오는 생각과 감정이 주는 힘

암환자가 자신의 경험을 어떻게 받아들이고 해석하는지를 깊이 이해할수록 얻는 것이 많습니다. '질병 표상'이라는 개념은 이제 환자의 회복 과정과 실제로 연결되어 있음이 확인되고 있으며, 암에 대한 자신의 믿음과 태도를 점검하고 되돌아보는 데 큰 도움을 줄 수 있습니다.

현재 전 세계적으로 '질병 표상'을 평가하기 위한 새로운 도구들이 개발되고 있습니다. 나 역시 이러한 노력에 함께하고 싶습니다. 특히 암환자들을 위한 도구를 개발하는 데 있어, 오클랜드 대학교 의과대학의 엘리자베스 브로드벤트(Elizabeth Broadbent) 박사께서 자신의 연구를 참고할 수 있도록 허락해주신 점에 깊이 감사드립니다.

암 질병 표상 설문지 (약식형)

아래 문항들을 읽고, 각 질문에 대해 당신의 생각과 가장 잘 맞는 숫자
에 동그라미 표시해 주세요.

1. 암이라는 진단을 받은 뒤, 그 진단이 당신의 삶에 얼마나 영향을 주었
    습니까?

    0   1   2   3   4   5   6   7   8   9   10
    영향이 크다   영향이 작다

2. 당신의 암은 앞으로 얼마나 오랫동안 지속될 것이라 생각하십니까?

    0   1   2   3   4   5   6   7   8   9   10
    내가 살아있는 동안 계속   짧게 있다 없어질 것

3. 당신은 자신의 질병을 스스로 얼마나 통제할 수 있다고 느끼십니까?

    0   1   2   3   4   5   6   7   8   9   10
    통제력이 전혀 없다   통제력이 많다

4. 당신은 치료가 병을 낫게 하는 데 얼마나 도움이 된다고 생각하십니까?

    0   1   2   3   4   5   6   7   8   9   10
    전혀 도움이 안된다   매우 도움이 된다

5. 당신은 암으로 인해 신체적인 증상을 얼마나 자주 겪고 계십니까?

    0   1   2   3   4   5   6   7   8   9   10
    증상이 많다   증상이 없다

6. 암치료 과정에서 발생하는 증상이나 부작용을 얼마나 자주 경험하고
    계십니까?

    0   1   2   3   4   5   6   7   8   9   10
    증상이 많다   증상이 없다

7. 당신은 자신의 병에 대해 얼마나 많이 걱정하고 계십니까?

0 1 2 3 4 5 6 7 8 9 10

심하게 걱정한다　　　　　　　　　　　　　　일체 걱정이 없다

8. 당신은 암진단과 관련된 의학적 내용을 얼마나 잘 이해하고 계십니까?

0 1 2 3 4 5 6 7 8 9 10

너무 모른다　　　　　　　　　　　　매우 잘 이해하고 있다

9. 암진단과 치료는 당신의 감정에 얼마나 영향을 미치고 있습니까?
예를 들어, 화가 나거나 우울하거나 두렵거나 불안해진 적이 있습니까?

0 1 2 3 4 5 6 7 8 9 10

정서적으로 매우 큰 영향을 준다　　　　　　정서적으로 영향이 없다

10. 당신은 자신이 암에 걸린 원인에 스스로가 얼마나 영향을 주었다고
생각하십니까?

0 1 2 3 4 5 6 7 8 9 10

나는 아무것도 하지 않았다　　　　　　　　스스로가 암 발병에
　　　　　　　　　　　　　　　　　　　　영향을 많이 주었다

1번부터 10번까지의 점수를 모두 더해 주세요. 총점을 아래에 적어주
세요.
나의 총점: _______점

당신이 생각하기에 병의 원인이 되었다고 믿는 가장 중요한 요인 세
가지를 우선순위에 따라 아래에 적어주세요.
A. ________________
B. ________________
C. ________________

질병에 대한 인식과 반응을 해석하고 예측하는 일은 과학인 동시에 예술이기도 합니다. 일반적으로 점수가 너무 낮거나(0~15점) 너무 높을 경우(85~100점), 암진단에 대해 극단적인 반응을 보이고 있다는 것을 뜻합니다. 이 둘 중 어느 쪽도 바람직하지 않습니다. 중간 범위의 점수는 보다 균형 잡힌 인식을 나타내며, 더 바람직한 반응으로 평가됩니다.

이 점수는 암진단과 그 이후 치료에 대한 '믿음의 강도'를 보여주는 지표입니다. 그러나 실제로 중요한 것은 점수 자체도, 믿음 그 자체도 아닙니다. 중요한 것은 그 믿음이 만들어내는 감정이며, 점수는 그 감정을 드러내는 하나의 표현일 뿐입니다. 다행히 우리는 믿음을 바꿀 수 있고, 그에 따라 감정도 바꿀 수 있습니다. 자신이 어떤 믿음을 가지고 있는지 자각하는 것이 그 변화의 출발점입니다.

긍정적인 생각·기대감·희망의 중요성

'질병 표상'이라는 주제는 곧바로 '긍정적인 사고'에 대한 질문으로 이어집니다. 긍정적 사고란, 우리가 마음속 깊이 간직하고 있는 믿음과 연결된 정신적 태도입니다. 지난 25년 동안, 나는 암이라는 주제 안에서 '긍정적 사고'의 힘을 전하고자 목소리를 내왔습니다. 이 일을 통해 나는 실제로 수백만 명의 암환자들에게 부정적인 믿음을 긍정적인 기대감으로 전환할 수 있도록 권해왔습니다. 나는 주저함 없이 말하고 싶습니다. 많은 분들이 희망과 치유 가능성을 품어주시기를 바랍니다.

하지만 이 메시지가 모든 분들에게 공감을 주는 것은 아닙니다. 여러 환자분들은 나를 순진하거나 현실을 모르는 사람으로 보기도 하고, 심지어는 잔인하다고 말씀하기도 했습니다. 한 환자분은 이렇게 썼습니다. "긍정적인 생각이요? 그걸로 내 폐암이 낫는다는 말씀이세요?" 또 다른 분은 "그건 농담이시겠죠. 정말 폐암이셨던 게 맞긴 한 건가요?"라고 메일을 보내셨습니다. 또 한 분은 이렇게 적으셨습니다. "희망에 대해서 하루 종일 얘기하실 수 있겠죠. 하지만 나는 그냥 펑펑 울고 싶은 날도 있습니다."

종양학자 제롬 그룹만(Jerome Groopman) 박사는 『희망의 힘』(이문희 역, 넥서스BOOKS, 2005, 원제: The Anatomy of Hope)이라는 책에서, 긍정적이고 희망 어린 사고방식이 실제로 환자들의 삶에 어떤 영향을 미쳤는지를 다루고 있습니다. 그는 희망을 가진 환자들이 도움을 받았고, 반대로 희망이 없었던 환자들은 그로 인해 상태가 악화되었다고 말합니다. 그룹만 박사의 연구는, 희망의 핵심이라 할 수 있는 긍정적인 믿음과 기대감이 신체에 생리학적 영향을 미친다는 사실을 보여줍니다. 통증 조절, 호흡, 혈액순환, 심지어는 운동 기능까지도 긍정적인 마음가짐을 통해 향상될 수 있다는 결과입니다.

나는 단 한 번도 '긍정적인 생각만으로 암이 치유된다'는 입장을 주장한 적이 없습니다. 하지만 암을 앓고 있는 사람에게는, 언제나 희망을 향한 믿음과 태도가 큰 도움이 된다고 확신해왔습니다. 수십 년 전부터, 면역 기능을 보여주는 지표 중 하나인 면역글로불린 수치가 희망적인 태도를 가질 때 상승한다는 과학적 근거가 존재

　　　　　암선고를 받았을 때 취해야 할 50가지 필수수칙

합니다. 그런데 내가 이런 근거를 소개하고 긍정적 시각의 중요성을 강조하면, 어김없이 소수의 환자들이 목소리 높여 말합니다.

"죄책감을 느끼게 하지 마세요. 당신 말은 결국 내가 암을 만든 거라는 말로 들려요."

그렇지 않습니다.

희망적인 태도는 건강을 북돋아 줍니다. 정서적으로도, 신체적으로도 마찬가지입니다. 이로 인해 죄책감을 느끼게 되는 일은, 그 메시지를 부정적으로 받아들였을 때에만 생깁니다. 요즘은 '질병 표상' 연구 분야에서도 추가적인 증거들이 계속해서 나타나고 있습니다. 그 결론은 분명합니다. 믿음과 희망은 실재하는 것이며, 건강과 치유에 있어 매우 강력한 힘으로 작용합니다. 그리고 긍정적인 사고방식은 생물학적으로도 실제 효과가 있는 것입니다.

물론 어떤 분들은 이것을 '헛된 희망'이라고 받아들이기도 합니다. 하지만 나는 단호히 믿습니다. 세상에 거짓된 희망이라는 것은 존재하지 않습니다. 존재하는 것은 오직 진짜 희망뿐입니다. 치유에 대한 희망, 평화로운 죽음을 맞이할 수 있다는 희망, 그리고 살아 있는 날 동안 더 나은 내일을 기대할 수 있다는 희망. 그런 희망만이 진짜입니다.

안타깝게도, '희망 없음'이라는 독성의 힘이 실제로 존재합니다. 의사가 환자에게 "이제는 정리를 하셔야겠습니다"라고 말하는 순간이 바로 그것입니다. 이 말은 듣는 사람의 영혼을 무너뜨리는 경험이 됩니다. 나는 외과의사에게 "한 달밖에 남지 않았다"는 말을 들은 날, 얼마나 절망 속에 빠졌는지 아직도 생생하게 기억합니다.

지금도 매주, 암이 말기라는 진단을 받고 두려움과 우울에 잠긴 환자분들을 상담해드리고 있습니다.

하지만 세월이 흐르며, 이런 환자분들께 드리는 우리의 조언도 달라지게 되었습니다. 한때 나는 말기 진단을 받은 모든 분들께 의사의 말에 정면으로 맞서 싸우라고 강하게 권유했었습니다. 그런 조언이 몇몇 환자분들께는 도움이 되었을지 모르지만, 어떤 분들께는 '긍정적인 사고라는 감옥'을 만들어버렸다는 평가도 받았습니다.

요즘은 암환자분들께 자신의 모든 감정을 온전히 느끼는 것을 권해드리고 있습니다. 그리고 죽음을 위협하는 병 앞에서 두려움이나 절망을 느끼는 건 아주 자연스럽고 정상적인 반응이라는 점을 함께 알려드립니다. 사실, 항암치료 후 어떤 날들은 정말 형편없이 느껴질 때도 있습니다. 방사선 치료 뒤에 찾아오는 뼛속까지 깊이 스며드는 피로감은, 누구라도 희망이 사라지는 듯한 생각이 들게 만들 수 있습니다. 한 환자분이 이렇게 말씀하셨습니다. "몸이 안 좋아지기 시작하면, 나한테 뭔가 심각한 문제가 생긴 건 아닐까 하는 생각이 자꾸 들어요."

지금은 이렇게 알려드립니다.

"감정을 있는 그대로 느끼세요. 좋은 감정뿐 아니라 부정적인 감정도요. 하지만 부정적인 감정을 반복해서 되새기는 습관은 들이지 마세요." 부정적인 감정을 계속해서 되풀이하는 것은, 현실을 부정하는 것보다 더 해로운 함정이 될 수 있습니다. 그래서 우리는 늘 환자분들께 이렇게 말씀드립니다. 우리의 모든 감정은 우

　　　　　　　　암선고를 받았을 때 취해야 할 50가지 필수수칙

리가 가진 믿음에서 비롯되고, 그 믿음은 언제든지 '나' 스스로 바꿀 수 있는 것이라고요.

긍정적인 생각이요? 물론입니다. 낙관적인 태도요? 당연히 좋습니다. 그것이 희망이라는 감정으로 이어진다면 말입니다. 긍정적인 생각과 낙관주의는 머리로 내리는 인지적 선택이며, 하나의 결정입니다. 하지만 희망은 마음에서 느껴지는 감정이며, 단순히 긍정적인 태도를 고르는 것과는 본질적으로 다릅니다.

우리의 감정이 모든 차이를 만들어냅니다. 그리고 그 감정들 가운데에서도 희망으로 반응할 수 있는 마음이, 병을 바라보는 방식에 있어 우리에게 가장 큰 힘이 되어줍니다.

몸과 마음이 함께 치유되는 새로운 시대에 오신 것을 환영합니다.

명상과 시각화 연습하기

치유를 위한 회복 프로그램에 마음과 몸을 위한 연습을 하나쯤 포함해보셔도 좋습니다. 마음, 몸, 그리고 영적인 접근들이 치유 과정에서 중요한 역할을 할 수 있다는 확실한 연구 결과들이 존재합니다.

명상은 뇌와 면역 기능에 입증 가능한 효과를 줍니다. 기존의 암치료에서 나타나는 몇 가지 부작용은, 이러한 간단한 명상 연습을 함께함으로써 완화될 수 있습니다.

명상하기

많은 사람들은 머릿속이 늘 생각으로 가득 차 있어서 그저 평화롭게 앉아 지금 이 순간을 편안히 느끼고, 마음을 가라앉히며 몸의 감각을 알아차릴 기회를 좀처럼 갖지 못합니다.

명상이란 단순히 마음을 이완하고 평온해지는 법을 익히는 것입니다. 그 과정을 통해 우리는 내면 깊은 곳에 있는 직관적인 지혜와 치유의 힘에 더 민감하게 반응하고 주의를 기울일 수 있게 됩니다. 이러한 이완반응이 일어나면, 우리의 몸은 부교감 신경이 주도하는 '회복 모드'로 전환되어, 신체적 치유가 최적의 상태로 촉진됩니다.

명상은 순간순간의 알아차림을 기르는 방법이며, 내가 지금 경험하고 있는 것에 더 온전히 머물 수 있도록 돕습니다. 이를 위해서는 우리 모두가 늘 빠져 있는 끝없이 이어지는 생각과 반응의 흐름을 알아차릴 필요가 있습니다. 명상이나 묵상 중에 우리는 끊임없이 생각을 만들어내고 반응하고 있음을 발견하게 됩니다. 그때 단순히 생각의 흐름 대신 숨결에 주의를 기울이면, 몸의 감각에 더 민감해지며 억눌린 불안과 감정을 풀어낼 수 있습니다. 꾸준히 연습하면 우리는 스트레스를 받아들이고 놓아주는 법을 배우게 되며, 심지어는 나를 제한해온 믿음까지도 바꿀 수 있습니다.

명상은 마음이 흔들리거나 복잡한 생각으로 가득할 때 내면의 평온과 균형을 다시 세우는 귀한 방법입니다. 삶이 스트레스로 가득하고 균형을 잃었을 때, 우리 모두는 몇 분 동안 혼자 앉아 깊고 고요하게 숨을 들이쉬고 내쉴 때 얼마나 큰 안정과 위로를 얻는지 경험해 보신 적이 있을 것입니다. 연구에 따르면 명상은 암과 함께 살아가는 분들의 심리적·육체적 고통을 효과적으로 덜어주는 힘이 있다는 것이 입증되었습니다.

시각화하기

시각화, 혹은 가이드 이미지라고 불리는 이 방법은 명상의 확장입니다. 전문 지도자의 안내나 녹음된 음성 자료를 활용해 건강과 치유를 마음속에 그리도록 도와줍니다. 연구에 따르면, 시각화는 부작용과 통증, 스트레스를 줄이는 데 효과적일 뿐 아니라, 암으로 인한 감정을 다루는 데에도 큰 도움이 됩니다. 또한 수술이나 화학 요법과 같이 예상되는 상황을 준비하는 과정에도 도움을 줍니다. 더 나아가 이 과정은 의사 결정에도 유익하며, 정신 건강과 자기 조절력을 높이는 데도 쓰입니다. 마지막으로, 시각화는 진통제 사용을 줄여주며, 연구 결과에 따르면 자연 살해 세포의 활성도 증가시키는 효과가 확인되었습니다.

명상과 시각화는 특정한 기법 자체보다는 마음을 고요히 가라앉히고 영혼을 안정시키며, 지금 이 순간을 살아가는 데 더 큰 의미가 있습니다. 명상 속에서 명료함과 평화를 기르고, 치유와 건강을 마음속에 그려볼 때 우리는 더 많이 받아들이고, 덜 비판적이 되며, 더 큰 행복을 경험하게 됩니다.

당신에게는 미래가 있습니다

암은 분명 심각한 질병입니다. 암과 싸워본 사람들은 그것이 단순히 육체적인 전쟁일 뿐만 아니라 심리적·정신적인 전쟁이라는 것을 잘 알고 있습니다. 동시에 그들은 암치료에 마음과 정신이 크게 기여한다는 사실을 알고 있습니다.

당신에게 주어진 심리적·정신적 자산을 깊이 있게 활용하십시오. 암이라는 질병을 개인적인 성장을 위한 기회로 삼으십시오. 지금은 그것이 상상하기조차 어렵게 느껴질 수 있지만, 분명히 성취 가능한 일이라고 믿으십시오.

암이란 질병은 지금까지 수백만 명의 사람들에게, 그들이 꿈꾸었던 것 이상으로 더 나은 삶을 발견하게 하는 통로가 되어 왔습니다. 이 병은 당신을 잠에서 깨우는 자명종 소리처럼, 그동안 미뤄두었던 삶을 다시 경험할 수 있는 기회일 수도 있습니다.

비록 자신이 살 수 있는 시간이 얼마 남지 않았다고 하더라도, 오늘 하루를 충실하게 살겠다는 마음을 가지십시오. 용서하고 사랑하겠다는 뜻깊은 선택을 하십시오. 그렇게 할 수 있다면, 당신의 삶은 더 나은 삶, 더 오래 이어지는 삶으로 발전할 수 있습니다.

암을 당신 자신의 새로운 출발점으로 삼고 지금 이 순간부터 건강해지는 길을 하십시오. 행복하고 희망찬 미래는 충분히 당신의 것이 될 수 있습니다.

지금 선택하십시오. 이것은 의사에게서 '암'이라는 진단을 받는 그 순간부터 반드시 시작해야하는 필수적인 과정입니다.

</p>

암선고를
받았을 때 취해야 할
50가지 필수수칙

초   판 1쇄 발행 1995년 10월 1일
개 정 판 1쇄 발행 2002년 5월 23일
개정2판 1쇄 발행 2026년 1월 20일

지은이   그렉 앤더슨
옮긴이   박종석, 백지연
감수자   백남선

펴낸이   백운철
펴낸곳   동도원

편집   노마드

등록번호   제21-493호
등록일자   1993년 10월 6일
주소   서울시 서초구 반포대로28길 16 태림빌딩 4층
전화   (02)3472-2040
팩스   (02)3472-2041
E-mail   dongdowon2040@gmail.com

ISBN 978-89-8152-258-2 (13510)

ⓒ 도서출판 동도원 2025, Printed In Korea

* 이 책은 저작권법에 따라 보호받는 저작물이므로 무단전재와 무단복제를
  금지하며, 이 책 내용의 전부 또는 일부를 이용하려면 반드시 저작권자와
  동도원의 서면동의를 받아야 합니다.
* 잘못된 책은 구입하신 서점에서 바꾸어 드립니다.